U0390335

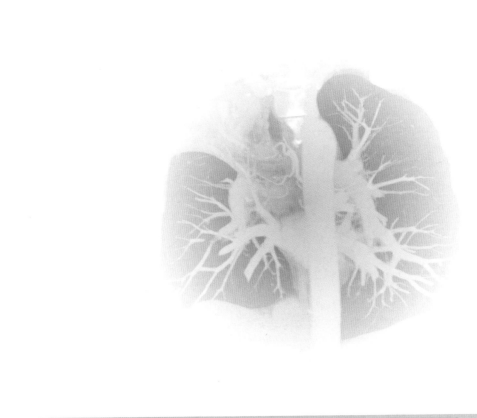

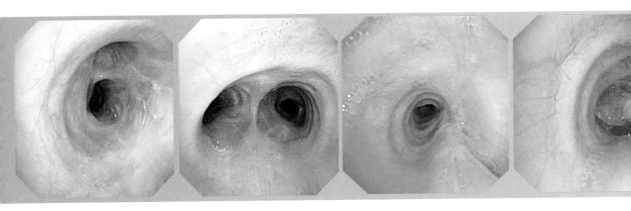

实用呼吸介入诊疗策略
——如何开展呼吸介入

顾　问	徐永健　张珍祥　熊盛道
主　审	赵建平　赵　苏　黄海东
主　编	熊维宁
副主编	高宝安　胡　轶　高亚东　唐以军

华中科技大学出版社
http://www.hustp.com
中国·武汉

内 容 简 介

　　本书的主要特点是贴近实用,在内容编排上大体是按照在临床工作中由易到难开展各种呼吸介入技术的顺序来呈现的:首先是序篇,强调开展呼吸介入技术的必要性;然后是基础篇,讲解各种呼吸介入的基本技术;接下来是提高篇,讲解需要特殊设备的呼吸介入技术以及并发症的处理;紧接着是协作篇,讲解呼吸介入的麻醉协作和护理协作;最后是联合篇,以生动的病例为载体讲解两种及以上呼吸介入技术的联合应用。本书还附有数字化内容,内含部分呼吸介入技术的操作录像,供大家借鉴。

图书在版编目(CIP)数据

实用呼吸介入诊疗策略:如何开展呼吸介入/熊维宁主编.—武汉:华中科技大学出版社,2019.1
ISBN 978-7-5680-3972-7

Ⅰ.①实…　Ⅱ.①熊…　Ⅲ.①呼吸系统疾病-介入性治疗　Ⅳ.①R560.5

中国版本图书馆 CIP 数据核字(2018)第 114057 号

实用呼吸介入诊疗策略——如何开展呼吸介入　　　　　　　　　　　　　　　　　熊维宁　主编
Shiyong Huxi Jieru Zhenliao Celüe——Ruhe Kaizhan Huxi Jieru

策划编辑:陈　鹏
责任编辑:熊　彦
封面设计:刘　婷
责任校对:张会军
责任监印:周治超
出版发行:华中科技大学出版社(中国·武汉)　　　电话:(027)81321913
　　　　　武汉市东湖新技术开发区华工科技园　　　邮编:430223
录　　排:华中科技大学惠友文印中心
印　　刷:湖北恒泰印务有限公司
开　　本:787mm×1092mm　1/16
印　　张:23.75
字　　数:583千字
版　　次:2019年1月第1版第1次印刷
定　　价:198.00元

编　委

EDITORIAL BOARD

周　琼　华中科技大学同济医学院附属协和医院
官　莉　三峡大学呼吸疾病研究所
胡　轶　武汉市中心医院
胡小飞　孝感市中心医院
钟敏华　孝感市中心医院
袁　曼　孝感市中心医院
高亚东　武汉大学中南医院
高宝安　三峡大学呼吸疾病研究所
唐以军　十堰市太和医院（湖北医药学院附属医院）
黄海东　第二军医大学附属长海医院
龚　正　三峡大学呼吸疾病研究所
彭小刚　三峡大学呼吸疾病研究所
彭春燕　孝感市中心医院
彭清臻　孝感市中心医院
程　林　三峡大学呼吸疾病研究所
谢　敏　华中科技大学同济医学院附属同济医院
谢志斌　孝感市中心医院
谢俊刚　华中科技大学同济医学院附属同济医院
路会玲　苏州市立医院
熊维宁　华中科技大学同济医学院附属同济医院
魏　光　孝感市中心医院
魏　娜　十堰市太和医院（湖北医药学院附属医院）

校核
王美佳　华中科技大学同济医学院附属同济医院
尚　进　华中科技大学同济医学院附属同济医院

前言

　　呼吸介入技术的应用将呼吸系统疾病的诊断和治疗水平向前推进了一大步，因此，掌握和应用呼吸介入技术是呼吸与危重症医学科的医生所应当做和必须做的事情。然而呼吸介入技术和其他系统的介入技术一样，它作为一类侵入性操作对患者而言是有一定风险的，因此，我们需要按照由易到难的原则循序渐进地逐步开展，以尽量减少并发症的出现。

　　为此，本书的编者——一群在临床一线工作的呼吸介入医生，联合起来在前辈的基础上共同编写了这本书，将目前常用的呼吸介入技术展现出来，基本上按照由易到难的顺序呈现给大家，供大家在呼吸介入的临床实践中参考。如有不当之处，请多多批评指正！

熊维宁

目录

/////////////
CONTENTS

第三篇　提　高　篇

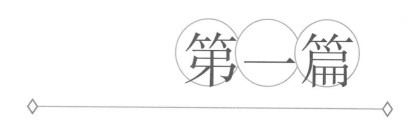

第一篇

序篇
Xupian

第一章　如何从无到有将呼吸介入开展起来

呼吸介入技术是一系列临床技术的集合，如果把它看作一门学问，可以称其为介入呼吸病学或介入肺脏病学。广义上一切为了诊断和治疗肺部疾病的侵入性操作都可以划归呼吸介入技术。

呼吸介入技术属于介入技术的一种，介入技术走进临床极大地推进了临床医学的发展。以心血管内科为例，在20世纪80年代心血管介入技术未大规模应用于临床以前，当一名心血管内科医生是一个成就感不高的行当，对于临床上常见的心绞痛、心律失常等疾病来说使用常规药物治疗效果不好，患者也很痛苦。但是，在球囊扩张、支架置入、射频消融、起搏器植入等心血管介入技术普遍应用于临床之后，上述问题绝大部分都迎刃而解了。后来更多的心血管介入技术不断应用于临床，极大地造福了患者，同时也推动了心血管内科整个学科的发展，现在的心血管内科早已是非常热门的科室，广大优秀的医学生趋之若鹜。

消化内科同样如此。早期单纯的胃镜和肠镜解决问题的能力有限。但当多种消化内镜介入技术进入临床之后，诸如超声内镜、色素内镜、放大内镜、激光扫描内镜、内镜下逆行胰胆管造影及各种治疗内镜等，使很多胃肠道疾病得到早期诊断，也使很多胃肠道疾病避免了创伤较大的外科手术，同样既造福了患者又推动了学科发展，现在的消化内科也成了仅次于心血管内科的内科热门科室。

历史的发展将同样会在呼吸内科（呼吸与危重症医学科）上演。很多肺部疾病都属于疑难病范畴，由于"同病不同像，同像不同病"的客观存在，再有经验的医生很多情况下都难以单凭胸部影像学征象做出准确的诊断。加上近年来人民群众对医疗服务的要求越来越高，因此获取病变部位的组织进行病理诊断以尽早明确肺部疾病的诊断是目前通行的做法，当常规支气管镜难以获得病变部位的组织时，诊断类呼吸介入技术就大有用武之地了。有些气道疾病需要在气道内进行局部治疗，有些呼吸系统疾病药物治疗效果不佳，那么治疗类呼吸介入技术就可能发挥作用。因此，呼吸介入技术在临床上的普及和推广，必将像心血管内科和消化内科一样既造福患者又推动学科向前发展。

有的呼吸内科医生对开展呼吸介入技术有很多顾虑，最多见的还是担心技术本身的风险问题。诚然，作为侵入性操作手段，呼吸介入技术肯定有风险，但首先风险是可控的，充分的术前准备和充分的医患沟通可以将风险降到最低；其次，建议循序渐进地开展各项呼吸介入技术，先开展难度较低、风险较小的技术，再开展难度较高、风险相对较大的技术。本书的章节编排就是按照难度从低到高、风险从小到大排列的，读者可以依照章节顺序逐步实践。

有人可能顾虑开展呼吸介入技术需要购置大量设备，院方可能没有足够的资金支持，其实也不必太过担心，本书在基础篇里列出的14项呼吸介入技术全部是零特殊设备投入或者低特殊设备投入，有些必需的设备还可以向兄弟科室临时借用。

我们一起来看看：

复合镇静支气管镜术不需要特殊的设备；

经支气管镜肺活检术可以盲检,也可以在 X 线电视透视下进行,后者是二级以上医院放射科必备的设备;

经支气管镜针吸活检术所需的穿刺针是一次性耗材,由患者购买;

经支气管镜球囊扩张术所需的枪泵和导丝可以反复使用,球囊也是由患者购买的耗材;

经支气管镜冷冻治疗术所需的冷冻治疗仪可以向外科、妇科、皮肤科等兄弟科室借用,只需购买一个可以穿过支气管镜活检孔的冷冻探头;

经支气管镜电刀术所需的电刀也是由患者购买的耗材,电刀仪可以向消化内科、外科、手术室等兄弟科室借用;

经支气管镜氩气刀术所需的设备(现在多是电刀和氩气刀一体化工作站)可以向消化内科、外科、手术室等兄弟科室借用,只需购买一个可以穿过支气管镜活检孔的氩气喷管;

经支气管镜单向活瓣置入术所需的单向活瓣属于耗材,由患者购买,旁路检测设备由厂家临时提供;

全肺灌洗术无须特殊设备;

放射性粒子植入术所需粒子由患者购买,γ 计数器由核医学科提供;

气道支架置入术所需的支架属于耗材,由患者购买;

支气管热成形术所需的射频电极属于耗材,由患者购买,所需设备由厂家临时提供;

硬质胸腔镜需 10 万元左右;

快速现场评价所需的显微镜需 2 万元左右。

这 14 项呼吸介入技术全部成功开展后,你所在的呼吸内科已经成功建立起介入呼吸病学亚专科,社会效益和经济效益已达到双丰收,此时应该可以说服院方加大投入了,这样你再依次购买本书提高篇里提到的电子胸腔镜、超声支气管镜、硬质支气管镜(简称硬镜)、经支气管镜激光治疗设备、荧光支气管镜、电磁导航支气管镜等,人员充足的科室还可以安排专人开展血管介入,甚至培养自己专科的麻醉医师等。

有的医生可能顾虑就算历经千辛万苦取到组织标本,但所在医院的病理科水平不足以做出明确诊断。这也不必太过担心,只要所在医院病理科的技术人员能将取出的细小的标本做成蜡块成功切片即可,然后切片可以送至或将图像传至上级医院病理科会诊。随着我国医药卫生体制改革的不断推进,成立区域病理诊断中心已是大势所趋,以后可将切片送至或将图像传至区域病理诊断中心会诊,甚至在不远的将来,病理切片可能可以通过人工智能(机器人)判读。

因此,作为一名呼吸内科医生,只要想开展呼吸介入技术,就没有不能克服的困难。基本的流程大概是:首先熟练掌握常规支气管镜的操作技术,这个可以通过在三级医院进修;然后参加省内的或省外的呼吸介入技术培训班,特别是手把手教学的培训班,在模型或猪肺上反复练习,这样的培训班现在有很多;当遇到需要做呼吸介入的患者后,可以先请经验丰富的外院医生带着你做,然后是看着你做,最后达到你可以自己做的水平。

以上内容也是本人当年在本科室开展呼吸介入技术的心得体会,写在这里和大家分享,也作为本书的开篇,希望能带着大家走入这本详细讲解如何开展呼吸介入技术的书籍。

(熊维宁)

(校核:王美佳)

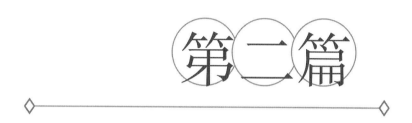

第二篇

基础篇
Jichupian

第二章 复合镇静支气管镜术

支气管镜检查及治疗已成为呼吸内科一种常规操作,但电子支气管镜检查属于侵入性操作,刺激强度大,患者不适感强烈。检查过程易发生咳嗽、恶心、呕吐、血压升高、低氧血症、心律失常等,甚至诱发心绞痛、心肌梗死、脑卒中或心搏骤停等严重并发症。因此多数患者对这种检查存在排斥、抵触心理,接受度差,常导致检查无法顺利完成。随着支气管镜诊疗技术的普及,以及医疗服务水平的提高,除了常规支气管镜检查以外,我们还需对患者进行活检、冷冻、热治疗(氩气刀、电凝、电切)、球囊扩张等,这大大延长了支气管镜操作的时间,如果患者在检查过程中不能配合,将增加支气管镜检查的风险,尤其对心、肺功能已经受损的患者。特别是有些患者还需要反复多次的支气管镜治疗,如果不能有效地镇痛、镇静,减少患者的痛苦记忆,后续的支气管镜治疗将很难坚持进行,从而最终影响患者的治疗效果。

第一节 支气管镜操作常用麻醉方式

目前支气管镜术前麻醉方法主要有3种:局部麻醉、全身麻醉及复合镇静麻醉。复合镇静麻醉技术(又称复合镇静支气管镜术)为局部麻醉联合静脉镇痛镇静,也称为半无痛支气管镜技术。

一、局部麻醉技术

早期的支气管镜检查采用硬质支气管镜(简称硬镜),其刺激性大,需要在全身麻醉下进行。20世纪60年代以后,纤维支气管镜以及相继出现的电子支气管镜的普及应用,绝大多数患者支气管镜检查均可在局部麻醉下进行,该项技术也迅速在国内外各大医院临床普及应用,对呼吸道疾病的诊断和治疗发挥了巨大作用。局部麻醉是应用局部麻醉药(局麻药)暂时阻断身体某一区域的神经传导而产生麻醉作用,简称局麻。

适用范围:适用于常规纤维支气管镜及电子支气管镜检查和简单的治疗。要求患者神志清楚,依从性好,生命体征平稳,无严重心、肺功能不全。

常用药物:普鲁卡因、丁卡因与利多卡因都可应用于支气管镜操作时的气道黏膜局部麻醉,后因普鲁卡因需要皮试,过敏反应发生率高而逐渐被淘汰。目前应用较多的是丁卡因与利多卡因,而利多卡因安全性最好,因此该药也在2008版的《诊断性可弯曲支气管镜应用指南》中被推荐使用。

麻醉方法:多采用咽喉局部人工喉头喷雾麻醉、超声雾化麻醉、利多卡因气雾剂麻醉等方法。对于老年患者或肝、肾、心功能损害的患者应格外谨慎,在达到预期的麻醉效果时,应尽量减少经支气管镜注入利多卡因的剂量。

优点:可以避免全身麻醉药对呼吸、心血管循环系统的抑制作用,保留患者必要的咳嗽反射。

缺点:局部麻醉下操作会对患者产生强烈的刺激,特别是敏感患者容易出现精神紧张、恐惧、自主屏气而使血氧饱和度下降,部分患者出现剧烈咳嗽、恶心、喘息、烦躁不安,甚至癫症样发作等不适,并可引起心率增快、血压增高及心律失常等,甚至有些患者因不能耐受,自主拉扯支气管镜,从而不得不中断检查。儿童以及老年痴呆症等不能合作的患者,也难以在局部麻醉下实施检查。

二、全身麻醉技术

全身麻醉是在麻醉医师监测下,经气管插管、喉罩或硬镜来建立人工气道对患者实施机械通气,然后在静脉诱导麻醉下,采用多种短效静脉麻醉药物联合应用,间断或连续静脉注射及泵入维持麻醉的方法。由于全身麻醉全程有麻醉医师陪同,可以及时进行各种呼吸道的急症抢救,给予保驾护航,安全性获得充分保障,是目前无痛支气管镜介入的常用方法。

适用范围:患者极度不合作或血氧含量低、需要50%以上氧气浓度维持血氧分压等,治疗性支气管镜操作时间长、刺激性大、出血多,采用全身麻醉是较安全的方法。

常用药物:丙泊酚、依托咪酯、芬太尼、舒芬太尼、瑞芬太尼、咪达唑仑等。

常用肌肉松弛药物:罗库溴铵、维库溴铵等。

优点:提高患者舒适度,提高依从性。使检查者于平静、舒适的状态下完成检查操作,遗忘不良记忆。避免过度刺激所致的并发症。

缺点:必须在手术室进行;必须有专业麻醉医师参与,麻醉设备要求高,费用昂贵;麻醉医师与支气管镜操作医师共用气道;麻醉药物用量难以控制,用药量太少不能达到手术操作要求,用药量大则可产生潜在呼吸抑制,心血管循环抑制,甚至有血压下降、呼吸骤停的危险。

三、复合镇静麻醉技术

气管、支气管及肺泡并无痛觉神经,因此并不会引起如胃镜、肠镜及宫腔镜那样程度的疼痛。虽然国内大多将局部麻醉联合静脉镇痛镇静称为半无痛支气管镜技术,但查阅国外文献后并无此说法,因此本章认为将半无痛支气管镜技术定义为复合镇静支气管镜术更为恰当,主要强调镇静药物在支气管镜操作中的主导作用,也就是说支气管镜操作时不需要过深的镇静与过强的镇痛,只需采用类似于清醒镇静(conscious sedation)的深度即可,不需要麻醉医师的参与。

第二节　复合镇静支气管镜术的产生背景

大多数肺部及气道疾病,如间质性肺疾病、肉芽肿性疾病以及某些感染性疾病和肺部肿瘤都需要经支气管镜活检术来确定诊断及进行相关介入治疗。当前一些新的支气管镜诊疗技术,如冷冻、热治疗(氩气刀、电凝、电切)、球囊扩张术、经支气管镜针吸活检术(TBNA)、超声引导下经支气管镜针吸活检术(EBUS-TBNA)、经支气管镜肺活检术(TBLB)、电磁导航支气管镜术等较常规支气管镜技术操作更为复杂、技术难度更大,需时更长,对患者的配合及安静程度要求更高,局部麻醉往往难以达到要求。且气道的敏感性较高,部分患者即使在充分的局部麻醉下,仍然会感到不适,如呛咳、呼吸困难、恶心、心慌等,部分患者甚至因为不能耐受,中途拒绝检查,致使检查失败,引起心理上的创伤,合并心脑血管疾病的患者还可能出现相关疾病的急性发作。将支气管镜插入患者的气管对患者本身来讲确实是一种非常痛苦的经历,因此给予镇痛镇静从而减轻患者的痛苦更为人道。镇痛镇静特别适用于高龄、体质弱、合并心脑血管疾病的患者,以及惧怕支气管镜检查者。而全身麻醉对麻醉设备要求高,费用昂贵,且需要麻醉医师参与。麻醉医师的人员需求紧张,时间安排机动性差等矛盾,也大大制约了呼吸内科医师支气管镜介入治疗的发展。全身麻醉所使用的肌松药和大剂量麻醉药物对呼吸抑制作用明显。根据气管、支气管及肺泡并无痛觉神经的生理特点,大多数支气管镜操作并不需要深度麻醉。因此在局部麻醉时施加一定程度的镇痛镇静,既能起到较好的镇静效果又能保证生命体征的平稳,是一种安全、有效、舒适性好的新的支气管镜麻醉方法。我们将这种“新”的麻醉方法称为复合镇静支气管镜术。

复合镇静支气管镜术是指通过镇静药和(或)麻醉性镇痛药等以及相关技术,使受检者在清醒镇静状态下,既保证患者安全、舒适又能满足操作要求,完成支气管镜检查或治疗的技术。从而减轻或消除患者接受支气管镜诊疗过程中的痛苦感,尤其适用于支气管镜操作时间长,或需要反复操作的患者,可消除患者对再次检查的恐惧感,提高患者的依从性,最大程度降低诊疗过程中发生损伤和意外的风险,为支气管镜医师创造更好的诊疗条件。

第三节　复合镇静支气管镜术的实施条件

一、复合镇静支气管镜术实施场所及设备要求

开展复合镇静支气管镜术除应符合常规支气管镜诊疗室的基本配置要求外,还应具备以下条件。

1. 每个诊疗单元面积宜不小于 15 m^2。

2. 设备。

(1) 配备常规监护仪。

(2) 供氧与吸氧装置和单独的负压吸引装置。

(3) 静脉输液装置。

(4) 常规气道管理设备(简易呼吸气囊、麻醉喉镜和气管与支气管插管用具等)及困难气道处理设备(如喉罩、视频喉镜等)。

(5) 常用麻醉药物(如异丙酚、依托咪酯、咪达唑仑、阿片类药物等)。

(6) 常用急救药物(如洛贝林、尼可刹米、沙丁胺醇气雾剂、甲强龙、阿托品、麻黄碱、肾上腺素、异丙肾上腺素、去甲肾上腺素、凝血酶等)和拮抗药(如氟马西尼和纳洛酮)等。

(7) 除颤仪。

(8) 其他:消毒、清洗等设备同常规支气管镜室要求。有条件的单位建议配备麻醉机、呼气末二氧化碳分压监测设备、动脉血气监测设备和(或)有创动脉血压监测设备等。开展气管内电灼烧或激光消融手术的单位,应配备压缩空气装置或呼吸机。

3. 复合镇静支气管镜术多使用起效快、作用时间短的镇痛镇静药物,且多为清醒镇静

麻醉,故绝大多数患者在支气管镜操作结束后常常可迅速恢复自主意识,并可由家属陪同返回病房或者离院。但建议对于实施复合镇静支气管镜术的患者还是尽可能选择住院治疗,具有独立观察室的单位也可在门诊实施。建议观察室与内镜操作室床位比例为 1∶1 左右。观察室应配置常规监护仪和(或)呼吸机、输液装置、吸氧装置、负压吸引装置以及急救设备与药品等。

二、人员配备与职责

复合镇静支气管镜术可由经过专门麻醉/镇痛镇静培训的具有主治医师(含)以上资质的呼吸内科医师负责实施。应根据诊疗患者人数、诊疗方式以及麻醉/镇痛镇静的性质,合理配备呼吸内科医师人数。常规每个实施麻醉/镇痛镇静的诊疗单元至少配置 1 名高年资呼吸内科医师和 1 名专职护士,其中护士负责麻醉/镇痛镇静前准备和麻醉/镇痛镇静记录,协助麻醉/镇痛镇静管理;医师与护士宜相对固定,以保证患者在麻醉/镇痛镇静及麻醉恢复过程中的安全。有观察室(麻醉恢复室)的单位,专职护士配备数量与床位比宜为 1∶(2～4),负责监测并记录患者术后恢复情况。

第四节　复合镇静支气管镜术的适应证

1. 所有因诊疗需要并愿意接受复合镇静支气管镜术的患者。
2. 对支气管镜检查有顾虑或恐惧,高度敏感而且不能耐受局麻下操作的患者。
3. 需要进行支气管镜下治疗的患者,且支气管镜介入治疗时间长达 30～40 min 者。
4. 一般情况良好,ASA 分级(附件 2-1)Ⅰ级或Ⅱ级患者。
5. 处于稳定状态的 ASA 分级(附件 2-1)Ⅲ级、Ⅳ级患者,应在密切监测下实施。

第五节　复合镇静支气管镜术的禁忌证

一、绝对禁忌证

1. 有麻醉/镇痛镇静药物过敏及其他严重麻醉风险者。
2. 无陪同人员或监护人员者。
3. 有常规支气管镜操作禁忌者,如多发性肺大疱、气胸等。
4. 肺功能严重损害,呼吸衰竭,未得到适当控制的可能威胁生命的呼吸系统疾病,如未控制的支气管哮喘者。
5. 未控制的严重高血压,严重心脏病,心功能不全或频发心绞痛,新近发生的急性心肌梗死,严重心律失常者。
6. 不能纠正的出血倾向,如严重凝血功能障碍或血小板低于 50×10^9/L 者。
7. 饱胃或胃肠道梗阻伴有胃潴留者。
8. ASA 分级(附件 2-1)Ⅴ级患者。
9. 全身情况极度衰竭者。
10. 严重的上腔静脉阻塞综合征,因支气管镜检查易导致喉头水肿和严重的出血者。

11. 疑有主动脉瘤者。

12. 尿毒症,活检时可能发生严重的出血者。

13. 严重的肺动脉高压,活检时可能发生严重的出血者。

二、相对禁忌证

1. 明确困难气道的患者,如张口障碍、颈颌部活动受限、强直性脊柱炎、颞颌关节炎、气管部分狭窄等。

2. 严重的神经系统疾病者,如脑卒中、偏瘫、惊厥、癫痫等。

3. 有药物滥用史,年龄过大或过小,病态肥胖等患者。

4. 严重气道狭窄,估计支气管镜不易通过者。

5. 活动性出血、异物梗阻等紧急气道患者,应按紧急手术麻醉原则处理,在严格履行知情同意的前提下,实施急救。

第六节 复合镇静支气管镜术的操作流程

一、麻醉/镇痛镇静前准备

1. 麻醉前病史评估。

重点判断患者是否有严重气道狭窄、急性呼吸系统感染、肥胖、哮喘、吸烟等可能导致严重呼吸系统事件的情况;是否存在困难气道、恶性高热易感性;是否存在未控制的高血压、心律失常和心力衰竭等可能导致严重心血管事件的情况;是否有未禁食、胃肠道潴留或梗阻等可能导致反流误吸的情况。

2. 术前检查。

(1) 测量血压及进行常规体格检查,特别是详细的心、肺体格检查。

(2) 常规拍摄胸部正侧位片以及胸部 CT 检查:确定病变部位、范围、性质和严重程度等,评估气道和肺部情况。对严重气道狭窄和鼾症(睡眠呼吸暂停综合征)的患者的评估需谨慎,应详细了解患者在自然睡眠状态下呼吸困难程度、体位改变对气道狭窄的影响以及气道狭窄的性质(内生性或外压性),胸部 CT 检查及此前支气管镜检查结果有助于病情评估,对外压性气道狭窄患者的评估更应谨慎。需活检的肺部占位性病变患者应进行增强 CT 检查。

(3) 应常规行血小板计数和出凝血时间检查。

(4) 常规心电图检查,既往有心血管疾病的患者应做心脏彩超及心功能测定。

(5) 对疑有肺功能不全者可行肺功能检查。若肺功能重度下降,如 $FEV_1 < 40\%$ 预计值或 $SpO_2 < 93\%$,应检测动脉血气。

3. 患者知情同意。

告知患者和(或)其委托代理人麻醉/镇痛镇静操作方案、目的、风险及注意事项,取得患者和(或)其委托代理人同意并签署麻醉知情同意书。

二、复合镇静支气管镜术前准备

1. 复合镇静支气管镜术前一般准备与普通支气管镜术前准备基本相同。

2. 一般患者应在术前禁食至少6 h,术前禁饮至少2 h。如患者存在胃排空功能障碍或胃潴留,应适当延长禁食和禁饮时间。

3. 患者如有活动义齿,应于检查前取下。

4. 当天实施复合镇静支气管镜术的主管医师应当对麻醉/镇痛镇静前评估与准备进行再确认,并再次核对患者信息和将要进行的操作。

5. 特殊患者的术前准备。

(1) 高血压患者应在术前给予必要的降压治疗。

(2) 哮喘患者应在支气管镜检查前预防性使用支气管舒张剂(丙酸氟替卡松吸入气雾剂及沙丁胺醇气雾剂),术前雾化(布地奈德、特布他林或沙丁胺醇)效果更佳,也可在术前半小时使用甲强龙静脉滴注。慢性阻塞性肺疾病患者应视情况决定是否预防性使用支气管舒张剂。

(3) 有出血风险的患者,即使只进行普通支气管镜检查,也应在术前常规检测血小板计数和出凝血时间。对拟行支气管镜活检的患者,若术前正在口服抗凝剂,应至少于检查前3天停用,或予以小剂量维生素K拮抗。若患者必须使用抗凝剂,应更换为普通肝素,并使国际标准化比值(INR)≤1.5。

三、复合镇静支气管镜术的实施

首先应常规建立静脉通道,多选用留置套管针静脉穿刺。患者采取平卧位或根据操作需要摆放体位,连接监护设备,记录患者生命体征并持续吸氧。

1. 表面麻醉。

选择和使用表面黏膜浸润麻醉药的目的是减轻受检者的咳嗽和喉、支气管的痉挛,缓解受检者的恐惧心理,因此在支气管镜操作前应给受检者做好相应的解释工作。先给予患者鼻腔及咽喉局部麻醉,良好的表面麻醉可明显减轻患者的痛苦,维持较稳定的血流动力学和呼吸功能,为术者提供良好的操作条件,减少术中并发症的发生。推荐将利多卡因作为常用表面麻醉药,鼻腔麻醉时可选择性加用麻黄碱。目前,利多卡因的使用主要有下述方法:气管内滴注法、含漱法、喷雾法或雾化吸入法及环甲膜穿刺法。利多卡因气雾剂具有表面麻醉方便、效果好、定量准确、副作用小等特点,是支气管镜表面麻醉的主要方法,但仍有少数患者因感胸闷或诱发哮喘等而不能耐受。利多卡因相关并发症主要为局麻药的毒性反应。

2. 静脉给予轻中度镇静药物。

国内在局部麻醉下支气管镜操作同时给予镇痛镇静药物的并不多,仅在患者不能耐受或做介入操作时给予镇痛镇静药物,有的仅给予镇静药物,有的仅给予镇痛药物,有的两者均给,给的药物种类也各不相同,用量也各不相同。使用的药物多为咪达唑仑、芬太尼、舒芬太尼、吗啡、哌替啶、可待因等,因此达到的效果也有很大差别,不良反应的发生比较常见。

目前,临床最常选择咪达唑仑或芬太尼,适用于患者耐受能力较好且操作简单的支气管镜诊疗。静脉使用一种或多种药物(轻中度镇静药物),引起中枢抑制,待患者平静入睡后(清醒镇静状态)进行各种镜下诊断和治疗,使患者镇静、注意力降低、遗忘,但具有语言交流和合作能力,从而提高患者耐受性,降低应激反应,使诊疗操作得以顺利进行,明显减少术中各种不适感以及术后痛苦的回忆。

咪达唑仑具体用量应根据年龄、体重、血压、呼吸及患者的基础状态综合考虑,初始剂量应尽量从小剂量开始,采用剂量滴定法给予。60 岁以下成年患者的初始剂量为 0.03～0.05 mg/kg,于操作开始前 5～10 min 给药,注射后 2 min 起效,逐渐达到中度镇静,在操作 30～40 min 内一般无须再次追加。咪达唑仑静脉给药应缓慢,约为 1 mg/30 s;若操作时间延长,必要时可追加 1 mg,但使用总量不宜超过 5 mg。年龄超过 60 岁的患者,咪达唑仑用量应酌减。

成人患者使用芬太尼时,宜分次给予芬太尼 1～2 μg/kg,可明显提高患者耐受程度。静注芬太尼 2.0 μg/kg,咪达唑仑 0.05～0.1 mg/kg,待患者意识评分为 3 分,患者保持咳嗽反射,可以唤醒后开始镜检,术后清醒时间约为 8.0 min(5.5～10.0 min)。整个过程无疼痛、无记忆,检查或治疗结束后,患者当即完全清醒,同时提高了疾病诊断阳性率和内镜下治疗的成功率,也提高了支气管镜检查的复诊率。

需要提出的是,镇静与镇痛药物合用才能起到较好的作用,这里的镇痛药物主要增加患者对内镜插入及操作所引起的刺激反应的阈值,提高患者对内镜操作刺激的耐受力,而不是真正的镇痛。单独应用镇静或镇痛药物常需要较大剂量才能达到两者合用的效果,这时由于药物剂量过大可能导致呼吸抑制,因此镇静与镇痛药物两者联合使用效果更佳,用量更少。少量的镇静与镇痛药物不抑制呼吸或者较少抑制呼吸,还可使患者维持在基本清醒状态,由非麻醉专业的临床医师实施也很安全。

3. 复合镇静支气管镜术麻醉/镇痛镇静深度的评估及掌控。

支气管镜诊疗操作过程中应用麻醉/镇痛镇静药物可使患者意识水平降低。根据患者意识水平受抑制的程度,依据 OAA/S 镇静评级标准(附件 2-2)可分为 5 级,不同患者耐受内镜诊疗所需的麻醉/镇痛镇静深度不同。临床操作时常使用 Ramsay 镇静评分标准(附件 2-3),麻醉深度控制在 2～5 分都是比较安全的。

支气管镜诊疗所需麻醉/镇痛镇静深度受诸多因素影响。因患者个体反应差异等原因,同等剂量的麻醉/镇痛镇静药物可产生不同的镇静或麻醉深度。复合镇静支气管镜术麻醉/镇痛镇静深度为清醒镇静状态,保持咳嗽反射,部分患者具有语言交流和合作能力,检查或治疗结束后,根据 Steward 苏醒评分标准(附件 2-4)进行评分,再根据评分决定患者是否需要留置在观察室进行观察,评分在 4 分以上方能离开支气管镜室或观察室。

4. 复合镇静支气管镜术呼吸管理。

支气管镜诊疗中,镇静药物和(或)麻醉性镇痛药物可能抑制呼吸,增加呼吸管理的难度。因此,维持有效的呼吸功能至关重要。临床常用的呼吸管理方式如下。

①鼻导管给氧:经鼻导管给氧通气是表面麻醉以及轻中度镇静(复合镇静)时最常用的给氧方式,患者乐于接受,但不能保证维持患者足够的氧合,只适用于表面麻醉或轻中度镇静下肺功能良好且接受操作简单、时间较短的支气管镜诊疗的患者。

②面罩通气给氧:有效的面罩通气(尤其是内镜面罩,基层医院也可用简易呼吸气囊面罩替代)有利于维持患者充分氧合,也可显著改善患者通气功能,是值得推荐的通气方式。当 SpO_2<90%时,应采用面罩辅助呼吸或控制呼吸,适用于深度镇静或静脉麻醉下氧合与(或)通气功能明显下降的患者。且采用面罩及面罩上的 Y 形接口连接无创或者有创呼吸机

进行通气,可在维持有效呼吸功能的同时,进行时间较短的支气管内简单的诊疗操作。

③高频通气:高频通气主要包括高频喷射和高频振荡通气。高频通气可与支气管镜连接,通过后者提供氧气,以降低低氧血症发生率。应选择合适的通气参数,包括通气频率、通气压力以及吸呼比等,防止可能的并发症(如气压伤、二氧化碳潴留等)。高频通气适用于深度镇静或静脉麻醉下的支气管镜诊疗。

四、复合镇静支气管镜术中及恢复期的监测与监护

麻醉/镇痛镇静中及恢复期患者生命体征监测是支气管镜诊疗麻醉/镇痛镇静中的重要环节。常规监测与监护应包括:心电图、呼吸、血压、脉搏、血氧饱和度。

1. 心电(图)监护。密切监测心率与心律的变化和异常,必要时及时处理。约90%的患者心搏骤停前会发生心动过缓,若无连续动态的心电监护则很难及时发现。因此,在复合镇静期间必须严密监护心电图。

2. 呼吸监测。复合镇静时患者因呼吸抑制多有舌后坠和气道塌陷而导致血氧饱和度下降,特别是高龄和具有肥胖、颈部粗短等体貌特征及已确定有鼾症的患者,托下颌畅通呼吸道往往可解除因镇静时舌后坠引起的气道梗阻,缓解低氧血症的症状,必要时还可放置口咽或鼻咽通气管。另外还应密切监测患者呼吸频率与呼吸幅度,尤其注意有无喉痉挛或气道梗阻。呼吸变慢变浅,提示复合镇静较深;呼吸变快变深,提示复合镇静较浅。如出现反常呼吸,往往提示气道梗阻,常见原因包括喉痉挛、舌后坠和支气管痉挛。

3. 血压监测。一般患者监测无创动脉血压(间隔 3~5 min)即可。当患者血压水平变化超过基础水平的30%,高危患者血压水平变化超过基础水平的20%,即应给予血管活性药物干预并及时调整麻醉/镇痛镇静深度。

4. 脉搏、血氧饱和度监测。在实施麻醉/镇痛镇静前即应监测患者血氧饱和度,并持续至完全清醒后。值得注意的是,脉搏、血氧饱和度主要代表肺的换气功能,并不是反映早期低通气的敏感指标;脉搏、血氧饱和度下降提示通气功能已明显下降,因此需要严密观察患者呼吸状态。

五、复合镇静支气管镜术后注意事项

1. 结束后应继续观察病情,观察指标包括患者血压、心率、呼吸、脉搏、血氧饱和度和神志状态以及有无恶心、呕吐等并发症。

2. 复合镇静支气管镜术后尚未清醒(含嗜睡)、或虽已清醒但肌张力恢复不满意的患者均应进入病房或观察室观察。严密监护,确保不发生坠床、跌倒事件等。

3. Steward 苏醒评分在 4 分以上方能离开支气管镜室或观察室。

4. 告知家属(陪同人员)及患者饮食、活动、用药和随访时间等注意事项,嘱咐患者当天不可从事驾驶和高空作业等,并提供紧急情况联系电话。

六、呼吸抑制的处理

呼吸抑制是麻醉/镇痛镇静以及内镜检查时最常见的并发症,主要是由药物引起的呼吸抑制及上呼吸道阻塞加重所致,老年肥胖患者较为显著。当呼吸暂停或呼吸频率及活动度减少或患者屏气时,可出现明显的血氧饱和度下降(<90%),此时应暂停操作,开放气道,提

高吸入氧浓度,加大氧流量并采用面罩辅助呼吸或控制呼吸,也可使用呼吸气囊辅助通气,待患者呼吸恢复正常,血氧饱和度回升至90%再继续操作。若以上呼吸支持不能有效改善患者低氧状态,则立即行气管内插管或置入喉罩辅助呼吸,直至患者呼吸完全恢复正常。若采用苯二氮䓬类药物镇静,可静脉给予拮抗剂,如氟马西尼。因为气管插管、支气管镜操作、患者呼吸共用一个通道,因此操作人员需要有对气道、呼吸、循环等多方面的掌控技术以及熟练的支气管镜操作技术功底。

附件 2-1　ASA 分级标准

美国麻醉医师协会(ASA)于麻醉前根据患者体质状况和手术危险性进行分类,共将患者分为六级。

Ⅰ级:患者的重要器官、系统功能正常,对麻醉和手术的耐受性良好,正常情况下没有什么危险。围手术期死亡率0.06%～0.08%。

Ⅱ级:患者有轻微的系统性疾病,重要器官有轻度病变,但代偿功能健全,对一般麻醉和手术可以耐受,风险较小。围手术期死亡率0.27%～0.40%。

Ⅲ级:患者有严重的系统性疾病,重要器官功能受损,但仍在代偿范围内。行动受限,但未丧失工作能力,施行手术和麻醉有一定的顾虑和风险。围手术期死亡率1.82%～4.30%。

Ⅳ级:患者有严重的系统性疾病,重要器官病变严重,功能代偿不全,已经丧失工作能力,经常面临对其生命安全的威胁,施行麻醉和手术的风险很大。围手术期死亡率7.80%～23.0%。

Ⅴ级:病情危重,无论手术与否,生命难以维持24 h的濒死患者。手术属孤注一掷,麻醉和手术异常危险。围手术期死亡率9.40%～50.7%。

Ⅵ级:确诊为脑死亡,其器官拟用于器官移植手术。

附件 2-2　OAA/S 镇静评级标准

分级	表现
5 级	对正常语调的呼名反应迅速
4 级	对正常语调的呼名反应冷淡
3 级	仅对大声或反复呼名有反应
2 级	仅对轻度的推摇肩膀或头部有反应
1 级	对轻度推摇无反应
0 级	对挤捏斜方肌无反应

附件 2-3　Ramsay 镇静评分标准

评分	表现
1	烦躁不安
2	清醒,安静合作
3	嗜睡,对指令反应敏捷
4	浅睡眠状态,可迅速唤醒

续表

评分	表现
5	入睡,对呼叫有反应
6	深睡,对呼叫无反应

附件 2-4　Steward 苏醒评分标准

评分	2	1	0
清醒程度	完全苏醒	对刺激有反应	对刺激无反应
呼吸道通畅程度	可按医师吩咐咳嗽	不用支持可以维持呼吸道通畅	呼吸道需要予以支持
肢体活动度	肢体能做有意识的活动	肢体无意识活动	肢体无活动

评分在 4 分以上方能离开支气管镜室或观察室。

清醒程度分级如下。

0 级:患者入睡,呼吸无任何反应。

1 级:患者入睡,呼吸时有肢体运动或睁眼、头颈部运动。

2 级:患者清醒,有 1 级的表现同时能张口伸舌。

3 级:患者清醒,有 2 级的表现并能说出自己的年龄或姓名。

4 级:患者清醒,有 3 级的表现并能认识环境中的人或自己所处。

参 考 文 献

[1] 中华医学会呼吸病学分会.诊断性可弯曲支气管镜应用指南(2008 年版)[J].中华结核和呼吸杂志,2008,31(1):14-17.

[2] 黄桂华,龙明锦,马世颖.舒芬太尼+咪达唑仑用于无痛纤维支气管镜检查 80 例临床分析[J].第三军医大学学报,2013,35(15):1639-1640.

[3] 曹德钧,陈玉培,杨孟昌.丙泊酚-芬太尼麻醉下纤维支气管镜检查术改良面罩通气的效果评价[J].临床麻醉学杂志,2011,27(8):744-746.

[4] 郑宇,陈琳,蒋捍东. 静脉诱导清醒镇静在支气管镜检查中的临床应用[J]. 中华肺部疾病杂志(电子版),2014,7(6):19-23.

[5] 杨晓峰,肖彬,张羽明,等.异丙酚复合瑞芬太尼用于纤维支气管镜检查的临床观察[J].广东医学,2010,31(13):1744-1746.

[6] Ronald D. Miller. 米勒麻醉学[M]. 曾因明,邓小明,主译. 6 版. 北京:北京大学出版社,2006.

[7] 张洁,姚杨城.咪达唑仑复合芬太尼在纤维支气管镜检查中的应用[J].黑龙江医药 2012,25(2):283-285.

[8] 屈兵,陈会师,蒲清刚.无痛支气管镜检查技术在临床中的应用[J].四川医学,2014,35(3):346-347.

(杨 华 向 薇)

(校核:王美佳)

第三章　经支气管镜肺活检术

第一节　概　　述

　　肺弥漫性病变的诊断是呼吸科的难题,主要因为其病因复杂。据文献报道,近 200 种疾病可引起肺弥漫性病变,而且疾病过程不典型,影像学变化万千,同一种疾病可以出现多种不同的影像学表现,不同病因可以出现相似表现。临床表现和影像学表现对于弥漫性肺疾病往往缺乏特异性,不能明确诊断,是临床上常遇到的棘手问题之一,而肺活检作为诊断"金标准",是不可或缺的一项技术。通常支气管镜下支气管管腔内通畅,无新生物等表现,行直视下支气管黏膜活检,不能明确诊断,多推荐采用开胸或在 B 超或 CT 引导下经胸壁穿刺肺活检,但此类检查需要一定的设备条件而且活检方式损伤大,患者顾虑多,难以广泛开展。

　　而经支气管镜肺活检术(transbronchial lung biopsy,TBLB)是一种比较安全的活检技术,对肺部疾病的诊断范围可扩大至周围肺组织,且相对安全,可避免不必要的手术探查,减轻患者痛苦,减少医疗成本,临床可广泛开展。

　　经支气管镜肺活检术是将支气管镜插入患者支气管分支后,在无 X 线或 X 线透视下夹取病理肺组织,用以诊断肺弥漫性和周边局灶性病变的介入操作。

第二节　适应证和禁忌证

一、适应证

　　1. 肺部弥漫性病变:结缔组织病相关弥漫性肺疾病、尘肺病、弥漫性间质性肺疾病、结节病、结核病等。

　　2. 肺部局限性病变:肺外周的肿块、结节和浸润病灶。

二、禁忌证

对于支气管镜检查绝对禁忌证较少,但对支气管镜下肺活检仍存在禁忌。

　　1. 严重的心肺功能不全者。

　　2. 严重的肺动脉高压或高血压者。

　　3. 严重凝血功能障碍、出血素质者。

　　4. 穿刺范围有较严重的肺大疱或影像学检查示活检区域存在血管畸形者。

　　5. 剧烈咳嗽或不能配合检查者。

　　6. 难以纠正的低氧血症者。

第三节 操作方法及注意事项

一、术前准备

1. 详细询问病史、体检情况,准备相关检查与检验(如血常规、凝血功能、心电图、胸部CT)及询问药物过敏史。

2. 明确病灶的位置,并估算肺段支气管开口至病灶或拟活检部位的距离(定位:弥漫性病变首选右下肺,次选左下肺、双上肺,尽量避免右中肺、左肺舌叶。局限性病变需要详细阅片确定病变所在的肺段和病灶的距离)。

3. 交代病情,签署知情同意书(需特别向患者及家属交代出现气胸、大出血的可能性)。

4. 常规检查术前准备,充分麻醉,备好局部止血药物、冰无菌生理盐水等,提前建立静脉通道。

二、操作方法

经支气管镜肺活检术(TBLB)的操作方法包括在无X线透视下进行,即所谓"盲取";另一种即为在X线透视下行TBLB。由于在X线透视下行TBLB时,医务人员不可避免地要暴露于射线下,长期暴露会对医务人员造成伤害,因此在一定程度上也阻碍了其广泛应用。一般情况下弥漫性肺疾病患者行TBLB时,不必将X线透视作为常规,但局灶性肺疾病患者在行TBLB时,应考虑在X线透视下进行。

无X线透视下TBLB即"盲取",较多依赖术者的阅片定位水平及操作技术。活检的部位应选择病变密集处,如果两侧病变大致相仿,则应以右下叶后基底段各亚段肺活检为宜,因为右下叶基底段分支较左下叶低,活检钳离开视野到达肺区距离短,易掌握深度,右下叶基底段肺叶区域胸膜在钳夹或刷检时患者反应比左侧敏感。

(一) 无X线TBLB,对于弥漫性病变的操作步骤

1. 电子支气管镜到达病变所在的肺段支气管。

2. 将活检钳送入,直至遇到阻力或患者感到微痛时再将活检钳后撤1~2 cm(一般从肺段支气管开口起进入4 cm深度即可)。

3. 嘱患者深呼吸,在深吸气末将活检钳张开,缓慢向前推进1 cm左右后钳夹,迅速拔出。

4. 其他肺段活检重复上述步骤取病理组织,一般约取5块组织。

(二) X线下TBLB,对于局限性病变的操作步骤

1. 电子支气管镜到达病变所在的肺段支气管。

2. X线透视确定钳取部位,引导活检钳到达病变区域,插入活检钳(建议选择圆口活检钳,不建议选择带齿的活检钳,出血风险较大)。

3. 输送活检钳到达病变远端,轻加压也不能推进,且深度已够,估计活检钳已到达病灶的边缘。如深度不够,可稍退后轻轻旋转并稍加压至不能继续前进为止。

4. 此时稍后退(1~2 cm),嘱患者吸气,张开活检钳向前稍推进,若遇阻力时钳取组织,

迅速拔出(缓慢拔出容易撕扯黏膜,引起大出血),查看有无病理组织取出,一般约取 5 块组织。

5. 活检钳退出过程中,支气管镜保持在契合固定位置不动。只要简单清除血迹确认无严重出血即可继续行肺活检。

三、注意事项

1. 术前对病灶进行准确定位、测定距离,术中注意相应的支气管有无异常。

2. 技术熟练,对变异情况做出合理的分析、判断。

3. 弥漫性病变不宜在右肺中叶及左肺舌叶支气管活检。因为右肺中叶支气管分支朝向斜裂,易于穿破无痛觉的斜裂脏层胸膜而产生气胸。

4. 肺活检一般在一个肺叶进行,避免双侧肺同时活检。

5. 活检前可在叶段支气管滴入 1∶10000 肾上腺素 3～5 mL,可在一定程度上减少出血。

6. 活检钳钳夹时如患者胸痛明显,提示可能夹到胸膜,应放开活检钳,退出,调节深度或变换部位后再活检。

7. 第 1 次钳取组织时,用力要轻,钳取组织要小,注意观察出血情况。如出血不多,可重复钳取组织 3～5 块;如活检时出血较多,可再次注入肾上腺素 1～2 mL 止血。出血量较大的患者应停止活检,必要时局部注入巴曲酶 1～2 IU。

8. 根据患者病情,必要时可联合刷检、灌洗、经支气管镜针吸活检术(TBNA)等检查提高诊断阳性率。

9. 术后留痰检查能增加肿瘤、结核病的检出率。

10. 术中同时行支气管黏膜活检可提高结节病等的检出率。

11. 对于行 TBLB 的患者,应在活检 1 h 后进行胸部影像学检查,以排除气胸。

12. 应通过口头及书面形式告知已行 TBLB 的患者,在离开医院后仍有发生气胸的可能。

第四节　并发症及影响因素

一、并发症的预防和处理

1. 出血:发生率约为 9%。

处理:最为多见的是痰中带血,这与钳夹损伤直接相关,无须特殊处理,经休息及对症处理后 2～3 天可消失。对于少量出血,局部灌注冰无菌生理盐水即可帮助止血。如果活检后发生大出血(>50 mL),保持支气管镜在契合固定位置并适当吸引。若效果不佳,可采用以下几种方法来控制出血:①继续保持在契合固定位置一段时间,让局部血栓形成,并间断予以负压吸引。②局部注入 10～15 mL 冰无菌生理盐水也可帮助止血。③局部使用肾上腺素收缩血管达到止血效果。④其他止血方法包括球囊压迫、生物蛋白胶灌注、硬镜吸引、内镜下出血灶支气管填塞术、置入双腔管行单肺通气以及外科手术治疗。

2. 气胸:发生率约为 5%,多发生于弥漫性病变者。

处理:一般多能自行吸收。当患者呼吸困难明显、胸腔积气量在 30% 以上时,可行胸腔穿刺或胸腔闭式引流。

预防气胸的发生:术者技术熟练,操作谨慎轻柔,剧烈咳嗽者予以可待因或吗啡,局部给予 2% 利多卡因 5~10 mL;对痛觉反应迟钝者,术者应判断活检钳插入深度,避免达到胸膜;活检钳要锋利。

二、影响 TBLB 诊断阳性率的因素

1. 病灶的大小:对于 TBLB 的诊断阳性率极为重要,病灶越大诊断阳性率越高。提高诊断正确性的主要决定性因素是病灶的大小。大多数研究表明,当病灶小于 2 cm 时,诊断阳性率为 11%~28%;当周围型病灶小于 2 cm 时,活检器械常不易准确到达此部位,活检的标本代表性差,常影响和导致诊断阳性率下降。TBLB 在 X 线及 CT 引导下对较小的病灶也有较高的诊断阳性率。而当病灶大于 2 cm 时,诊断阳性率可达 42%~76%。

2. 病变部位:TBLB 本身对不同的肺叶诊断无明显差别。但对于右上叶尖段和后段、左上叶尖段和后段、两侧肺下叶背段的病灶,因支气管解剖角度和支气管镜技术上的限制,活检器械不易进入病变区域,所以诊断阳性率较低。

3. 活检次数:一般认为活检次数越多,诊断阳性率越高。一般活检次数为 3~6 次;少数可达 10 多次;对于周围型肺癌,活检次数增加到 6 次时,诊断阳性率随着活检次数增加仍有提高,从理论上讲,为了提高周围型肺癌的诊断阳性率,10 次以上的活检也是必要的。但是应注意随着活检次数增加,并发症发生的概率也在增加,因此每个操作者应根据具体情况来处理。

4. 活检的方法:病理诊断有细胞学诊断和组织学诊断两种方式,用活检钳行 TBLB 取标本用于组织学诊断,细胞学诊断可采用穿刺等方法,两种以上联合应用可提高诊断阳性率。综合应用两种或更多的取标本方法(刷检或针吸)也可提高诊断阳性率。此外,取活检标本的器械是否进入病灶之内,也影响诊断的正确性。

第五节　技术展望

对于肺外周较小的病灶,TBLB 存在诊断阳性率低、并发症多的局限性。支气管内超声结合引导鞘(EBUS-GS)引导 TBLB 的问世为肺周围型病灶的诊断提供了强有力的"武器",其将超声技术应用到外周支气管,通过对病变部位横断面进行 360° 环形扫描,可明确获得病灶及管腔周围结构的超声图像,使在普通支气管镜下无法观察到的周围病灶活检成为可能,不仅提高了诊断阳性率,同时也可相应减少并发症的发生。

病灶大小与 TBLB 的诊断阳性率呈正相关。冷冻活检所获取的标本大小不受活检工具的限制,标本大小与冷冻时间成正比,可通过调节冷冻时间来控制标本大小,通过这种方式获得的标本,其体积比传统方式获得标本的体积大得多,对于提高疾病的诊断阳性率具有重要意义。且有研究表明尽管冷冻活检后局部留有更大的创口,但出血及其他并发症的出现概率并未增加。

病例 3-1　无 X 线 TBLB

张××,男,25 岁,间断咳嗽 1 年余,无胸痛、胸闷、气喘和咯血,在煤矿工作 5 年,无吸烟史。CT 提示双肺弥漫性病变(图 3-1),普通支气管镜检查没有发现异常改变,在支气管镜下直接将活检钳伸入支气管,在左肺下叶外段活检 4 块组织,有少量出血,给予冰无菌生理盐水止血。术后拍片无气胸。术后病理检查提示肺结核。

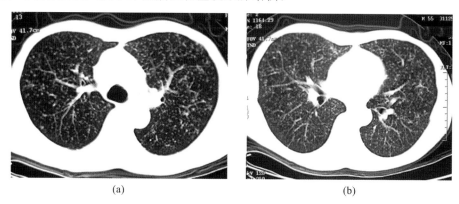

(a)　　　　　　　　　　　　　　　(b)

图 3-1　病例 3-1 图

(a)双肺弥漫性病变(肺上叶);(b)双肺弥漫性病变(肺中叶)

病例 3-2　X 线下 TBLB

李××,男,49 岁,咳嗽 3 个月,偶有痰中带血,有吸烟史。CT 提示左肺下叶病变(图 3-2(a)、图 3-2(b)),普通支气管镜检查没有发现异常改变,在 X 线引导下于左肺下叶外段活检(图 3-2(c)),术后透视未见气胸。术后病理检查提示肺腺癌。

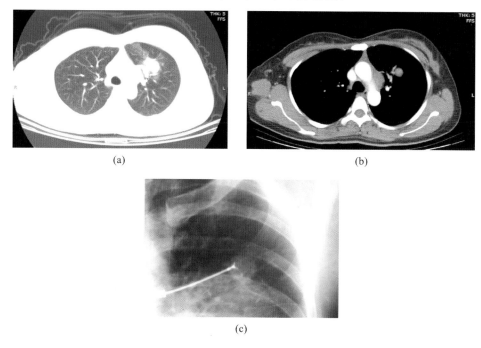

(a)　　　　　　　　　　　　　　　(b)

(c)

图 3-2　病例 3-2 图

(a)左肺下叶病变(肺窗);(b)左肺下叶病变(纵隔窗);(c)X 线引导下活检

参 考 文 献

[1] 汤渝玲,任朝晖,周志国,等.经支气管镜肺活检诊断弥漫性肺疾病 30 例分析[J].中国内镜杂志,2011,17(4):439-440.

[2] 中华医学会呼吸病学分会.诊断性可弯曲支气管镜应用指南(2008 年版)[J].中华结核和呼吸杂志,2008,31(1):14-17.

[3] Tukey M H,Wiener R S. Population-based estimates of transbronchial lung biopsy utilization and complications[J]. Respir Med,2012,106(11):1559-1565.

[4] 兰学立,李海潮,熊焰,等.经支气管镜肺活检在特发性间质性肺炎中的诊断价值[J].中国呼吸与危重监护杂志,2013,12(1):69-74.

[5] 郑金旭,贾友明,周敏,等.215 例弥漫性肺疾病经纤维支气管镜肺活检的诊断分析[J].中华结核和呼吸杂志,1994,17(2):96-97.

[6] 施举红,许文兵,刘鸿瑞,等.经支气管镜肺活检对弥漫性肺实质疾病的诊断价值[J].中华结核和呼吸杂志,2008,31(1):22-25.

[7] Hue S H. Complications in transbronchial lung biopsy[J]. Korean Journal of Internal Medicine,1987,2(2):209-213.

（谢俊刚）

（校核:王美佳）

第四章　经支气管镜针吸活检术

经支气管镜针吸活检术(transbronchial needle aspiration，TBNA)是应用一种特制的带有可弯曲导管的穿刺针通过支气管镜的活检通道进入气道内，然后穿透气道壁对气管、支气管腔外病变进行针吸，获取细胞或组织标本进行细胞或病理检查的一种新技术。

20 世纪 40 年代阿根廷 Schieppati 首次开展硬镜下隆突淋巴结穿刺术。20 世纪 80 年代美国 Ko-pen Wang(王国本)教授使用纤维支气管镜进行 TBNA 并改进穿刺针及方法，使此技术得到推广应用。

第一节　TBNA 检查的种类

一、细胞学

主要穿刺肺门或者纵隔肿大的淋巴结，进行淋巴细胞的检查，以明确诊断。

二、组织学

针对肺门和纵隔区域的异常占位或者结节等，进行组织学的取样，从而得到组织学的病理结果，以明确诊断。

第二节　TBNA 的适应证及禁忌证

一、TBNA 的适应证

1. 纵隔或肺门占位性病变及肿大的淋巴结的诊断。
2. 对已知或怀疑有肺癌的患者进行分期。
3. 气管外病变，对气管外压病灶的诊断。
4. 坏死性或黏膜下的管腔内病变的诊断。
5. 肺周围性实质的结节性病灶的诊断。
6. 气道内坏死肿瘤、出血性病灶的病因诊断。
7. 纵隔良性囊性病灶(如囊肿及脓肿等)的诊断及引流。
8. 预测外科手术的切除范围，术后随访。
9. 小细胞癌或淋巴瘤患者的随访。

二、TBNA 的禁忌证

1. 肺功能严重损害,无法耐受检查者。
2. 心功能不全、严重高血压或者心律失常等血流动力学不稳定者。
3. 全身状态或者其他器官极度衰竭者。
4. 主动脉瘤者。
5. 严重凝血功能障碍者。
6. 哮喘持续发作或大咯血者。
7. 麻醉药过敏,不能用其他药物代替者。
8. 穿刺点有明显感染者。

第三节　TBNA 的定位

Ko-pen Wang 教授根据多年的操作经验,结合美国胸科医师协会关于胸内脏器淋巴结分类标准和 TBNA 的特点,以 CT 扫描图像为标准,隆突或各级支气管分嵴作为标志点,选出 4 个解剖部位,将常见的适合于 TBNA 检查的纵隔及肺门区肿大淋巴结分成 11 组,将气管、支气管横切面视为"钟表面",为管腔内穿刺定位的选择定下了一个临床实用的标准。

将钟点数在表面的位置作为穿刺点的角度,隆突或各级支气管分嵴作为标志点(图 4-1、图 4-2)。

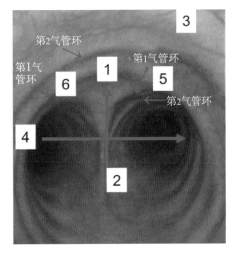

图 4-1　气管隆嵴

第 1 组为前隆突淋巴结:位于气管下端第 1～2 气管环间,12 点位置(图 4-3)。

第 2 组为后隆突淋巴结:位于隆突后方,5～6 点位置(图 4-4)。

第 3 组为右气管旁淋巴结:位于气管下端右侧第 2～4 气管环间,1～2 点位置(图 4-5)。

第 4 组为左气管旁淋巴结:位于气管下端左侧第 1～2 气管环间,9 点位置(图 4-6)。

第 5 组为右主支气管淋巴结:位于右主支气管第 1～2 气管环间,12 点位置(图 4-7)。

第 6 组为左主支气管淋巴结:位于左主支气管第 1～2 气管环间,12 点位置(图 4-8)。

第 7 组为右上肺门淋巴结:位于右上叶支气管分嵴的前方(图 4-9)。

第 8 组为隆突下淋巴结:位于右主支气管内侧壁,或近右上支气管开口,9 点位置(图 4-10)。

第 9 组为右下肺门淋巴结:位于右中间段支气管侧壁,3 点位置;或右中叶支气管开口,12 点位置(图 4-11)。

第 10 组为隆突远端淋巴结:位于右中间段支气管内侧壁,近右中叶支气管开口,9 点位置(图 4-12)。

第 11 组为左肺门淋巴结:位于左下支气管外侧壁近背段开口,9 点位置(图 4-13)。

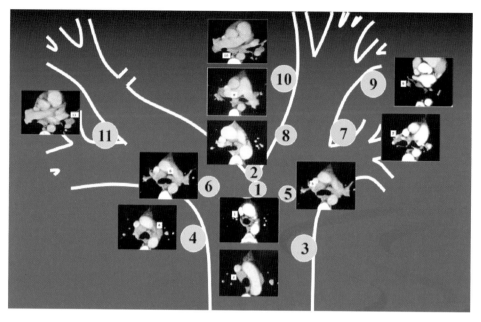

图 4-2　标志点

注:1.前隆突淋巴结;2.后隆突淋巴结;3.右气管旁淋巴结;4.左气管旁(主-肺动脉窗)淋巴结;

5.右主支气管淋巴结;6.左主支气管淋巴结;7.右上肺门淋巴结;8.隆突下淋巴结;

9.右下肺门淋巴结;10.隆突远端淋巴结;11.左肺门淋巴结。

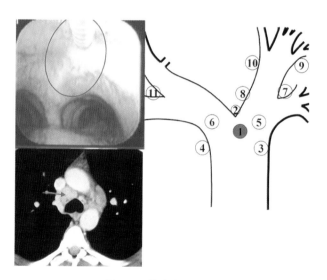

图 4-3　前隆突淋巴结

注:穿刺定位　左右主支气管交汇点的前上方。

穿刺　气管下端第 1~2 气管环间,12 点位置(气管环从隆突向声门处数)。

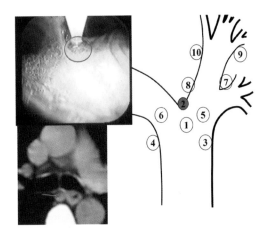

图 4-4　后隆突淋巴结

注:穿刺定位　左右支气管交汇点的后下方,或直接位于右支气管后方。

穿刺　隆突后方,5~6点位置。

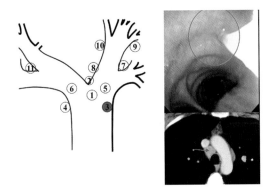

图 4-5　右气管旁淋巴结

注:穿刺定位　上腔静脉后方、气管下端前侧方近奇静脉弓。

穿刺　气管下端右侧第2~4气管环间,1~2点位置。

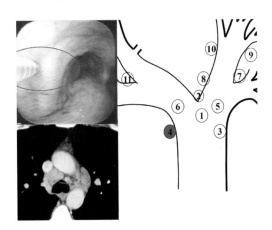

图 4-6　左气管旁淋巴结

注:穿刺定位　气管左侧壁近气管、支气管转角处,主动脉弓下、左肺动脉上。

穿刺　气管下端左侧第1~2气管环间,9点位置。

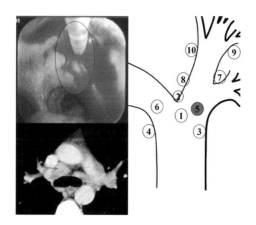

图 4-7　右主支气管淋巴结

注:穿刺定位　右主支气管前上方。

穿刺　右主支气管第 1～2 气管环间(从开口向远端数),12 点位置。

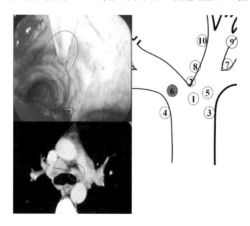

图 4-8　左主支气管淋巴结

注:穿刺定位　左主支气管前上方。

穿刺　左主支气管第 1～2 气管环间,12 点位置。

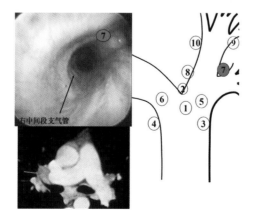

图 4-9　右上肺门淋巴结

注:穿刺定位　右上支气管与右中间段支气管之间。

穿刺　右上叶支气管分嵴的前方。

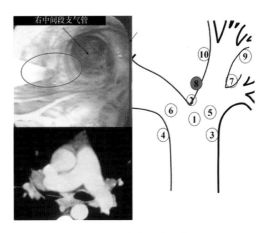

图 4-10　隆突下淋巴结

注:穿刺定位　左右主支气管之间或近右上支气管开口水平。

穿刺　右主支气管内侧壁,或近右上支气管开口,9 点位置。

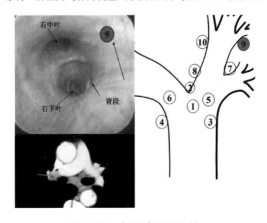

图 4-11　右下肺门淋巴结

注:穿刺定位　右中间段支气管的侧方或前方,近右中叶支气管开口水平。

穿刺　右中间段支气管侧壁,3 点位置;或右中叶支气管开口,12 点位置。

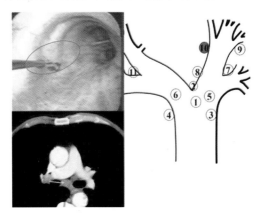

图 4-12　隆突远端淋巴结

注:穿刺定位　右中间段支气管和左主支气管之间,近右中叶支气管开口。

穿刺　右中间段支气管内侧壁,近右中叶支气管开口,9 点位置。

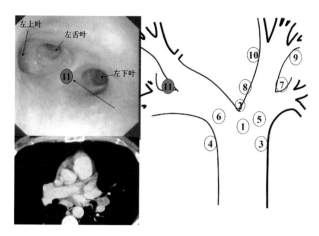

图 4-13　左肺门淋巴结

注:穿刺定位　左上、下叶支气管分嵴处。

穿刺　左下支气管外侧壁近背段开口,9 点位置。

第四节　TBNA 穿刺针的分类

目前市场上使用较多的细胞针型号为 SW-121、MW-122、MW-522、MW-222。基本资料:王氏针总长度 1.4 m,除了 22G 穿刺针的(122,222,522,322)针头长度是 1.3 cm,其他型号针头都是 1.5 cm,而 MW-319 内针比外针要长 3 mm(图 4-14、图 4-15)。

一、穿刺针型号

(1) 细胞学:22G、21G;(2)组织学:19G;(3)既可用于细胞学也可用于组织学:20G。

二、穿刺针命名方法

"XYZ":X 代表刚度;YZ 代表型号(例如"122"中"1"代表最大刚度,"22"代表型号为 22G;"521"中"5"代表最大柔韧度,"21"代表型号为 21G)(表 4-1)。

表 4-1　TBNA 穿刺针的常见分类

穿刺针	出口	型号及尺寸	取材类型	特点
中央区 MW-122	单腔	22G×13 mm	细胞学	针管通畅,可选用不同的抽吸方式,适用于纵隔及肺门中央型病灶
SW-121	弹性、硬质单腔	21G×15 mm	细胞学	内针的一半长度可深入穿刺点内,"包"住细胞。针的弹性可自动调节,无须手动。适用于中央型及肺外周的病变
MW-319	双腔、综合,末端为硬性或韧性导管	20G×15 mm	细胞学、组织学	该针可在管腔内伸缩自如,保证其具备一定的刚性和柔韧性

续表

穿刺针	出口	型号及尺寸	取材类型	特点
综合型 MW-222	双腔	22G×13 mm	细胞学	该型号针是用于周边部取样的最大型号穿刺针
周边型 MW-522	弹性、柔韧性单腔	22G×13 mm	细胞学	该型号针针尖部位的弹性赋予该针良好的穿透力,适用于周围型病变
中央区 MW-322	双腔小套针	22G×13 mm	细胞学	具有斜面的刚性套针,易于穿刺,且在针腔与气道壁间形成阻隔,以防堵塞针头
综合型 SW-221	弹性、单腔,末端为硬性或韧性导管	21G×15 mm	细胞学	内针的一半长度可深入穿刺点内,"包"住细胞。针的弹性可自动调节,无须手动。适用于中央型及肺外周的病变
W-220	双腔、综合,末端为硬性或韧性导管	20G×15 mm	细胞学、组织学	该针可在管腔内伸缩自如,保证其具备一定的刚性和柔韧性
周边型 MW-319	单腔	19G×15 mm	组织学	该型号针是用于周边部取样的最大型号穿刺针
SW-521	弹性、柔韧性单腔	21G×15 mm	细胞学	该型号针针尖部位的弹性赋予该针良好的穿透力,适用于周围型病变

不同类型可伸缩的 TBNA 穿刺针末端见图 4-14。

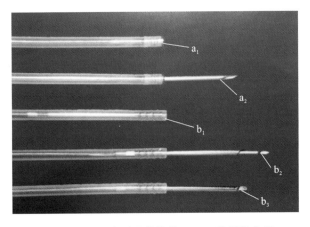

图 4-14　不同类型可伸缩的 TBNA 穿刺针末端

a_1—21G 细胞穿刺针的针头收入护套内;a_2—21G 细胞穿刺针的针头伸出护套;b_1—19G 组织穿刺针(内外芯)的针头收入护套内;b_2—19G 组织穿刺针和 21G 细胞穿刺针完全伸出;b_3—19G 组织穿刺针伸出,21G 细胞穿刺针未伸出

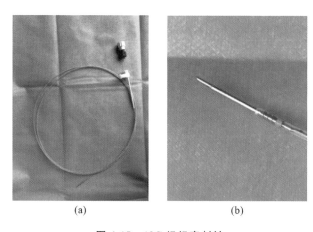

(a)　　　　　　　　　　　(b)

图 4-15　19G 组织穿刺针

(a)MW-319 穿刺针;(b)MW-319 穿刺针出针状态

第五节　TBNA 的操作步骤及常用技术

一、术前准备

在进行 TBNA 操作前一定要做好必要的术前准备,如进行胸部增强 CT,测定凝血功能、心电图等。具体操作步骤如下。

1. 撕开包装,取出穿刺针,检查是否合格,针头进出是否顺利。

2. 穿刺针进入支气管镜活检孔前,把穿刺针头缩回到针鞘内,避免针头损伤支气管镜的活检通道以及镜子。

3. 进入活检通道,直到露出穿刺针的前端金属环(镜下气道内可以看到),并靠近穿刺部位,推出针头,并锁紧(避免抽吸时漏气)。

4. 进行穿刺,到达需要取样的淋巴结,助手用 20 mL 或 30 mL 注射器在抽吸口,保持负压状态,进行抽吸活检,操作者手持穿刺针尾端小幅度振荡,以便能抽取更多细胞样,结束后,把穿刺针退回到鞘内,然后从支气管镜内取出,推出针头锁紧,往抽吸孔注入空气,把取得的样品推到载玻片上,然后置入 95% 酒精固定,送检。

简单程序:检查穿刺针—输送穿刺针—推出针头—穿刺—抽吸,振荡—退回针头—抽出穿刺针—推出针头—推出样本。

注意事项:在推出针头时,如果遇到了阻力,可能是针尖碰到了穿刺针前端内部的金属环,这时切记不要强行推出,否则可能造成针头从旁边的塑料管刺出,而引起支气管镜的损坏。解决方法是将针头退回到鞘内,调整角度,必要时把整个穿刺针从支气管镜内取出,检查原因。

二、常见的穿刺技术

常见的穿刺技术有突刺法、金属套管紧贴气道壁法、推进法、咳嗽法。

1. 突刺法(图 4-16):在鼻或口端固定支气管镜。手在支气管镜活检孔上方 5 cm 处捏住穿刺针的尾端,用一较大的力度将穿刺针快速刺向预定穿刺点,反复此动作,直到透过气道壁为止。

2.金属套管紧贴气道壁法(图 4-17):穿刺针通过支气管镜活检通道进入气道后,不将活检部推出,而是将穿刺针的金属环端紧贴在气道黏膜上,将穿刺针推出,依靠穿刺针尖的力量来透过气道壁。

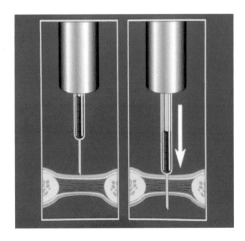

图 4-16　突刺法

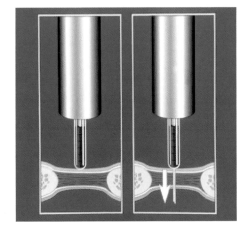

图 4-17　金属套管紧贴气道壁法

3.推进法(图 4-18):穿刺针尖刺入气道黏膜内,调整支气管镜的弯曲端角度,使穿刺针尽可能与气道壁垂直,操作者左手在活检孔处将穿刺针的尾端固定在支气管镜上,右手以一定的恒力将支气管镜连同穿刺针前送,直至穿刺针透过气道壁。

4.咳嗽法(图 4-19):通常在使用突刺法或推进法时,如果碰到阻力,穿刺针难以透过气道壁时,要求患者咳嗽,使气道壁冲击穿刺针针尖,增加穿刺针力度。

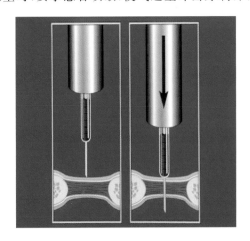

图 4-18　推进法

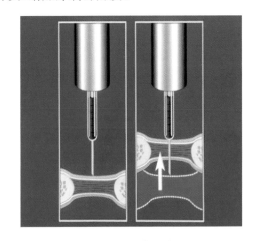

图 4-19　咳嗽法

常见错误的穿刺方式如图 4-20、图 4-21 所示。

正确的穿刺方式如图 4-22、图 4-23 所示。

三、TBNA 的样本收集

细胞学样本收集包括直接涂片(干性、无盐水)法及加生理盐水稀释法。

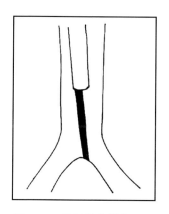

图 4-20　错误的穿刺方式 1

注:穿刺针与病灶距离较远。

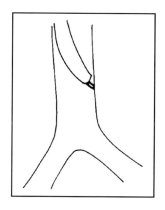

图 4-21　错误的穿刺方式 2

注:穿刺针斜着刺入气道壁。

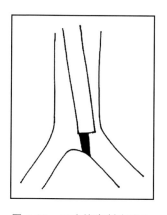

图 4-22　正确的穿刺方式 1

注:穿刺针接近病灶部位。

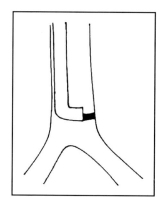

图 4-23　正确的穿刺方式 2

注:穿刺针与支气管壁保持垂直,保证能够完全刺入支气管壁(确保刺入病灶)。

1. 直接涂片法:将 20 mL 注射器与穿刺针尾端接口连接,抽吸,维持负压,直接将样本推出,放于干燥的玻片上,用另一张玻片涂匀,立即置入 95% 酒精中固定。

2. 加生理盐水稀释法:用 20 mL 注射器抽吸,维持负压,将样本注入 3 mL 生理盐水,送细胞学检查。

组织学样本收集:用 20 mL 注射器抽吸,维持负压,让穿刺针以不同的方向反复进出病灶,将穿刺针获取的样本注入 3 mL 生理盐水中。

四、TBNA 的并发症

除有穿刺部位的自限性轻微出血、气胸和纵隔气肿外,潜在可能并发菌血症、心包炎、血胸,一般少有致命性并发症的发生。

总之,熟练掌握纵隔解剖的知识、复习胸部 CT,可有效避免无谓的组织损伤。此外,还应注意避免穿刺针对支气管镜的损坏,严格按照操作规范进行操作。

参 考 文 献

[1] Oho K，Kato H，Ogawa I，et al. A new needle for transfiberoptic bronchoscopic use [J]. Chest，1979，76(4)：492.

[2] Buirski G，Calverley P M，Douglas N J，et al. Bronchial needle aspiration in the diagnosis of bronchial carcinoma[J]. Thorax，1981，36(7)：508-511.

[3] Wang K P，Terry P B. Transbronchial needle aspiration in the diagnosis and staging of bronchogenic carcinoma[J]. Am Rev Respir Dis，1983，127(3)：344-347.

[4] Wang K P，Brower R，Haponik E F，et al. Flexible transbronchial needle aspiration for staging of bronchogenic carcinoma[J]. Chest，1983，84(5)：571-576.

[5] Wang K P，Haponik E F，Britt E J，et al. Transbronchial needle aspiration of peripheral pulmonary nodules[J]. Chest，1984，86(6)：819-823.

[6] Wang K P. Flexible transbronchial needle aspiration biopsy for histologic specimens [J]. Chest，1985，88(6)：860-863.

[7] Wang K P. Staging of bronchogenic carcinoma by bronchoscopy[J]. Chest，1994，106 (2)：588-593.

[8] Dasgupta A，Mehta A C. Transbronchial needle aspiration：an underused diagnostic technique[J]. Clinics in Chest Medicine，1999，20(1)：39-51.

[9] Harrow E M，Abi-Saleh W，Blum J，et al. The utility of transbronchial needle aspiration in the staging of bronchogenic carcinoma[J]. Am J Respir Crit Care Med，2000，161：601-607.

[10] Gasparini S，Zuccatosta L，De Nictolis M. Transbronchial needle aspiration of mediastinal lesions[J]. Monaldi Arch Chest Dis，2000，55(1)：29-32.

[11] 阿曼·恩斯特，菲力克斯·J. F. 赫斯. 介入呼吸病学理论与实践[M]. 李强，译. 天津：天津科技翻译出版有限公司，2017.

（彭小刚　高宝安）

（校核：王美佳）

第五章 经支气管镜球囊扩张术

经支气管镜球囊扩张术(bronchoscopic balloon dilatation,BBD),简称球囊扩张术(balloon dilatation,BD),是通过支气管镜置入球囊扩张导管(简称球囊导管),对狭窄的气道进行扩张的技术。球囊扩张术已逐渐被临床广泛应用,国内外多项临床研究表明球囊扩张术是治疗良性气道狭窄的理想方法,该技术在局麻下即可完成,微创、安全、有效,可以重复做,不需要特殊的仪器设备。

一、气道狭窄的病因和诊断

(一)气道狭窄的病因

1. 气管、支气管结核。

气管、支气管结核最主要的并发症是气道狭窄,可以引起喘息、呼吸困难和阻塞性肺炎。活动性气管、支气管内膜结核患者气道狭窄的发生率是 $10\% \sim 37\%$。

2. 支气管吻合口。

气道狭窄可发生在肺移植、肺叶袖式切除术后。随着肺移植的开展,肺移植后气道狭窄的患者增多,气道狭窄是肺移植的主要并发症,引起气道阻塞、肺部感染,最终导致移植肺失败。其主要原因是吻合口缺血,吻合口细菌、真菌定植和感染。狭窄部位可以发生在吻合口、肺叶支气管、肺段支气管。肺移植后气道狭窄的发生率为 $5\% \sim 20\%$,与此相关的死亡率为 $2\% \sim 4\%$。

3. 气管插管或气管切开。

气管插管或气管切开后,气管套管前端刺激气管黏膜,致黏膜充血水肿、肉芽组织增生,甚至瘢痕形成、挛缩,引起气道狭窄。

4. 炎症:结节病、韦格纳肉芽肿病。

结节病最常累及肺和淋巴结,以肺间质病变、淋巴结肿大为主,但也可累及气管、支气管。结节病致支气管狭窄可能是因为肉芽肿炎症直接累及支气管黏膜,晚期广泛纤维化使支气管收缩和扭曲。

韦格纳肉芽肿的气道黏膜损害可以发生于任何部位的气管、支气管,包括黏膜水肿、充血、溃疡、出血及鹅卵石样改变。疾病后期由于气道壁瘢痕组织增生导致气管、支气管狭窄,狭窄可以是单一局限性的,也可以呈现节段性,甚至多发性节段性伴有气道扭曲。

5. 气道内异物的长期刺激。

气道内异物引起气管、支气管狭窄多见于病程较长的患者,异物的刺激可引起气管、支气管黏膜损伤,继发感染,久而久之出现肉芽组织增生或形成纤维瘢痕组织,导致气道狭窄。

6. 创伤。

气管、支气管创伤后的上皮缺损、炎症反应或异物刺激,肉芽组织形成,导致气道狭窄。

7. 吸入性损伤。

吸入烟雾等可导致气道化学性损伤,气道黏膜充血水肿、糜烂、溃疡,肉芽组织形成,恢复期可出现瘢痕组织增生、挛缩,导致气道狭窄。

(二)气道狭窄的诊断

气道狭窄的诊断依靠临床表现、胸部影像学及支气管镜检查,临床表现无特异性,常常被误诊为哮喘等疾病。

1. 典型症状体征:呼吸困难、局限性喘鸣音。

当气道管径狭窄小于50%时,通常无明显的呼吸困难或仅有劳力性呼吸困难;当气道管径狭窄大于75%时,常有静息状态下的呼吸困难和喘鸣,有发生窒息的可能。

2. 胸部CT扫描及三维重建。

胸部CT扫描及三维重建可以帮助了解气道狭窄的部位、程度、长度(图5-1),为球囊导管的选择提供依据。

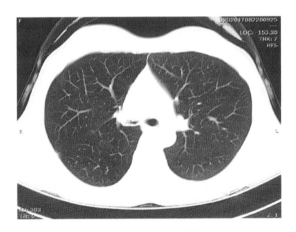

图 5-1　胸部 CT 平扫

注:42 岁女性,支气管内膜结核致右主支气管狭窄。

3. 支气管镜检查。

通过支气管镜可以在直视下观察狭窄部位、程度、长度、远端支气管的情况(图5-2),以评价是否适合行球囊扩张术及帮助选择合适的球囊导管。不同类型的支气管镜其外径不同,Olympus 常规支气管镜一般外径 4.9 mm,T 系列即治疗型支气管镜外径 5.9 mm,超细支气管镜(BF-XP290)外径仅 3.1 mm,根据不同外径的支气管镜能否通过狭窄的气道,可以帮助我们粗略判断狭窄的程度。超细支气管镜更便于通过狭窄段观察远端支气管的情况。

二、球囊扩张术的原理

通过机械扩张力使球囊导管维持一定的压力和持续一段时间,使狭窄的气道扩张(图5-3)。

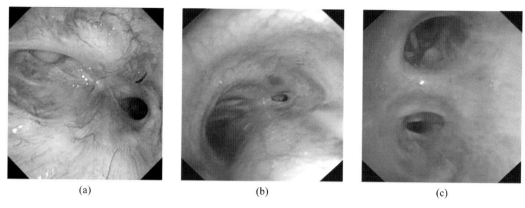

(a)　　　　　　　　　　(b)　　　　　　　　　　(c)

图 5-2　支气管镜检查

注：(a)18 岁男性,双肺肺移植后右上叶开口狭窄；(b)42 岁女性,支气管内膜
结核致右主支气管狭窄；(c)50 岁女性,支气管内膜结核致右中间段狭窄。

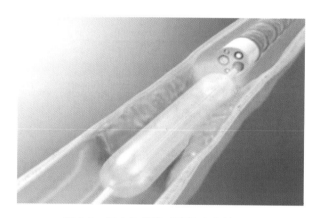

图 5-3　经支气管镜球囊扩张术的原理

（引自：Boston Scientific Corporation）

三、适应证及禁忌证

（一）适应证

气道狭窄导致患者出现症状和影响患者的生活质量,如活动后胸闷、气急、呼吸困难,反复发作的肺部感染,甚至有部分肺功能丧失的痛苦。球囊扩张术主要用于各种原因引起的良性气道狭窄患者。

（二）禁忌证

球囊扩张术的禁忌证同普通支气管镜检查。

四、所需器材

（一）支气管镜

球囊扩张术需要器械管道直径大的支气管镜(直径≥2.8 mm),以便球囊导管能顺利通过,如 Olympus T 系列支气管镜器械管道直径为 2.8 mm,可用于球囊扩张术。

（二）球囊导管

有各种类型的球囊导管（图 5-4）供选择，球囊导管的选择参考指标为导管直径、导管长度、球囊直径、球囊长度等。

（三）导引钢丝

导引钢丝（图 5-5），简称导丝，其前端柔软，可引导球囊导管进入狭窄的气道，以避免球囊导管损伤或刺破远端支气管。

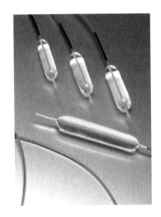

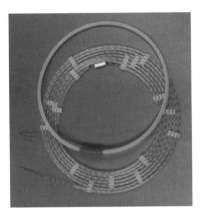

图 5-4　球囊导管　　　　　　　　　　　图 5-5　导引钢丝

（四）压力注水枪

压力注水枪包括带压力表的注射器、枪泵（图 5-6）。以无菌水或者生理盐水作为填充剂，枪泵加压，通过注射器向球囊内注水，使球囊扩张并保持一定的压力。

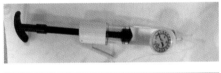

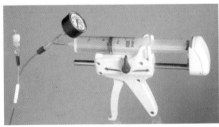

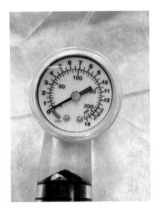

图 5-6　各种压力注水枪

五、球囊扩张术的具体操作流程

（一）术前准备

1. 按常规支气管镜检查准备。

评价患者的一般情况、基础疾病、血常规、凝血状态及心电图等，判断患者有无支气管镜检查的禁忌证。随着心血管疾病发病率的增高及冠状动脉支架置入患者的增加,使用阿司匹林、氢氯吡格雷等抗凝剂和抗血小板药物的患者增加,原则上需停药 1 周后行球囊扩张术,但需权衡停药后对基础疾病的影响和不停药行球囊扩张术发生出血的风险。

2. 评估狭窄部位和长度、选择合适的球囊导管。

根据胸部 CT 扫描和三维重建、支气管镜检查了解气道狭窄的部位、程度、长度,并选择合适型号的球囊导管。直径 6～12 mm 及长度 4 cm 的球囊用于支气管狭窄,直径 14～20 mm 及长度 4 cm 的球囊用于气管狭窄。

3. 操作前详细检查压力注水枪的注射器和压力表、球囊导管等设备是否完好。

(二) 麻醉

球囊扩张术可以在局部麻醉下进行,但是因整个操作过程时间长,多采用局部麻醉联合静脉镇痛镇静药物(咪达唑仑和芬太尼)。术前静脉注射咪达唑仑 2 mg 和芬太尼 25～50 μg,必要时术中追加,每次追加咪达唑仑 2 mg 或/和芬太尼 25 μg,咪达唑仑最大剂量不超过 10 mg,芬太尼不超过 100 μg。慢性阻塞性肺疾病等患者可能出现呼吸抑制,应慎重给药或者减量应用。对于不能耐受或不能配合的患者可以采用全身麻醉。

(三) 术中监护

1. 监测呼吸、血氧饱和度、心电图及血压。

2. 建立静脉通道以方便给药。

3. 给氧:局部麻醉、局部麻醉联合静脉镇痛镇静的患者经鼻导管给氧。全身麻醉的患者给予机械通气支持。

(四) 操作的具体步骤

1. 球囊的置入。

首先是准备球囊导管和导丝,将导丝置入球囊导管内,其前端柔软部分突出球囊导管外;然后将支气管镜置于狭窄气道的上端,带有导丝的球囊导管经支气管镜的器械通道插入,直视下先将导丝穿过气道狭窄区;最后在导丝的引导下将球囊导管置入气道狭窄的区域,球囊长度应超出狭窄的两端(图 5-7)。

如果狭窄气道的部位和角度很容易使球囊导管通过,可以不采用导丝,直接在支气管镜直视下将球囊导管置入气道狭窄的区域。

2. 球囊扩张。

球囊导管放置好后,连接压力注水枪,通过其注射器向球囊内加压注入无菌水或者生理盐水,并维持一定的压力(图 5-8)。注意事项:向球囊注入无菌水或生理盐水前,必须排空球囊内气体,以免球囊内受力不均匀;注水压力应缓慢增加,观察气道扩张情况,防止气道撕裂等并发症的发生。

根据气道狭窄情况,维持球囊导管一定的压力和保持一定的时间。一般情况下,压力以 3～8 atm(1 atm＝101.325 kPa)为宜,扩张 2～3 min,间隔 2～3 min 后可重复注水扩张,可反复扩张 3～4 次。第一次扩张时间应在 1 min 以内,当确认扩张后无明显损伤和出血后,可逐步将时间延长至 2～3 min。

有文献报道,可根据狭窄的部位、局部情况及严重程度等因素适当增加扩张压力和扩张时间,如压力增加到 10～14 atm,扩张时间延长至 30 min。

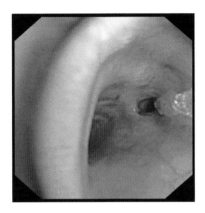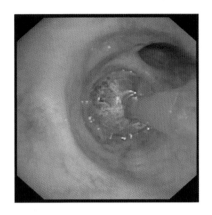

图 5-7　经支气管镜直视下将球　　　　图 5-8　经支气管镜直视下球囊扩张中
囊导管置入狭窄的气道

3. 球囊的退出。

扩张结束后,抽尽球囊内水,压力注水枪的压力表显示为"0"后慢慢退出球囊导管,避免损伤声门和球囊。确认扩张部位无活动性出血后,退出支气管镜。

数字资源

视频 5-1

六、疗效的评价及随访

(一)疗效的评价

1. 临床症状的缓解:球囊扩张后 1～3 天评价患者的症状是否得到缓解。

2. 胸部影像学及支气管镜检查:狭窄气道扩张的程度。

3. 肺功能:评价肺功能的改善情况,特别是 FEV_1、FVC。

某医疗中心通过对 2017 年 113 个患者的回顾性分析评价球囊扩张术治疗结核后气管、支气管狭窄的安全性和疗效,得到球囊扩张成功率约为 73%(82/113),并发症发生率约为 18%(20/113)。球囊扩张病例见图 5-9。

(二)随访

1. 评价临床症状、支气管镜检查:球囊扩张后第 1、2、3 个月评价,以后每 3 个月评价 1 次。

2. 胸部 CT 扫描,包括三维重建:球囊扩张后第 1、2、6 个月检查。

3. 肺功能检查:球囊扩张前、后和扩张 1 个月后检查肺功能,特别是 FVC、FEV_1、FEV(25%～75%)、PEF。

随访中如果再次出现气道狭窄的证据,需再次行球囊扩张,必要时联合其他治疗方法,如临时支架置入、手术。

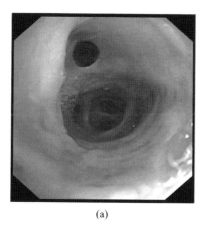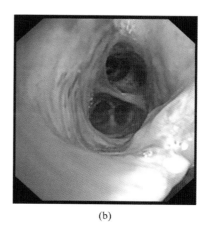

(a)　　　　　　　　　　　　　(b)

图 5-9　球囊扩张病例

注:(a)支气管内膜结核致右中叶支气管管腔狭窄;(b)球囊扩张后右中叶支气管管腔明显扩大。患者为 50 岁女性,支气管内膜结核致右中叶支气管管腔狭窄,反复出现右中叶肺部感染,行球囊扩张后症状消失,支气管镜检查显示狭窄气道扩张。

七、并发症及处理

1. 轻中度咳嗽:球囊扩张后部分患者有咳嗽,2～3 天后可自行缓解,无须特殊处理。

2. 胸痛:部分患者出现轻度的胸痛,可自行缓解,无须特殊处理。

3. 气道撕裂导致出血:少量出血,可在支气管镜下对创面止血处理,如局部注入冰无菌生理盐水、肾上腺素或凝血酶。严重者将导致大出血、气胸、纵隔气肿或纵隔炎等严重并发症,需要紧急处理。

病例 5-1

患者,女,42 岁。主诉:反复咳嗽、喘息 3 个月。患者于 2017 年 5 月受凉后开始出现咳嗽,咳少许白痰,喘息,活动后加重,自觉有喘鸣音。无咯血,无发热,无心慌,无胸痛。外院诊断为"哮喘",给予抗感染、吸入糖皮质激素和支气管扩张剂等治疗,症状无缓解。

既往史:1 年前诊断为"肺结核",抗结核(异烟肼＋利福平＋乙胺丁醇＋吡嗪酰胺)半年后自行停药。

查体:神清,一般情况可,呼吸尚平稳,双肺呼吸音粗,右肺可闻及喘鸣音,心率 80 次/分,律齐。

胸部 CT 扫描提示:右主支气管狭窄(图 5-10)。

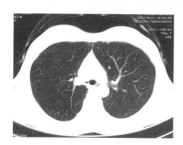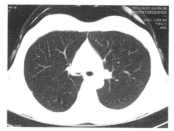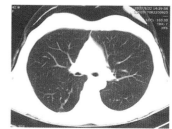

图 5-10　右主支气管狭窄

支气管镜检查结果:声门下第 6～10 软骨环范围内气管狭窄,其右侧壁见瘢痕样组织,Olympus BF1T150 型电子支气管镜勉强能下行。右主支气管开口狭窄呈孔状,黏膜光滑;左侧支气管各段及亚段可见范围内未见异常(图 5-11(a)、图 5-11(d))。

诊断:结核后气管及右主支气管狭窄。

治疗:局麻联合静脉镇痛镇静条件下行经支气管镜球囊扩张术,选用直径 10 mm 和长度 3 cm 的球囊导管。每周进行球囊扩张术 1 次,共 4 次,每次分两步进行:①首先扩张气管。气管狭窄处反复扩张 3～7 次,压力 10～12 atm,持续 20～40 s,每次间隔 2 min。球囊扩张后气管管腔明显扩大,Olympus BF1T150 型电子支气管镜容易通过。②然后扩张狭窄的右主支气管,反复扩张 2 次,压力 3～10 atm,持续 3～15 min,每次间隔 2 min,扩张后管口较前明显扩大,如图 5-11(b)、图 5-11(c)、图 5-11(e)、图 5-11(f)所示。

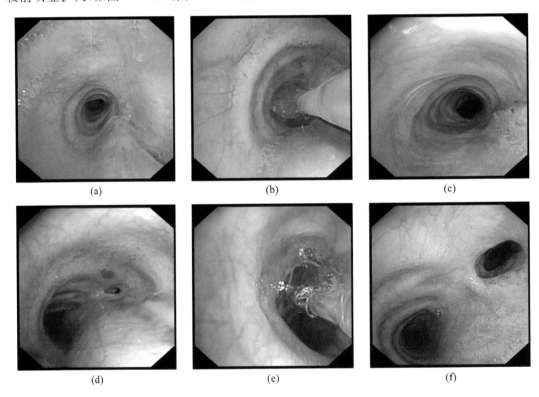

图 5-11　病例 5-1 支气管镜检查

注:支气管内膜结核后气管和右主支气管狭窄经球囊扩张后管腔明显扩大。(a)狭窄的气管;
(b)球囊扩张狭窄的气管;(c)球囊扩张后的气管管腔扩大;(d)狭窄的右主支气管开口;
(e)球囊扩张狭窄的右主支气管;(f)球囊扩张后的右主支气管管腔明显扩大。

疗效评价:狭窄的气管和右主支气管经球囊扩张后症状缓解,无咳嗽,无喘息,正常活动不受限制。支气管镜检查见气管和右主支气管管腔明显扩大,Olympus BF1T150 型电子支气管镜(镜体外径 5.9 mm)能自由通过。

参 考 文 献

[1]　Cho Y C,Kim J H,Park J H,et al. Tuberculous Tracheobronchial Strictures Treated with Balloon Dilation:A Single-Center Experience in 113 Patients during a 17-year

Period[J]. Radiology,2015,277(1):286-293.

［2］ Miraglia R，Vitulo P，Maruzzelli L，et al. Successful Recanalization of a Complete Lobar Bronchial Stenosis in a Lung Transplant Patient Using a Combined Percutaneous and Bronchoscopic Approach[J]. Cardiovasc Intervent Radiol,2016,39 (3):462-466.

［3］ 李强.呼吸内镜学[M].上海:上海科学技术出版社,2003.

［4］ 李强，姚小鹏，白冲，等.高压球囊扩张气道成形术在良性气道狭窄治疗中的应用[J]. 第二军医大学学报,2004,25(7):701-704.

［5］ Fu E Q，Jin F G. Novel bronchoscopic balloon dilation for patients with bronchostenosis caused by bronchial tuberculosis:a case report[J]. J Med Case Rep, 2014,8:225.

（许淑云）

（校核:王美佳）

第六章 经支气管镜冷冻治疗术

第一节 概　　述

冷冻治疗是一种通过低温破坏病变组织结构的方法。冰所具有的镇痛、抗炎作用为人们所熟知,早在 2500 年前就被埃及人用于镇痛和抗炎。

经支气管镜腔内冷冻治疗是指在支气管镜引导下,使用二氧化碳、一氧化二氮等将温度降至 $-80\sim-70$ ℃来治疗气道腔内的各种良恶性病变。由于支气管腔内病变相对难以到达,冷冻技术在这一领域的应用起步较晚。1968 年冷冻技术首次用于治疗支气管肿瘤。1975 年美国的 Sanderson 等人报道了使用冷冻技术治疗腔内非小细胞肺癌的一系列病例,50% 的患者症状得到改善,肿瘤病灶缩小。随后由于冷冻治疗需要全身麻醉并在硬镜下完成,操作难度大,导致在临床应用上受到限制。直到 1994 年适用于可弯曲支气管镜的可弯曲冷冻探头问世,支气管腔内的冷冻治疗才得到快速发展。1996 年 Mathur 等报道了用可弯曲支气管镜(纤维支气管镜和电子支气管镜)介导对 22 例气道阻塞患者实施腔内冷冻治疗的经验。之后逐渐确立了冷冻治疗技术在支气管腔内病变治疗中的重要地位。

第二节　冷冻治疗的机制

冷冻所造成的损伤可以发生在分子、细胞、组织和器官整体等多层次不同水平。细胞能否存活取决于局部冷却和融解的速度,以及能达到的最低温度。

一、基本原理

1. 细胞外冰晶形成,导致细胞内液体外流,使细胞脱水和毒性增加。

2. 细胞内冰晶形成,破坏细胞内结构,如线粒体、内质网等,造成细胞内酸中毒,导致蛋白质和酶的损伤。

3. 冷冻严重影响病灶组织局部微循环,低温可引起局部毛细血管收缩、血管内皮损伤和血小板聚集,导致局部微血栓形成和细胞缺血缺氧死亡。这种缺血效应可超过探头接触的范围,影响周围组织。

二、冷冻组织损伤修复的时效关系

1. 肉眼下冷冻治疗对气管和支气管黏膜损伤修复时间大约为 2 周。

2. 显微镜下上皮和软骨损伤修复时间大约为 6 周。

3. 冷冻细胞坏死需要数小时到数天的时间。

4. 坏死组织脱落在气管腔内常难以咳出,一般在冷冻操作后 5～10 天内需行支气管镜下反复清理。

三、冷冻治疗的敏感程度

不同组织对冷冻治疗的敏感程度不尽相同,含水量多的组织(如皮肤、黏膜、肉芽组织、肿瘤、血管内皮等)对冷冻相对敏感,而含水量较少的组织(如神经鞘、脂肪组织、软骨/骨骼、纤维病灶和结缔组织等)对冷冻的耐受性较好,治疗效果差。

第三节 冷冻治疗的适应证和临床应用

一、适应证

1. 气管、支气管腔内恶性肿瘤的姑息治疗。
2. 气管、支气管腔内良性病变的根治性治疗。
3. 支架置入后支架两端新生物/肉芽组织及腔内再狭窄的治疗。
4. 电刀、氩气刀等热治疗后对病变的基底部行冷冻治疗防止肉芽组织增生。
5. 气管、支气管腔内异物、血凝块、黏液栓子的清除。
6. 气管、支气管腔内病变、肺部弥漫性病变的冷冻活检。

二、临床应用

1. 冷冻冻融:常用于创伤性气道狭窄、肉芽肿、气管/支气管结核等的治疗。气道瘢痕狭窄、气道蹼样狭窄可先采用球囊扩张或热消融的办法,将管腔扩大,再结合冷冻冻融,防止再狭窄。

2. 冷冻冻切/冻取:主要用于气道内肿瘤、异物(图 6-1)、坏死物等,可在硬镜或支气管镜下进行。

3. 冷冻活检:气管/支气管腔内病变活检(图 6-2)、肺(组织)活检。

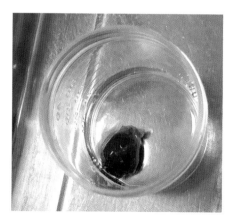

图 6-1 冷冻冻取的异物

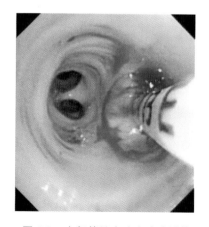

图 6-2 支气管腔内病变冷冻活检

三、冷冻治疗的优势

1. 安全有效,很少发生气道瘢痕狭窄、软化等并发症,出血、气胸的发生率也很低,无失火危险。

2. 容易控制深度,因而气道穿孔危险性最小。

3. 不损伤气道软骨。

4. 刺激肉芽组织增生的作用在所有呼吸介入治疗方法中最小。

5. 由于没有高频电流效应,因而可用于装有起搏器的患者。

6. 不损伤金属或硅酮支架,可用于支架内良、恶性组织增生的治疗。

7. 由于冷冻后便于取出各种异物,是取出异物的最佳方法。

8. 冷冻治疗后抗癌药物可迅速聚集在肿瘤部位,因此冷冻后再接着化疗能提高治疗效果,对肿瘤的破坏作用超过了单用化疗或冷冻的效果。

9. 容易掌握,且费用低。

第四节　冷冻治疗的禁忌证

1. 主气道狭窄过于严重,患者濒临呼吸衰竭或急性呼吸窘迫,冷冻治疗因延迟效应,而不能用于此类患者。

2. 外压性阻塞者。

3. 广泛的黏膜下病变者。

4. 气道塌陷者。

第五节　冷冻治疗的仪器设备

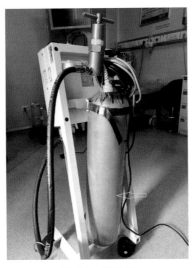

图 6-3　制冷源

一、支气管镜

进行冷冻治疗既可以选用支气管镜,也可以选用硬镜。相比之下,支气管镜患者的耐受性更好,还可在局麻下进行,因此临床应用更普遍。

二、冷冻治疗机

由制冷源、冷冻探头和控制装置三部分组成。

1. 制冷源(图 6-3)。目前常用的制冷剂为二氧化碳(CO_2)和一氧化二氮(N_2O)。CO_2可使冷冻探头的顶端温度达到$-79\ ℃$;N_2O可使冷冻探头的顶端温度达到$-89\ ℃$,两者均可使组织温度降至$-30\ ℃$。由于价格的优势,CO_2的临床应用更为广泛。

2. 冷冻探头。分为可弯曲冷冻探头(图 6-4、

图 6-5)和硬质冷冻探头,分别应用于支气管镜和硬镜。工作时冷冻探头顶端的最低温度可达$-89\sim-79$ ℃,从末端起每后退 1 mm 的距离,其温度上升 10 ℃。因此有效的工作区域仅 5~6 mm 长(图 6-6 至图 6-9)。

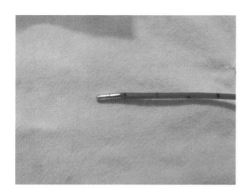

图 6-4　可弯曲冷冻探头

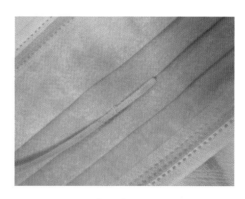

图 6-5　可弯曲冷冻探头工作状态

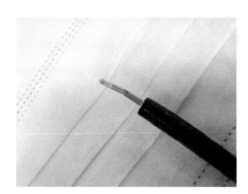

图 6-6　可弯曲冷冻探头有效工作区域

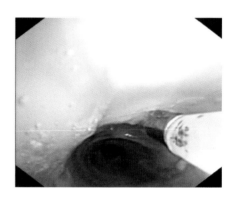

图 6-7　可弯曲冷冻探头有效工作区域
(镜下表现)

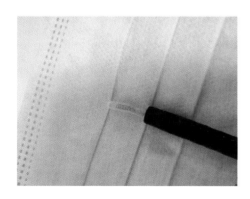

图 6-8　冷冻探头有效工作区域(工作状态)

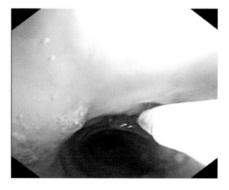

图 6-9　冷冻探头有效工作区域(工作
状态,镜下表现)

　　3. 控制装置。由控制显示面板(图 6-10)和脚踏(图 6-11)组成,其中脚踏用来控制制冷及冻融时间。

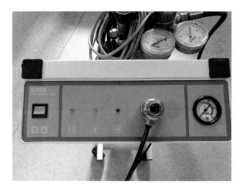

图 6-10 控制显示面板

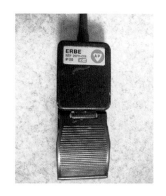

图 6-11 脚踏

第六节 操 作 方 法

一、患者准备

冷冻治疗前复习患者的肺部影像学资料(胸片/胸部 CT),了解腔内病变的情况,同时完善心电图、出凝血时间、血气分析、肺功能等检查,以全面评估患者的一般情况。

二、冻融和冻切的操作要点

1. 麻醉:局麻、镇静或全麻。

2. 常规支气管镜全面检查,确定病变部位和范围,清理表面分泌物和积血。让支气管镜顶端放置在病灶近端 0.5~1.0 cm 的位置上。

3. 将冷冻探头经工作通道插入,其金属末端离支气管镜顶端至少 4 mm。直视下让冷冻探头垂直或沿切线方向直接接触病灶,探头也可插入病灶产生最大体积的环形冷冻。

4. 踩脚踏板激活冷冻探头,将探头冷冻到 -90~-70 ℃,持续冷冻 30~60 s,松开脚踏板,开始被动融解。

5. 冻融时在每个病灶部位平均循环 3 次,每次循环约需 2 min,具体冻融次数可根据病变组织大小和病灶深度不同而定。大的病灶可设定多个冷冻点,重复上述操作直至整个病灶完全被冻融。操作过程中需反复吸引出血、坏死物及分泌物以保持气道通畅。治疗后 1 周左右,复查并评价疗效,酌情再行冷冻治疗。

6. 冻切时冷冻探头插入病灶,持续冷冻 5~20 s 后,用力牵拉探头,探头尖端附带的被冷冻的组织可直接取出或随支气管镜取出。重复上述过程直到充分地清除病灶并打通气道。

三、冷冻活检的操作要点

(一) 气管、支气管腔内病变的冷冻活检

1. 冷冻探头经过支气管镜工作通道,超过镜子顶端至少 4 mm。

2. 让探头和病变组织直接接触,激活探头大约 5 s。

3. 保持探头在激活状态下,将带有冷冻组织的探头经工作通道取出,或连同整个支气管镜一起退出。

(二)经支气管镜肺活检术(TBLB)

1. 内镜常规检查整个支气管树后,将支气管镜嵌入定位的叶段。

2. 冷冻探头经工作通道到达目标区域后,激活冷冻探头 4 s。

3. 稍用力将支气管镜连同带有组织标本的冷冻探头一并取出,然后将组织标本从探头上融化下来放进甲醛溶液中固定。

第七节　病例分享

病例 6-1

患者,男,33 岁,因胸闷 10 年,加重 2 周入院。

支气管镜检查示:右侧支气管可见小块玻璃样异物及肉芽组织增生,左主支气管距离隆突 2.5 cm 处可见一大块玻璃样异物,经支气管镜注入少许利多卡因溶液于玻璃样异物表面。然后冷冻,将其取出,异物大小约 2.0 cm×1.0 cm。取出后左主支气管有出血,多次注入肾上腺素、凝血酶止血,出血缓解(图 6-12 至图 6-16)。

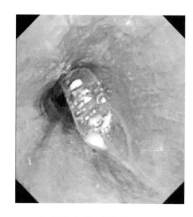

图 6-12　左主支气管玻璃样异物(支气管镜)

注:以往认为应用冷冻治疗成功取出气道异物依赖于异物的高含水量,如水果、植物类异物以及血凝块和黏液等,而含水量极低的异物如塑料、金属或玻璃样异物,冷冻往往难以奏效。而本病例的操作实践提示:通过注入适量液体(如利多卡因溶液)于含水量低的异物(如玻璃)表面,异物可以和冷冻探头冻成一体,从而方便取出。因此低含水量并非是应用冷冻方法取气管异物的禁忌证,在难以取出的气道异物中也值得一试。

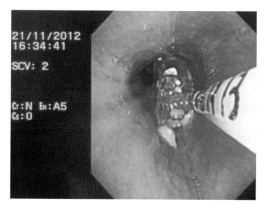

图 6-13　冷冻取出左主支气管玻璃样异物

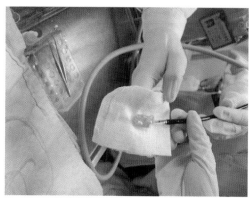

图 6-14　冷冻取出的左主支气管玻璃样异物

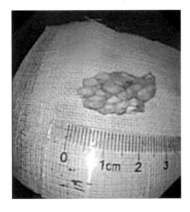

图 6-15　玻璃样异物 1

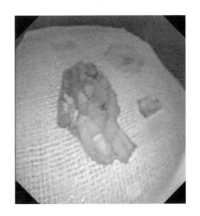

图 6-16　玻璃样异物 2

　　左主支气管大块玻璃样异物取出后，又逐步取出右侧支气管内小块玻璃样异物，并对右侧支气管内肉芽组织增生进行冷冻治疗，如图 6-17、图 6-18、图 6-19 所示。

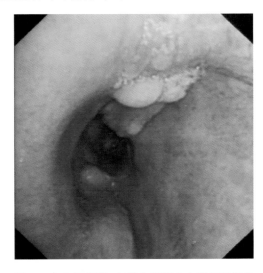

图 6-17　支气管镜:右侧支气管内肉芽组织增生

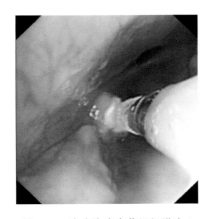

图 6-18　冷冻治疗肉芽组织增生 1

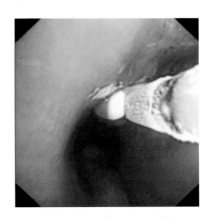

图 6-19　冷冻治疗肉芽组织增生 2

病例 6-2

患者,男,56 岁,因食管癌侵犯致气管狭窄,予以金属支架置入,缓解气管狭窄情况。之后定期随访,予以冷冻治疗,清理气管内支架上的黏稠分泌物、肉芽组织及肿瘤组织(图6-20至图 6-25)。

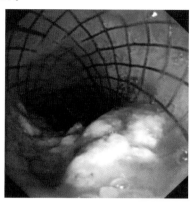

图 6-20 肿瘤组织及肉芽组织形成
(气道金属支架)

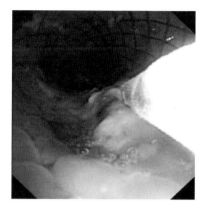

图 6-21 冷冻治疗气道金属支架上
的肿瘤组织及肉芽组织 1

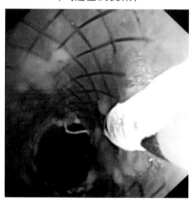

图 6-22 冷冻治疗气道金属支架上
的肿瘤组织及肉芽组织 2

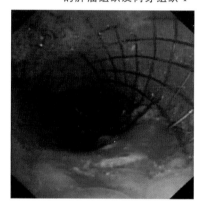

图 6-23 冷冻治疗后的气道
金属支架 1

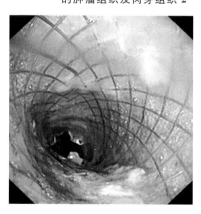

图 6-24 冷冻治疗后的气道
金属支架 2

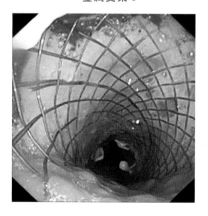

图 6-25 冷冻治疗后的气道
金属支架 3

病例 6-3

患者,女,25 岁,气管、右侧支气管结核,予以抗结核药物治疗＋冷冻治疗。

治疗前支气管镜下表现如图 6-26、图 6-27 所示。

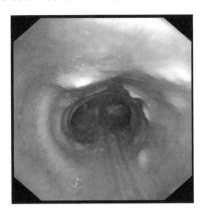

图 6-26 气管治疗前

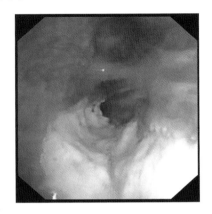

图 6-27 右主支气管治疗前

(病变延及右中间段支气管、右中叶支气管开口)

于气管、右主支气管、右中间段支气管及右中叶支气管开口黏膜病变明显处给予多次冷冻治疗(图 6-28 至图 6-34)。

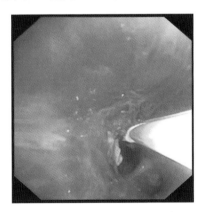

图 6-28 冷冻治疗病变支气管黏膜 1

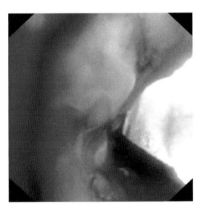

图 6-29 冷冻治疗病变支气管黏膜 2

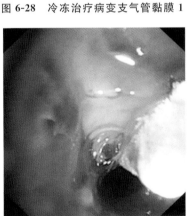

图 6-30 冷冻治疗病变支气管黏膜 3

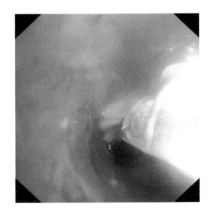

图 6-31 冷冻治疗病变支气管黏膜 4

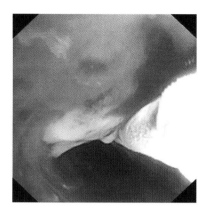

图 6-32　冷冻治疗病变支气管黏膜 5

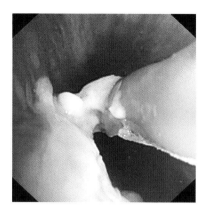

图 6-33　冷冻治疗病变支气管黏膜 6

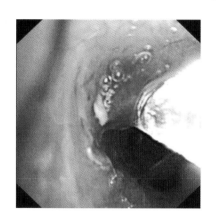

图 6-34　冷冻治疗病变支气管黏膜 7

　　治疗 5 个月后,原气管黏膜病变已痊愈,表面光滑。原右主支气管黏膜病变明显好转,仅残留少许点状瘢痕样改变。原右中间段支气管及右中叶支气管开口附近的坏死物及肉芽组织已完全消失,残留瘢痕样改变,黏膜表面尚光滑。右中间段支气管管腔无明显狭窄,右中叶支气管开口稍变窄,Olympus BF-260 型支气管镜可顺利下行,远端可见范围通畅。如图 6-35 至图 6-40 所示。

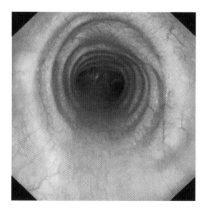

图 6-35　气管(治疗后)

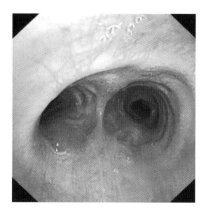

图 6-36　隆突(治疗后)

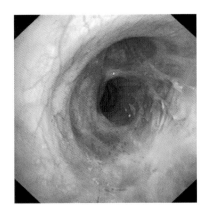

图 6-37　右主支气管(治疗后)

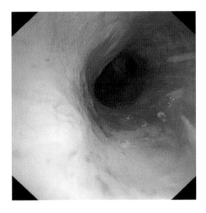

图 6-38　右中间段支气管(治疗后)

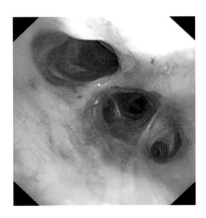

图 6-39　右中下叶开口(治疗后)

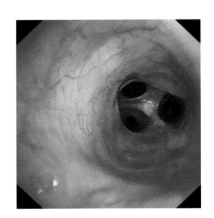

图 6-40　右中叶开口(治疗后)

参 考 文 献

[1] Sanderson D R,Neel H B,Payne W S,et al. Cryotherapy for bronchogenic carcinoma：report of a case[J]. Mayo Clin Proc,1975,50(8)：435-437.

[2] Mathur P N,Wolf K M,Busk M F,et al. Fiberoptic bronchoscopic cryotherapy in the management of tracheobronchial obstruction[J]. Chest,1996,110(3)：718-723.

[3] Mazur P. The role of intracellular freezing in the death of cells cooled at supraoptimal rates[J]. Cryobiology,1977,14(3)：251-272.

[4] 阿曼·恩斯特,菲力克斯·J.F.赫斯.介入呼吸病学理论与实践[M].李强,译.天津：天津科技翻译出版有限公司,2017.

[5] 李强.呼吸内镜学[M].上海：上海科学技术出版社,2003.

[6] 张杰.经支气管镜进行气管、支气管腔内治疗技术的评价[J].中华结核和呼吸杂志,2005,28(12)：853-855.

[7] Walsh D A,Maiwand M O,Nath A R,et al. Bronchoscopic cryotherapy for advanced bronchial carcinoma[J]. Thorax,1990,45(7)：509-513.

[8] Homasson J P,Thiery J P,Angebault M,et al. The operation and efficacy of

cryosurgical, nitrous oxide-driven cryoprobe. I. cryoprobe physical characteristics： their effects on cell cryodestruction[J]. Cryobiology,1994,31(3):290-304.

[9]　王洪武,金发光,柯明耀.支气管镜介入治疗[M].北京:人民卫生出版社,2012.

[10]　Babiak A,Hetzel J,Krishna G,et al. Transbronchial cryobiopsy:a new tool for lung biopsies[J]. Respiration,2009,78(2):203-208.

[11]　Pajares V,Torrego A,Puzo C,et al. Transbronchial lung biopsy using cryoprobes [J]. Archivos de Bronconeumologia,2010,46(3):111-115.

[12]　Aktas Z,Gunay E,Hoca N T,et al. Endobronchial cryobiopsy or forceps biopsy for lung cancer diagnosis[J]. Ann Thorac Med,2010,5(4):242-246.

[13]　程胜,王正云,饶晓玲,等.可弯曲支气管镜下应用冷冻治疗取出气道内玻璃异物[J]. 华中科技大学学报(医学版),2014,43(6):729-730.

（左　鹏）

（校核:王美佳）

第七章　经支气管镜电刀术

第一节　概　　述

1926年,神经外科专家 Harry Cushing 和物理学家 William Bovie 共同研制出世界上第一台高频电刀。早期电凝与电切的方式仅用于少数外科临床科室,随着对高频电刀的优越性(如操作简便、切割组织速度快、止血效果好等)认识的提高,目前高频电刀广泛应用于各种内镜下的微创手术。

经支气管镜介导的高频电刀术是一种通过支气管镜介导,以电凝与电切的方式治疗气管、支气管狭窄、出血或肿瘤等病变的方法。本章主要介绍经支气管镜介导的高频电刀治疗在呼吸系统疾病中的临床应用。

第二节　技　术　原　理

一、工作原理

高频电刀的基本原理:当有电流通过人体组织(导电体)时可产生电离效应、生热效应和法拉第效应(肌肉痉挛、心脏纤维颤动等)。高频电流产生的瞬时高热效应可以在人体组织中产生切割和凝血作用,从而达到诊断和治疗的目的,但不会造成电击损伤。通过改变输出电流的波形即可达到以下目的,如用于组织凝固或止血时,电极处的凝血电流使细胞干化、血管收缩,从而止血或减少出血;用于组织切割时,电极处的切割电流使细胞膨胀、爆裂等。

二、技术设备

高频电刀的设备主要包括电源线、保护接地线、高频电治疗仪(图7-1(a))、中性电极板、各式刀头、脚踏选择开关(图7-1(b))等。高频电治疗仪一般是由电源(高压/低压)单元、振荡单元、功率输出单元、电切/电凝选择等单元组成。电切/电凝选择单元主要是选择临床需要的电切和电凝功率,通过专用刀柄,完成切、凝的临床任务。目前国内常用的有电针刀(图7-2(c))、电片刀、电球刀、电圈套器(图7-2(d))。中性电极板(图7-2(b))又称电极片、接地板等,是一种与患者身体连接的面积较大的电极,其作用是提供一个高频电流回路,同时避免在人体中产生灼伤等有害物理效应。

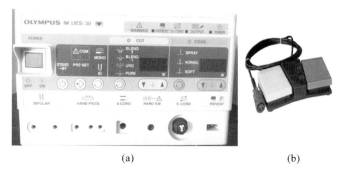

(a)   (b)

图 7-1 高频电治疗仪及脚踏选择开关

(a)高频电治疗仪;(b)脚踏选择开关

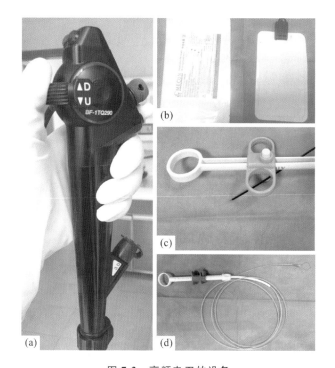

图 7-2 高频电刀的设备

(a)大孔径电子支气管镜;(b)中性电极板;(c)电针刀;(d)电圈套器

第三节 适应证和禁忌证

一、适应证

1. 各种炎症、外伤物、瘢痕狭窄及肉芽肿的切除。
2. 支气管镜可视范围内的气道出血。
3. 气管、支气管腔内各种良、恶性肿瘤的根治。
4. 失去手术机会的气管、支气管腔内恶性肿瘤的姑息治疗。

二、禁忌证

1. 管腔外型肿瘤者。
2. 不能耐受常规支气管镜检查者。
3. 装有心脏起搏器者。一般不能使用高频电刀治疗有心脏起搏器的患者,因高频电流会干扰心脏起搏器,使之工作不正常、被灼伤甚至停搏。

第四节　操作方法及注意事项

一、术前准备

1. 患者准备。

(1) 同常规支气管镜术前准备,术前应向患者简单说明手术的大致过程,以消除患者的紧张情绪,让患者或家属签署知情同意书。

(2) 根据肺部影像学检查结果,选择适当的手术方式;如全身麻醉(喉罩/气管插管)、局部浸润麻醉联合静脉镇痛镇静等。

(3) 在患者身体上绑上中性电极板(大部分选择绑在小腿上)。为了保证中性电极板与皮肤有良好的接触,可使用浸润0.9%氯化钠溶液的纱布将患者皮肤擦拭干净,待干燥后再将电极板贴于患者皮肤上。

2. 仪器准备。需要具有良好的绝缘性和耐高温的电子支气管镜(工作通道内径≥2.0 mm)及主机、工作站、高频电治疗仪、电源线、保护接地线、中性电极板、脚踏选择开关、各式刀头、各种辅助仪器等。

二、操作过程

1. 麻醉方式选择:全身麻醉喉罩/气管插管、局部静脉麻醉等。

2. 连接电源,开机(支气管镜主机、工作站;高频电治疗仪及连接线路、电凝探头),选择高频电治疗仪的输出功率(通常选择电凝35～40 W,电切35～50 W)。

3. 进镜同常规支气管镜检查,管腔内局部用2%利多卡因麻醉,减少气道痉挛。

4. 初步观察病灶,了解病灶周围的组织形态、大小、解剖结构;对病灶周围的分泌物进行清理,保持可视范围内图像清晰。注意操作时动作应轻柔,避免过度吸引导致病灶出血。

5. 沿支气管镜的工作通道将电凝/电切探头伸入到支气管腔内。

6. 将柱状电凝/电切探头前端伸出支气管镜1～2 cm。常用的电凝/电切探头前端有安全标志线,将这条线伸出支气管镜即达安全要求。将支气管镜连同探头一起推近至病灶表面。

7. 根据病灶情况及电凝/电切要求,开启脚踏选择开关。术中氧气浓度调至35%以下。

8. 在完成电凝/电切治疗后,沿支气管镜的工作通道将电凝/电切探头退出,再次观察病灶,将病灶周围及健侧远端支气管管腔中的分泌物及切割的组织清理干净,留取标本送检,如果切割或电凝效果不满意,可重复上述操作,待确定无活动性出血、穿孔等并发症后,退出支气管镜,术毕。

9.关闭高频电治疗仪,卸下电凝/电切探头,进行探头清理,取下患者身上的中性电极板。术后将支气管镜送入洗镜室清洗、消毒(同常规支气管镜)。

三、注意事项

1.要选择兼容高频电刀的支气管镜。非兼容高频电刀的支气管镜在进行高频电刀操作时有意外灼伤的风险。

2.根据病变情况及患者耐受情况,选择合适的麻醉方式;局部麻醉比较方便、费用低、对患者耐受能力要求高。全身麻醉比较安全、耗时短,可及时治疗与纠正呼吸衰竭等,但费用高,需要使用喉罩或进行气管插管。

3.定期对高频电治疗仪进行检查、维修,保证其性能稳定,每周1次;使用一次性中性电极板时,发现粘胶面有脱胶、空泡等现象,应立即更换,防止电极板灼伤患者;要正确连接电源,患者身体其他部位避免与手术床上的金属部分接触。

4.严格控制高频电治疗仪输出功率。电凝35~40 W,电切35~50 W;严禁超出仪器安全值范围;当功率大于50 W时,每增加5 W,应报告术者,提醒注意。

5.操作过程中要求保持视野清晰,避免误伤其他部位。

6.术中氧浓度调至35%以下,避免电火花诱发燃烧。

7.常用的电凝/电切探头前端有安全标志线,操作时需特别注意。

8.术后2~3天需复查支气管镜,评价疗效,同时对坏死组织进行清理,以防坏死组织及分泌物阻塞气道而引起窒息。

第五节　并发症及注意事项

一、并发症

经支气管镜高频电刀治疗是一项比较安全的腔内治疗方法,并发症较低,根据国内外文献报道,常见的并发症如下。

1.麻醉意外。

2.出血。

3.撕裂、穿孔。

4.气道内的烧伤。

5.中性电极板处组织的烧伤。

二、注意事项

1.使用前测试各种仪器是否能正常工作,若发现问题应及时维修。

2.合理选用电极板,电极板必须正确连接和安放,应放置在易于观察的部位(肌肉、血管丰富且靠近手术区域,如小腿、大腿、臀部),避免受压,远离心电监护的电极,勿放置在骨突处、瘢痕、毛发及脂肪丰富处。

3. 手术室中注意防火安全,避免有易燃易爆的气体、液体或其他物质,一般不应使用易燃易爆麻醉剂和消毒剂。在气道部位使用电刀时,先降低氧气浓度或停止供氧,因为电刀手术中会产生火花、弧光,易燃易爆物遇火花、弧光会发生燃烧或爆炸。

4. 手术台上应管理好电刀笔,勿放置于妨碍医生操作的部位及患者暴露的体表。保持手术切口布巾的干燥,及时清除刀头上的焦痂,以免影响使用效果。

5. 电极板、刀头、连接电缆和患者构成的电刀外系统不得与接地金属或对地有较大电容的金属接触,否则电刀从悬浮状态变成了接地状态。患者裸露的肢体应用布巾包好,避免与金属接触,避免电极板处皮肤灼伤。

6. 支气管镜腔内电刀手术时,操作医生应使用非金属框架眼镜,防止高频辐射在金属框架中产生涡流加热而烫伤医生脸部。操作医生需戴绝缘性良好的橡胶手套。

7. 电刀使用完毕,应断开开关,拔掉电源线,取下负极板。

第六节　病例分享

病例 7-1

患者,王××,男,68 岁,因"间断喘息、咳嗽 2 月余"入院。患者于入院前 2 个月因"喘息、咳嗽"到当地多家医院就诊,胸部 CT 提示右下肺占位性病变,考虑为良性肿瘤,行支气管镜检查发现右肺下叶开口巨大占位性病变(图 7-3(a))。遂在全麻喉罩通气下治疗,术中应用高频电圈套器套扎瘤体(功率 40 W),切割约 30 s 后瘤体脱落(图 7-3(b)、图 7-3(c)、图 7-3(d))。术后病理检查提示为错构瘤,患者恢复良好。

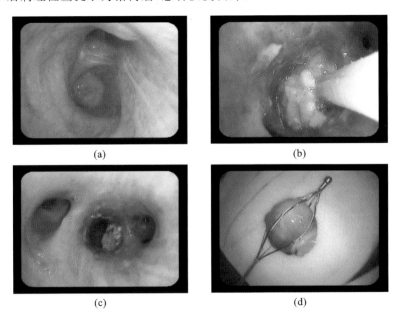

(a)

(b)

(c)

(d)

图 7-3　高频电刀治疗右肺下叶新生物

(a)术前;(b)术中;(c)术后;(d)切除肿瘤

参 考 文 献

[1] 李强.呼吸内镜学[M].上海:上海科学技术出版社,2003.

[2] 王洪武,金发光,柯明耀.支气管镜介入治疗[M].北京:人民卫生出版社,2012.

[3] 白冲,李强.呼吸内镜培训教程[M].北京:世界图书出版公司,2015.

[4] 张杰.介入性呼吸内镜技术[M].北京:人民卫生出版社,2012.

[5] 姚汉清,王正东,朱湘平,等.经支气管镜氩气刀联合高频电刀治疗中央型晚期肺癌 68 例临床分析[J].江苏医药,2016,42(22):2447-2450.

[6] 林连城,柯明耀,曾俊莉,等.支气管镜下高频电刀与 APC 治疗恶性气道狭窄 122 例疗效分析[J].临床肺科杂志,2016,21(2):375-377.

[7] 彭春燕,彭清臻,厉银平,等.支气管镜下高频电刀术联合化疗治疗老年非小细胞肺癌的疗效观察[J].内科急危重症杂志,2015,21(3):189-191.

[8] 陈国峰,黄海燕.支气管镜下高频电刀治疗气道平滑肌瘤的临床应用[J].中国内镜杂志,2015,21(4):404-406.

[9] 范晓云,徐轲,汪伟民,等.经电子支气管镜高频电和氩气刀治疗气道狭窄 21 例临床分析[J].中国内镜杂志,2012,18(6):576-580.

[10] 黄江,邹俊,都刚,等.经支气管镜高频电切和冷冻治疗晚期中央型肺癌所致气道严重阻塞(附 31 例报告)[J].肿瘤预防与治疗,2011,24(3):178-181.

[11] 张艳,孙炳华,卢乐平,等.电子支气管镜下高频电治疗支气管结核临床观察[J].临床荟萃,2009,24(20):1806-1807.

[12] Dumot J A,Vargo J J 2nd,Falk G W,et al. An open-label, prospective trial of cryospray ablation for Barrett's esophagus high-grade dysplasia and early esophageal cancer in high-risk patients[J]. Gastrointest Endosc,2009,70(4):635-644.

[13] Ernst A,Simoff M,Ost D,et al. Prospective risk-adjusted morbidity and mortality outcome analysis after therapeutic bronchoscopic procedures:results of a multi-institutional outcomes database[J].Chest,2008,134(3):514-519.

[14] Schumann C,Hetzel J,Babiak A J,et al. Cryoprobe biopsy increases the diagnostic yield in endobronchial tumor lesions[J]. J Thorac Cardiovasc Surg,2010,140(2):417-421.

[15] Franke K J,Theegarten D,Hann von Weyhern C,et al. Prospective controlled animal study on biopsy sampling with new flexible cryoprobes versus forceps:evaluation of biopsy size, histological quality and bleeding risk[J]. Respiration,2010,80(2):127-132.

(叶胜兰 尹 雯 胡 轶)

(校核:王美佳)

第八章 经支气管镜氩气刀术

第一节 基本原理

氩等离子体凝固(argon plasma coagulation，APC)是一种应用高频电流将氩气流电离，并以非接触性方式引起局部高温凝固效应，使组织失活，并达到止血的目的和致使组织坏死的一种方法，所用设备为氩气刀。

APC形成的电流会自动寻找电阻小的组织，故可直线切除主支气管内大的病变，也可曲线切除角落病变(图8-1)。APC具有自限性，组织穿透较浅，仅1~3 mm，更安全，不易造成气道穿孔，并有利于处理表浅、分散的小病变以及引发的出血，可大面积迅速止血。但缺点是遇到较大病变，需要逐层切除，清除速度慢。

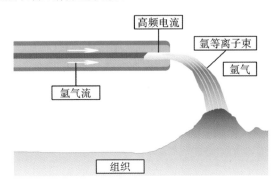

图 8-1　APC 工作原理图示

第二节 适应证和禁忌证

一、适应证

1. 气管、支气管良、恶性病变引起的气道狭窄(联合治疗切除肿瘤)。

2. 支架相关并发症:肉芽组织增生、再狭窄、出血等(注意:APC对于金属支架无损伤，但硅酮支架需注意控制吸氧浓度、输出功率及治疗时间，防止高温导致支架燃烧)。

3. 支气管壁早期癌性病灶。

4. 气管、支气管腔内病灶出血。

二、禁忌证

1. 心脏起搏器植入者。

2. 血管瘤病变者。

3. 外压性狭窄及管壁塌陷者。

4. 严重心、肺功能障碍或心律失常者。

5. 有超出可视范围的病变或出血灶者。

6. 常规支气管镜检查禁忌者。

第三节 基本操作要求

1. 局麻下操作要求同普通支气管镜，病情严重者可送至外科手术室在全麻插管下操作。

2. 具有 APC 工作站（图 8-2）、APC 导管（图 8-3（b））及中性电极板（图 8-3（c））。

3. 选用操作孔径足以通过 APC 导管的支气管镜（一般选用钳道直径≥2.6 mm 的支气管镜）（图 8-3（a））。

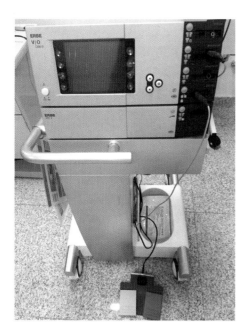

图 8-2 APC 工作站（ERBE 公司）

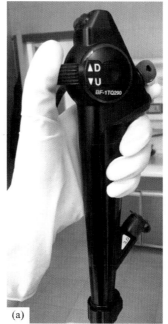

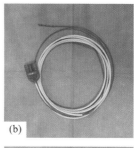

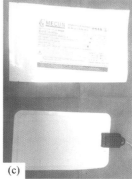

图 8-3 APC 操作所需设备

（a）大孔径电子支气管镜；（b）APC 导管；（c）中性电极板

第四节 术 前 准 备

一、设备准备

1. APC 导管打包，采用高压蒸汽消毒（132 ℃，10 min）或低温等离子消毒，或先用0.55％邻苯二甲醛溶液浸泡消毒后再用 75％酒精擦拭干燥备用。准备氩等离子体凝固器。

2. 连接电源,打开电源开关。

3. 打开氩气瓶开关。

4. 连接 APC 导管、中性电极板。

5. 选择 APC 程序按钮,进入准备治疗状态。

6. 选择合适的治疗模式,治疗前需进行体外预实验:将导管前端对准验证器头部,若导管前端产生短时的蓝红色火光,说明仪器工作正常。

二、患者准备

1. 术前做好患者的解释工作,消除其紧张心理,取得患者的积极配合。

2. 患者取平卧位,将电极板贴于患者下肢皮肤上。

3. 做好止血的抢救准备,术前要严格检查血小板计数、出凝血时间,对于血小板计数 $< 60 \times 10^9 / L$ 者,有出血素质或出血倾向者,要提高警惕。

4. 充分的术前麻醉:表面麻醉要充分,必要时可在全麻下进行,以减少检查过程中引发的剧烈咳嗽。

5. 建立静脉通道,给予心电、血压、呼吸、血氧饱和度监测,备好急救药品、物品及吸引孔内径大于 2.6 mm 的支气管镜。

6. 必要时可先行经皮支气管动脉栓塞术降低 APC 治疗术中的出血风险。

第五节　操作方法及注意事项

一、操作方法

1. 支气管镜常规进入气道病变部位,注意观察病变组织特点。

2. 经操作通道送 APC 导管至气道病变部位(注意 APC 导管前端需按照指定距离伸出,一般为 1 cm 或要求看到前端黑色标志线)。

3. 选择最佳治疗模式(调节氩气流量为 0.3~2 L/min,功率设置为 30~50 W。如果切除病变组织,应选择强力凝切,使用高功率和高流量;如果止血,应选择表浅凝切,使用低功率和低流量。建议先用较小功率进行治疗,若效果不佳,再逐步提高),脚踏治疗开关,进行治疗。

4. 治疗后先退 APC 导管,交由助手对导管前端附着的烧灼组织进行清理以保证导管通畅(使用蘸有 75% 酒精的纱布来回擦拭前端)。观察气道局部情况,吸净血液及分泌物,坏死组织较多时可用活检钳钳夹处理。

5. 凝切病变时,每次持续时间不要超过 5 s,避免气道穿孔。若 APC 反复治疗时间长,氩气流量过大可能会使血氧饱和度下降,此时应暂停 APC 治疗,并给予氧气吸入,待血氧饱和度恢复后再进行治疗。

6. 完成 APC 治疗过程后,清理气道并观察,确定无活动性出血后退镜。治疗 1 周左右行支气管镜复查,了解病灶局部治疗情况,及时清除坏死组织,必要时可再行 APC 治疗。

二、注意事项

1. APC 治疗时应控制患者吸氧浓度,一般应小于 40%。

2. APC 导管喷头治疗时温度较高,必须伸出支气管镜前端足够距离,目前多数短管产品前端有有色线条提示。

3. APC 治疗过程中产生的刺激性气体易引起患者咳嗽,APC 治疗过程中长按吸引按钮,嘱患者浅慢呼吸。对于反应较大者可给予静脉镇静或在全麻下进行操作。

4. APC 治疗功率可根据病灶情况调整,一般控制在 30~50 W。

5. APC 治疗时导管喷头应和病灶保持一定距离,一般在 5 mm 以内,1~2 mm 效果最佳,否则坏死组织会阻塞导管开口,影响氩气流量和治疗效果。

第六节　并发症及注意事项

APC 治疗并发症的发生率较低,其主要并发症为大出血、心律失常、气道穿孔、气胸、纵隔气肿、皮下气肿、气道内着火和咯血。轻者无须处理,重者需要对症处理。

病例 8-1

患者,章××,男,67 岁,因"间断咳嗽、咳痰半年,痰中带血 1 周"入院。入院后胸部 CT 提示左肺门增大,左肺下叶支气管主干管腔内软组织密度影,建议行支气管镜检查。支气管镜检查示:左肺下叶背段新生物并出血(图 8-4(a))。遂在局麻联合静脉镇痛镇静下活检,并用 APC 清理瘤体(图 8-4(b)、图 8-4(c))。术后病理检查提示为支气管鳞癌。

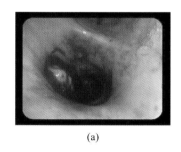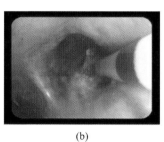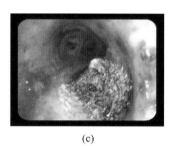

| (a) | (b) | (c) |

图 8-4　APC 治疗左下肺背段新生物

(a)术前;(b)术中;(c)术后

病例 8-2

患者,吴××,男,63 岁,因"支架置入后 6 个月余,再发加重 1 个月"入院。入院后支气管镜检查提示气道支架被新生肿瘤组织包绕,隆突变形,新生物表面血管丰富,触之易出血(图 8-5(a))。遂在全麻喉罩下治疗,术中在新生物表面操作时应用 APC 电凝止血治疗(功率 40 W,流量 1.2 L/min)(图 8-5(b)),过程顺利。

病例 8-3

患者,余××,男,47 岁,因"咯血半年"入院。入院后颈部+胸部 CT 提示甲状腺右叶及峡部肿瘤性病变可能,累及邻近气管上段。支气管镜检查提示声门下气管内新生物(图 8-6(a))。遂在全麻喉罩下治疗,术中应用 APC 切除肿瘤组织(功率 40 W,流量 1.2 L/min)(图 8-6(b))。术后病理检查提示为甲状腺乳头状癌。

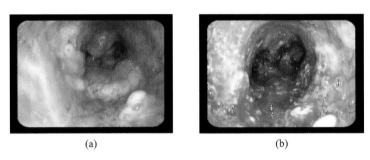

图 8-5 APC 治疗气道支架内新生物

(a)术前;(b)术后

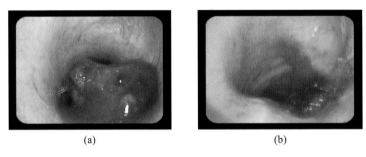

图 8-6 APC 治疗声门下气管内新生物

(a)术前;(b)术后

参 考 文 献

[1] Schreiber J, Schück R. Curative treatment of an endobronchial metastasis of renal carcinoma by argon plasma coagulation[J]. Journal of Bronchology & Interventional Pulmonology,2005,12(1):50-51.

[2] 党斌温,张杰.局部麻醉及支气管软镜下氩气刀治疗中心气道阻塞性病变的安全性[J].中华结核和呼吸杂志,2006,29(11):767-768.

[3] Keller C A, Hinerman R, Singh A, et al. The use of endoscopic argon plasma coagulation in airway complications after solid organ transplantation[J]. Chest,2001, 119(6):1968-1975.

[4] Reichle G,Freitag L,Kullmann H J,et al. Argon plasma coagulation in bronchology:a new method-alternative or complementary? [J]. Pneumologie,2000,54(11):508-516.

[5] 党斌温,张杰.氩等离子体凝固切除中心气道内阻塞性病变的疗效[J].中华结核和呼吸杂志,2007,30(5):330-333.

[6] Bergler W,Hönig M,Götte K,et al. Treatment of recurrent respiratory papillomatosis with argon plasma coagulation[J]. J Laryngol Otol,1997,111(4):381-384.

（肖 阳 尹 雯 胡 轶）

（校核:王美佳）

第九章 经支气管镜单向活瓣置入术

第一节 概 述

慢性阻塞性肺疾病(chronic obstructive pulmonary disease,COPD)是临床常见的慢性气道炎症性疾病,与患者长期吸烟或暴露在有害微粒中有关,以慢性咳嗽、咳痰和活动性呼吸困难为主要临床表现,严重影响患者的生活质量和活动能力。COPD稳定期的治疗包括药物治疗和非药物治疗,如戒烟,使用支气管舒张剂、吸入性糖皮质激素(ICS),长期氧疗等,这些方法可以减少患者的急性加重频率,但无法改善患者的肺功能。

肺减容术(lung volume reduction surgery,LVRS)是针对中晚期肺气肿患者的一种治疗方法,最早在1954年应用于临床,在20世纪90年代得到推广。2003年发表的VENT研究显示,对于以肺上叶为主的异质性肺气肿患者,LVRS可以显著改善患者的运动耐力和生活质量,但存在的问题是围手术期死亡率高,术后容易发生持续漏气,限制了该方法的进一步推广和应用。但这一方法肯定了肺减容术的临床效果,并解释了其作用的病理生理基础:邻近相对正常的肺叶可以解除受压,从而更好地参与通气;减轻过度充气,解除对心脏的压迫,促进静脉回流,改善心功能;改善膈肌的运动,促进胸腹协调运动。肺减容术的临床实践为内镜下肺减容术(endoscopic lung volume reduction,ELVR)提供了重要的理论基础。随后人们开始了对内镜下肺减容术的探索,目前临床上经过尝试的ELVR方法包括气道旁路肺减容术、单向活瓣肺减容术、热蒸汽肺减容术和使用肺减容线圈,其中气道旁路肺减容术没有显示临床效果,其他方法对于严格筛选的患者可以起到改善肺功能、提高生活质量和运动耐力的效果。

目前国内临床应用较广的是单向活瓣置入术,包括鸭嘴形活瓣(EBV)和伞形活瓣(IBV)。本章主要介绍肺减容术的病例选择、方法和并发症等。

第二节 肺减容术病例选择

2003年新英格兰医学杂志发表了关于活瓣肺减容术的里程碑式研究——VENT研究。该研究共纳入321例中晚期肺气肿患者,其中单向EBV治疗组220例,对照组101例,结果显示,两组患者的FEV1改善无显著差异,但进一步亚组分析显示,对于异质性肺气肿患者,叶间裂完整,靶肺叶封堵完全时,FEV1的改善最显著。该研究提出了活瓣肺减容术的COPD患者选择和结果预测的重要标准,即除满足一般要求外,尚要求是异质性肺气肿患者,且叶间裂完整。随后有一项针对叶间裂完整的异质性肺气肿患者的随机对照研究,并设计了假手术对照,结果表明,EBV组患者,术后3个月FEV1改善和运动耐力均显著高于对照组,进一步证实了活瓣肺减容术的疗效和患者选择标准。另一项研究比较无侧支气流的肺气肿患者接受 EBV 治疗和标准内科治疗的疗效差异,显示 EBV 组的 FEV_1 改善比内科治疗组高 140 mL,表明叶间裂完整性和无侧支通气是选择肺减容术的肺气肿患者的主要标准。

活瓣肺减容术成功的重要前提是选择合适的病例。目前普遍适用的活瓣肺减容术筛选一般标准主要为肺气肿型 COPD 患者。如满足以下条件,可评估行活瓣肺减容术的可能性。

一、纳入标准

1. 年龄在 45～75 岁。

2. 肺功能检查,第 1 秒用力呼气量(FEV_1)占预计值 15%～45%(吸入支气管舒张剂后)。

3. 肺功能检查,肺总量(TLC)>100%预计值,残气量(RV)>150%预计值。

4. 6 min 步行距离(6MWD)>140 m。

5. 异质性肺气肿(根据 HRCT 进行判断)。

6. 已经戒烟 3 个月以上。

7. 经过正规的内科治疗,胸闷、活动后气急症状无改善(mMRC>1)。

8. 动脉血气分析,PaO_2>45 mmHg(1 mmHg=133.322 Pa),$PaCO_2$<50 mmHg。

9. 同意进行活瓣肺减容术。

二、排除标准

1. 有无法耐受支气管镜检查或其他支气管镜检查的禁忌证。

2. 活动性感染(大量脓痰、活动性肺结核)。

3. 明显的支气管扩张。

4. 一氧化碳弥散量下降(DLCO<20%预计值)。

5. 严重肺动脉高压,右心室收缩压>50 mmHg(心脏超声)。

6. 充血性心力衰竭(左心室射血分数<40%)。

7. 恶性肿瘤等严重影响生存的疾病。

8. 既往肺部手术史:肺叶切除、肺切除、肺移植等。

9. 凝血功能障碍或维持性抗凝治疗。

第三节 活瓣肺减容术适应证的扩大

在 VENT 研究中,α_1-抗胰蛋白酶缺乏症相关性肺气肿患者、均质性肺气肿、肺动脉高压患者和巨大肺大疱的 COPD 患者均被排除在入选标准之外,但最近的研究显示,这些患者经过严格评估筛选,也可能从活瓣肺减容术中获益。

α_1-抗胰蛋白酶缺乏症相关性肺气肿患者通常较年轻,且肺气肿较为弥漫。对等待肺移植的此类患者进行活瓣肺减容术的研究显示术后 FEV_1 改善,TLC 下降,RV/TLC 下降,生活质量提高。提示 α_1-抗胰蛋白酶缺乏症相关性肺气肿不是 EBV 肺减容术的绝对禁忌证,少数经过严格筛选的患者可能从中获益,或 EBV 肺减容术可以作为肺移植的过渡治疗。

COPD 合并轻度肺动脉高压并不是活瓣肺减容术的禁忌证。有研究显示,这些患者肺减容术后,肺功能和运动能力得到改善,且肺动脉压力下降,心脏指数增加,心排血量增加。

但对于重度肺动脉高压患者,目前依然认为是禁忌证,不宜行 EBV 治疗。巨大肺大疱曾经被认为是活瓣肺减容术的禁忌证,在 VENT 研究中被排除。但最近多项研究显示,对于无侧支通气,同时残留肺实质较少的巨大肺大疱患者,EBV 治疗同样可以改善肺功能,某些患者肺大疱完全消失。

2016 年发表的 IMPACT 研究,对叶间裂完整的均质性肺气肿患者进行 EBV 肺减容术,结果显示,这些患者也同样可以获得肺功能的改善,同时运动耐力提高,生活质量改善,虽然 FEV_1 改善的程度可能低于异质性肺气肿患者。这一结果提示,均质性肺气肿患者不再是活瓣肺减容术的禁忌证,因此,活瓣肺减容术最重要的预测因素是叶间裂的完整性和无侧支气流。

第四节　肺气肿异质性的评估

1. 异质性肺气肿的标准:普通 CT(层厚大于 3 mm)上,如靶肺叶与同侧邻近肺叶小于 −950 HU 密度的体素的比例差别大于 25%,或在高分辨率 CT(层厚小于等于 1 mm)上,小于 −950 HU 密度的体素的比例,与同侧相邻肺叶的比例差异大于 15% 即认为是异质性肺气肿。

2. 肺气肿异质性的评价方法:可用 CT 分析软件进行测算。

3. 肺通气灌注扫描在靶肺叶选择中的作用。肺气肿患者在肺泡结构被破坏的同时,通常伴有肺血流量的下降。肺通气灌注扫描不仅可以帮助评估肺通气的下降程度,而且可以发现血流下降最明显的肺叶,从而帮助选择靶肺叶。一项研究显示,术前靶肺叶低灌注者,活瓣置入 6 个月后的 6MWD 的改善显著高于灌注水平相对较高的患者。因此靶肺叶灌注水平有助于靶肺叶的选择和预测治疗效果。早期关于 LVRS 的研究也显示,上叶低灌注患者其手术期死亡率显著低于灌注较高的患者。另外,在 2016 年发表的 IMPACT 研究中,均质性肺气肿患者选择靶肺叶的标准,除了破坏程度相对较重的肺叶外,另外一个主要标准就是参考肺通气灌注扫描结果,在肺破坏程度近似的肺叶,低灌注者优先选为靶肺叶。

第五节　叶间裂完整性和侧支通气的评价方法

叶间裂完整和没有侧支通气是 COPD 患者进行活瓣肺减容术的前提。目前主要依靠 HRCT 分析评价叶间裂的完整性,使用 Chartis 球囊导管检测侧支气流。

一、HRCT 判断叶间裂的完整性

研究显示,COPD 患者的叶间裂完整性下降,可能是侧支气流具有代偿机制,避免了某一肺叶过度充气。与均质性肺气肿患者相比,异质性肺气肿患者叶间裂不完整或侧支气流阳性患者比例明显增高,因此术前必须要进行叶间裂完整性的判断。

HRCT 上叶间裂完整性的标准:在 HRCT 的冠状位、矢状位和横断位上,超过 85% 的层面叶间裂完整。叶间裂不完整时的 CT 表现包括:未能观察到清晰的无血管区或叶间线;邻近肺叶的血管影穿过叶间线;肺血管,尤其是肺静脉,穿过叶间裂区,并与邻近肺叶的血管影相连。

叶间裂完整性的评估主要是由影像学专家根据 HRCT 三维重建后各层面叶间裂的完整性进行视觉评估,存在的问题是受影像学专家的经验水平影响,主观性强,甚至不同专家之间的差异较大,因此借助计算机软件进行自动分析可能提高叶间裂完整性判断的准确性。

有人研究了术前 HRCT 判断的叶间裂完整性,并与胸外科手术中直视下观察到的叶间裂完整性进行了比较,结果显示,HRCT 对叶间裂完整性判断的准确性为 69%,且对不同叶间裂的完整性判断的准确性差异较大,对右侧水平裂的完整性存在高估现象,而对右侧斜裂的完整性存在低估的风险。因此,单纯依靠术前 HRCT 判断叶间裂的完整性存在一定的风险,必须要结合 Chartis 系统侧支气流检测结果来谨慎选择肺减容术患者。

二、Chartis 系统检测侧支气流

Chartis 系统是测定靶肺叶与邻近肺叶之间是否存在侧支气流的一种方法,通过支气管镜将球囊导管送到靶肺叶支气管,充气后堵塞支气管,靶肺叶的气流只能通过导管流出,导管与主机相连,根据监测的导管内气体流速和压力变化判断有无侧支气流。在无侧支气流的肺叶,经过一段时间后,导管内气体流速逐渐下降至气流消失,而压力增大;反之,存在侧支气流时,气体流速和压力随时间没有显著变化。

三、Chartis 检测操作方法

2017 年《Respiration》发表了关于使用 EBV 行 ELVR 的最佳实践指南,对于 Chartis 操作进行了规范化的阐述。具体步骤和注意事项如下。

1. 使用润滑胶使球囊导管易于通过支气管镜操作孔。

2. 球囊导管通过支气管镜后,导丝必须保留在导管内,以免球囊扭结和分泌物进入气流通道。

3. 建议球囊和支气管镜保持在靶肺叶开口以外,使球囊导管上的黑色标记线可见。

4. 在支气管开口前方充盈球囊,并通过操作支气管镜使球囊与开口接触。

5. 仔细观察导管位置,确保球囊与气道壁充分接触,密封完全时,镜检可见环形苍白带。

6. 支气管镜前进,使之位于球囊之上,通过球囊可以观察到支气管开口,并确保球囊导管末端未被分泌物、气道壁或分嵴堵塞。

7. 清醒镇静模式下,导管内探针拔出后,Chartis 系统应显示规则气流。

8. 如球囊与支气管壁接触良好,至少进行 6 min 的 Chartis 检查。

9. 导管堵塞会造成气体流速突然下降,导致检测时间延长。

10. 如果观察并检测到气流,大部分情况下判断侧支通气(CV)会比较明确。

11. 对过度充气的患者,有时需要较长时间才能观察到气体流速下降趋势。

12. 除检测时间外,呼出气量(Chartis 系统上有显示)也有助于判断侧支气流状况。

13. 推荐观察足够的气体流量(800~1000 mL)和保证充分的测量时间(至少 5 min),再得出侧支通气阳性的结论。

14. 在全麻状态下,Chartis 检测时间要短很多。

15. 气体流速下降曲线的斜率取决于被检测肺叶的顺应性和压力。

16. 如靶肺叶 CV 阴性,则气体流速下降应很平稳。

17. 停止测量后,保持球囊充盈及与气道壁的接触,如测量正确,此时可以观察到呼气气流脉冲。

Gompelmann 等根据活瓣肺减容术后的效果评价 Chartis 系统对叶间裂完整性判断的准确性,显示可以达到 74% 左右,与 HRCT 的效能近似。影响 Chartis 结果准确性的因素包括:①靶肺叶低通气,造成假阴性结果,此时可以检测靶肺叶同侧的邻近肺叶,间接判断是否存在侧支气流,如右上叶低通气,可以分别检测右中叶和右下叶的侧支气流,如均为阴性,可以判断为侧支气流阴性;②分泌物堵塞导管,造成假阴性结果,此时可以冲洗和充分吸引后重复操作;③患者咳嗽或用力呼气可影响检测结果的判断,因此,Chartis 检测宜在镇静或全麻机械通气下进行,可以减少患者咳嗽或用力呼气的干扰;④某些患者,镇静后出现气体流速下降,也会影响结果的判断。对于无法得出明确结论的 Chartis 检测结果,我们不推荐行活瓣置入术。

第六节　EBV 的放置方法

一、放置前准备

1. 应制订合适的治疗计划,完善 HRCT、肺功能、心脏超声、6MWD、肺通气灌注扫描等检测。

2. 根据 HRCT、肺通气灌注扫描等结果确定靶肺叶,如有可能,确定第二靶肺叶。

3. 研究影像学上与靶肺叶相通的支气管特征,或直接行常规支气管镜检查明确靶肺叶及相邻肺叶的解剖特征。

二、靶肺叶选择

如前所述。

三、活瓣放置具体方法

1. 支气管镜下观察靶肺叶各段支气管解剖特点,确定活瓣放置顺序,宜先放置在远端和不易到达的肺段,然后放置在近端和容易到达的肺段。

2. 确定活瓣的大小。

①确保靶肺叶的肺叶支气管的远端分嵴至开口有足够的长度来安置活瓣。

②如气道长度超过释放导管末端至标记线之间的距离,表示肺叶支气管长度足够。

③肺叶支气管远端分嵴至开口的长度也代表活瓣位于支气管开口以下部分的长度。

④根据释放导管的翼展长度决定活瓣的最大和最小直径。

⑤长翼代表活瓣的最大直径,应在管腔最宽点接触管壁,可通过旋转导管实现。

⑥短翼代表可以放置活瓣的支气管最小直径。

⑦无法确定时,选择较大直径的活瓣,以保证活瓣与气道壁之间严丝合缝。

3. 确定好放置顺序和活瓣尺寸后,即可以实施活瓣放置。首先将活瓣释放导管顶部稍微伸出支气管镜操作孔外,并尽量使支气管镜靠近目标支气管;释放导管伸出,见到标记线后在分嵴近端附近缓慢部分释放活瓣;将整个活瓣推到分嵴上,然后完全释放活瓣,这一方法确保活瓣封闭整个靶支气管远端的所有气道,而非某一个亚段支气管;在活瓣释放过程中,导管会自动退回至支气管镜操作孔内,如释放导管提前退缩或移动会导致活瓣放置不当。

注意:未观察到远端分嵴时不宜释放活瓣;肺下叶基底段支气管直径较大,如放置一个5.5 EBV 有可能移位,建议在分支放置两个或多个4.0 EBV;活瓣保护鞘区域如与支气管壁接触,会摩擦产生肉芽组织,此时可能需要将活瓣放置更深或选择较短的活瓣。

4. 放置后注意事项:如有条件,放置后立即行 X 线检查,必要时 4 h 后重复;嘱患者静卧,控制咳嗽,以减少副作用或术后不适;术后 1 周行 X 线检查,判断有无肺容积下降或肺不张出现,部分患者术后 1 个月才出现上述改变;1 个月后如未出现上述变化,可行 CT 检查,明确活瓣位置,必要时取出活瓣重新放置。

第七节　并发症及处理

活瓣肺减容术后并发症包括近期并发症和远期并发症。

一、近期并发症

包括气胸、肺炎、活瓣移位和 COPD 急性加重。

1. 气胸:约 20% 的 EBV 置入术后会出现气胸,气胸主要与封堵完全,肺减容过快造成胸腔压力下降过快有关;对每一例 EBV 置入患者,术后均需要严密观察有无气胸的发生。大部分气胸发生在术后 48 h 内,10% 发生在 3～5 天内,10% 发生在 6 天后,因此,EBV 置入术后需观察至少 3 天。某些患者在术后较长时间才出现气胸症状,所以需要让出院患者了解气胸的症状,一旦怀疑是气胸应立即就医。

发生气胸时,需嘱患者卧床休息,吸氧,紧急行胸腔置管引流,直至肺复张。最近有研究显示,术后卧床,并给予较大剂量可待因镇咳,可显著减少气胸的发生。因此,对术后咳嗽比较明显的患者,应积极予以止咳剂治疗。

2. 支气管炎或肺炎:约 20% 患者在 EBV 置入术后 3 个月内出现支气管炎或肺炎。急性支气管炎可能是支气管镜检查的并发症,与 EBV 无关;为减少急性支气管炎或肺炎,可以术前预防性给予抗生素治疗;如影像学有明显肺炎表现,需积极抗感染治疗,如肺炎治疗效果不好,且考虑与活瓣置入有关,可以暂时取出活瓣,待肺炎痊愈 6 周后才考虑再次置入活瓣。

3. 活瓣移位:多与活瓣放置不当或尺寸过小有关。当患者突然感觉咳嗽加重,或感觉活瓣失去作用时需考虑此可能性。此时需行 CT 检查,或支气管镜检查,明确有无移位,如已经发生移位,应及时取出活瓣,重新放置或更换大号活瓣。

4. COPD 急性加重:EBV 置入后,COPD 患者仍然有急性加重的可能,因此需要继续吸入 LABA(长效 β 受体激动剂)＋ICS 或 LAMA(M-胆碱受体阻滞剂)等治疗。某些患者的急性加重可能与停用上述药物有关。另外一些患者可能与感染有关,因此应积极抗感染治疗,雾化吸入 SABA(短效 β 受体激动剂)＋ICS,必要时全身使用糖皮质激素治疗。

二、远期并发症

包括:肺炎、COPD 急性加重、肉芽组织形成、活瓣移位和活瓣失去作用。

1. 肺炎:同上,积极抗感染等治疗。

2. COPD 急性加重:查找急性加重的原因,按 COPD 急性加重治疗指南处理。

3. 肉芽组织形成:肉芽组织形成与活瓣位置不当,活瓣保护鞘与支气管壁摩擦有关。严重时,肉芽组织推挤活瓣,造成活瓣失效。应复查支气管镜,了解肉芽组织增生情况,对肉芽组织可以给予冷冻治疗,必要时取出活瓣,重新放置。

4. 活瓣移位:处理方法同上。

5. 活瓣失去作用:肺减容术效果一般在 6 个月时达到最大,然后逐渐下降,3～4 年后 FEV_1 可以下降至术前水平,这主要与肺功能的自然下降有关。但少数患者术后未出现减容效果,靶肺叶容积无下降,同时肺功能也没有改善,如至术后 6 个月时仍然如此,可以认为 EBV 无效,对于这类患者,应取出活瓣,更换靶肺叶,或采取其他肺减容手段,如肺减容线圈等。另外,如果开始有效,但很快又失去效果,应考虑活瓣移位、肉芽组织增生、痰液阻塞等可能,应复查支气管镜,并给予相应处理;如数年后逐渐失去作用,无副作用或并发症,一般不必取出活瓣。对于此种情况,近年有研究认为可以行第二靶肺叶活瓣再次置入,可能会达到再次改善肺功能和生活质量的目的,但尚需大规模随机双盲对照研究来进一步证实。

病例 9-1

患者,刘×,男,69 岁,因"咳嗽、咳痰 10 年,活动后喘气 3 年,加重 1 周"入院。平素刷牙、洗脸等日常活动即有气喘等症状。既往:吸烟 30 余年,每天 20 支。查体:生命体征稳定,喘息貌,桶状胸,双肺呼吸音低,未闻及明显干、湿啰音;入院后胸部 CT 提示肺气肿(图 9-1),肺功能无法完成。入院给予头孢菌素抗感染,氨溴索化痰,布地奈德和复方异丙托溴铵雾化吸入,静脉给予甲强龙治疗后咳嗽、咳痰症状好转,但活动后呼吸困难改善不明显。

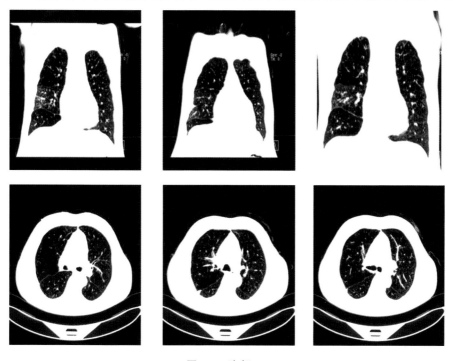

图 9-1　胸部 CT

注:提示肺气肿,右上叶最为显著。

患者有意愿行 ELVR 治疗，遂进一步评估肺减容术可能性：①既往肺功能检查结果显示 FEV_1 29％预计值（表 9-1）；②胸部 CT 显示无支气管扩张，无可疑肺结节，无肺间质纤维化，无明显活动性肺结核，右中叶少量感染（图 9-1），予以抗生素治疗后吸收；③超声心动图显示无明显肺动脉高压；④无明显支气管镜检查禁忌证。符合活瓣肺减容术的一般性入选标准。6MWD 为 160 m（表 9-2），HRCT 显示右上叶肺气肿最为严重（图 9-1），进一步肺通气灌注扫描显示右上叶灌注最低，其次为左上叶（图 9-2、图 9-3）。综合以上结果，选择右上叶作为靶肺叶，左上叶作为第二选择。邀请影像学专家对 HRCT 进一步观察，总体叶间裂完整，未见明显叶间裂缺损。

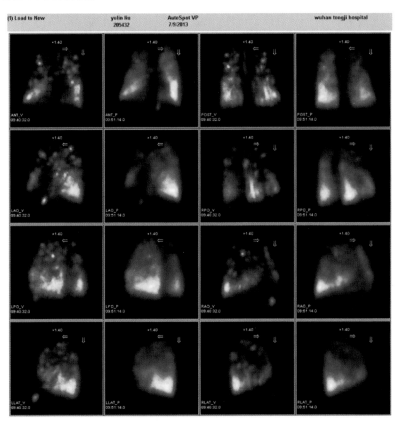

图 9-2　肺通气灌注显像

注：提示右上叶灌注显著下降。

2013 年 7 月 22 日在全麻下行气管插管，支气管镜检查见各支气管通畅。首先做 Chartis 检测，结果显示：①右上叶低通气；②右中叶侧支气流阴性；③右下叶侧支气流阴性（图 9-4）。综合以上结果，判断右上叶与邻近肺叶无侧支气流。遂于右上叶尖、后、前段分别置入 1 枚 4.0EBV（图 9-5）。置入过程中，因活瓣释放导管质地较硬，进入操作孔后，影响支气管镜前端的弯曲，右上叶尖段无法进入。工作人员在体外预先将释放导管伸出支气管镜操作孔外，并在释放导管上固定医用缝合丝线，然后一起经气管插管送达右上叶开口，通过牵拉丝线，使之充分弯曲后到达右上叶尖段开口，顺利释放 EBV。随后分别在右上叶后段和前段支气管置入活瓣。

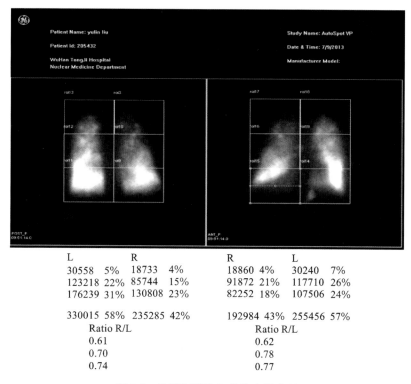

L		R		R		L	
30558	5%	18733	4%	18860	4%	30240	7%
123218	22%	85744	15%	91872	21%	117710	26%
176239	31%	130808	23%	82252	18%	107506	24%
330015	58%	235285	42%	192984	43%	255456	57%
	Ratio R/L				Ratio R/L		
	0.61				0.62		
	0.70				0.78		
	0.74				0.77		

图 9-3　肺通气灌注扫描的定量分析

注:显示左侧及右侧的上、中、下肺叶的血流分布以及左侧与右侧比例,可见右上叶比例最低。

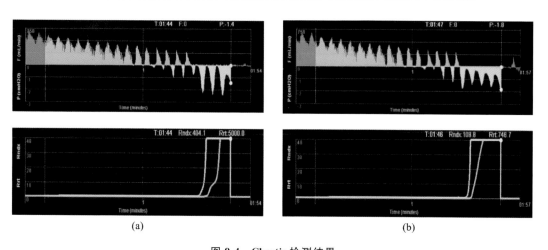

(a)　　　　　　　　　　　　　　　　　(b)

图 9-4　Chartis 检测结果

(a)右中叶;(b)右下叶

注:显示右中叶和右下叶侧支气流均为阴性。

术后第二天 X 线片显示右上叶肺不张(图 9-6(a)),1 周后 CT 检测显示右上叶肺不张并少量胸腔积液(图 9-6(b)、图 9-6(c)),患者自觉呼吸困难改善,可以进行日常活动如刷牙、洗脸、穿衣等。术后 3 个月时行 CT 检查,显示右上叶肺不张存在,胸腔积液逐渐被吸收(图 9-7)。术后肺功能检查提示 FEV_1 明显上升,RV 下降(表 9-1)。生活质量评分从 42 分下降至 30 分,6MWD 增加至 360 m(表 9-2)。

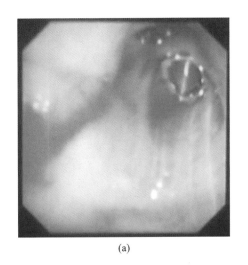
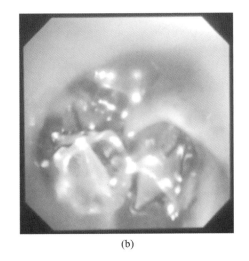

(a)   (b)

图 9-5　活瓣置入过程

注：(a)放置尖段和后段 EBV；(b)尖段、后段和前段 EBV。

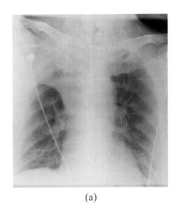
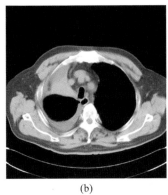
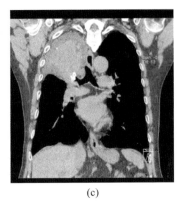

(a)   (b)   (c)

图 9-6　术后胸部 X 线及 CT 检查

注：(a)术后第二天 X 线片显示右上叶肺不张；(b)术后 1 周 CT 冠状位，显示右上叶肺不张；(c)CT 横断位，显示右上叶肺不张，右侧少量胸腔积液。

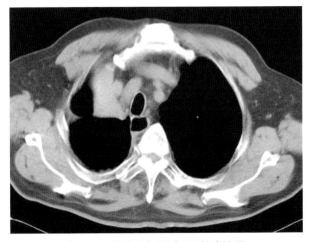

图 9-7　术后 3 个月时 CT 随访结果

表 9-1 肺功能随访结果

	2013.06.26	2013.07.22	2013.08.20	2013.10.10	2014.02.20
FEV_1/L	0.92	0.64	1.10	1.19	1.16
FEV_1/(占预计值%)	29	22	35	38	36
FVC/L	2.31	2.08	2.75	2.79	3.15
FVC/(占预计值%)	58	52	69	70	78
RV/(占预计值%)	254	137	134	150	149
RV/TLC/(%)	68	63	52	55	54

表 9-2 术前及术后生活质量评分及 6MWD 随访检测结果

	6MWD/m	术前及术后生活质量评分/分
2013.06.26	160	42
2013.07.22	200	36
2013.08.20	300	36
2013.10.10	360	30
2014.02.20	320	32

本例特点:严格筛选的患者,可以达到较好的肺减容术效果;右上叶尖段活瓣放置困难,需要采取特殊方法才能成功。

病例 9-2

患者,男,53岁,因"反复咳嗽、咳痰喘息13年,肺减容术后再发8年"入院。既往大量吸烟史,因双上肺肺大疱于2003年在某医院行"双上肺外科肺减容术"。术后症状明显改善,但未戒烟,2006年症状反复,复查CT提示双上肺肺大疱再发。近两年症状明显加重,日常活动明显受限。入院查体:端坐呼吸,吸氧时口唇轻度发绀,三凹征,颈静脉充盈,桶状胸,双上肺呼吸音低,心音可,未闻及杂音,双下肢无水肿。肺功能检查及6MWD无法完成。入院后胸部CT提示肺气肿,右上叶肺大疱(图9-8(a)、图9-8(b))。

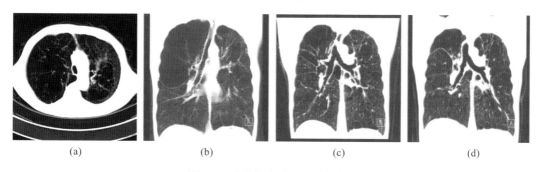

(a)　　　　(b)　　　　(c)　　　　(d)

图 9-8 术前与术后 CT 图像对比

注:(a)CT横断位,显示右上叶肺气肿最为明显;(b)冠状位,显示右上叶为主的异质性肺气肿,明显过度充气致叶间裂弯曲;(c)EBV置入术后5天的CT图像,显示右上叶容积减小,肺过度充气减轻;(d)术后6个月时的CT图像,显示右上叶容积进一步减小。

患者因生活质量极差,强烈要求行肺减容术。考虑患者有双上肺手术史,为 ELVR 的相对禁忌证,但患者意愿强烈,且肺气肿异质性明显,可以尝试。初步选择右上叶为靶肺叶,左上叶为第二靶肺叶。在全麻下行 Chartis 检测,因右上叶低通气,分别行右中叶与右下叶检测,均为阳性(图 9-9(a)、图 9-9(b)),但在右中间段支气管检测阴性(图 9-9(c)、图 9-9(d)),提示右中叶与右下叶之间存在侧支气流,而右中下叶与右上叶之间无侧支气流。支气管镜下见右上叶尖段和后段共同开口,遂于右上叶尖段和后段各置入一枚 5.5EBV,右上叶前段置入一枚 4.0EBV,具体置入顺序见图 9-10。

随后 4 天,患者自觉呼吸困难好转,可以下床活动,完成日常活动;术后 5 天复查胸部 CT 提示右上叶容积明显减小(图 9-8(c)),叶间裂上移;术后 1 周出院,出院后继续随访。6 个月时患者肺功能指标也明显改善,FEV$_1$ 增加近一倍,而 FVC 和深吸气量(IC)也明显增加(表 9-3),胸部 CT 显示右上叶容积进一步减小(图 9-8(d)),患者可以慢走 1 km 以上。

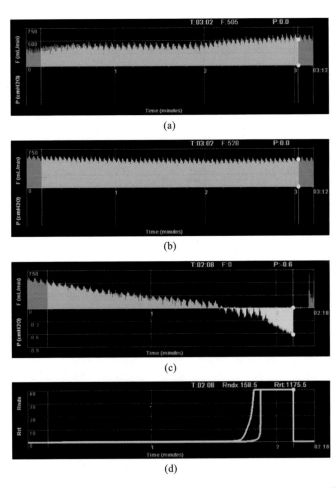

(a)

(b)

(c)

(d)

图 9-9 Chartis 检测侧支通气,右上叶低通气,遂于右中下叶间分别检测

注:(a)右中叶侧支气流阳性;(b)右下叶侧支气流阳性;(c)右中间段支气管侧支气流阴性;(d)右中间段支气管气体流速下降后,气道阻力明显上升。

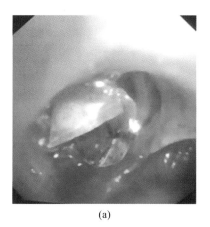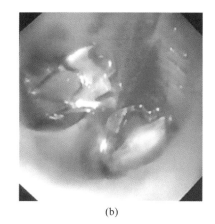

(a)　　　　　　　　　　　　　(b)

图 9-10　右上叶 EBV 置入过程

注：(a)首先于右上叶前段置入一枚 4.0EBV；(b)然后在右上叶尖段和后段各置入一枚 5.5EBV。

表 9-3　肺功能随访检查结果

	术前(2012 年数据)	术后 1 个月	术后 3 个月	术后 6 个月
FEV_1/L	0.36	0.54	0.68	0.70
FVC/L	0.52	0.78	2.24	2.15
IC/L	0.46	1.5	1.95	2.02

本例特点：肺减容术后患者，减容作用消失后，仍然可以考虑行 EBV 肺减容术。

参 考 文 献

[1]　Fishman A，Martinez F，Naunheim K，et al. A randomized trial comparing lung-volume-reduction surgery with medical therapy for severe emphysema[J]. N Engl J Med，2003，348(21)：2059-2073.

[2]　Sciurba F C，Ernst A，Herth F J，et al. A randomized study of endobronchial valves for advanced emphysema[J]. N Engl J Med，2010，363(13)：1233-1244.

[3]　Davey C，Zoumot Z，Jordan S，et al. Bronchoscopic lung volume reduction with endobronchial valves for patients with heterogeneous emphysema and intact interlobar fissures(the BeLieVeR-HIFi study)：a randomised controlled trial[J]. Lancet，2015，386(9998)：1066-1073.

[4]　Klooster K，ten Hacken N H，Hartman J E，et al. Endobronchial Valves for Emphysema without Interlobar Collateral Ventilation[J]. N Engl J Med，2015，373(24)：2325-2335.

[5]　Valipour A，Slebos D J，Herth F，et al. Endobronchial Valve Therapy in Patients with Homogeneous Emphysema：Results from the IMPACT Study[J]. Am J Respir Crit Care Med，2016，194(9)：1073-1082.

[6]　Argula R G，Strange C，Ramakrishnan V，et al. Baseline regional perfusion impacts exercise response to endobronchial valve therapy in advanced pulmonary emphysema[J]. Chest，2013，144(5)：1578-1586.

［7］ Chandra D，Lipson D A，Hoffman E A，et al. Perfusion scintigraphy and patient selection for lung volume reduction surgery［J］. Am J Respir Crit Care Med，2010，182(7)：937-946.

［8］ Slebos D J，Shah P L，Herth F J，et al. Endobronchial Valves for Endoscopic Lung Volume Reduction：Best Practice Recommendations from Expert Panel on Endoscopic Lung Volume Reduction［J］. Respiration，2017，93(2)：138-150.

（高亚东）

（校核：王美佳）

第十章　全肺灌洗术

第一节　引　言

全肺灌洗术(whole-lung lavage，WLL)是一种最早用于治疗肺泡蛋白沉积症(PAP)的大容量支气管肺泡灌洗术。现主要用于职业性肺病(硅沉着病、尘肺等)的治疗，是目前能提高患者生活质量的一种安全有效的治疗措施。使用 WLL 清洗肺泡内非结晶物质是目前治疗 PAP 及尘肺的主要方法。其原理是通过大容量灌洗液灌洗病变肺部以去除肺泡内充填物、细菌代谢产物，改变细胞生存的环境；恢复肺泡内巨噬细胞的功能，增加巨噬细胞吞噬异物的能力；灌洗液浸透肺间质，对肺间质内异物具有一定的清除能力。WLL 操作的基本方法包括对患者进行双腔气管插管和单侧肺通气，同时对非通气侧肺进行大容量(最大 20 L)灌洗，治疗的目标是将灌洗侧肺泡内的蛋白样物质清洗干净。

第二节　历 史 回 顾

1958 年，世界上第一例肺泡内非结晶物质积聚导致 PAP 的病例得到报道。1960 年，Ramirez 医生首次报道了使用"分段灌洗"的方法对肺泡内积聚的蛋白样物质进行清理。但该方法需要耗费大量的时间，并且患者的耐受性非常差。针对该方法的缺点，Ramirez 医生在 1965 年首先报道了"全肺灌洗术"。该技术包括在全麻下使用 Carlen 双腔气管插管建立人工通气，进行单侧肺通气，同时对另一侧肺进行全肺灌洗。1982 年 Mason 首次采用全肺灌洗术治疗 1 例混合性尘肺，开创了用肺灌洗术治疗尘肺的先河。研究表明，早期灌洗能有效延缓病情的进展，尤其对胸片尚未出现病变的接触粉尘的工人及可疑尘肺患者进行肺灌洗，能起到二级预防作用。1986 年谈光新教授在国内率先开展此项工作，并于 1991 年创立了双肺同期灌洗法治疗尘肺的新技术。现在的全肺灌洗术与之前不同的地方包括灌洗容量的加大、灌洗液使用了普通的生理盐水以及在灌洗过程中常规使用体位改变、胸壁叩击的方法等。WLL 的实施指征是患者静息时(海平面)出现严重的低氧血症，即 $PaO_2 < 65$ mmHg，动静脉氧分压差$\geqslant 40$ mmHg。

第三节　全肺灌洗术的适应证

一、肺泡蛋白沉积症

肺泡蛋白沉积症(PAP)是一种罕见的弥漫性肺病，肺泡内充满 PAS 染色阳性的磷脂质

（图10-1）。WLL可以机械地清除肺泡内的磷脂质，同时可以恢复巨噬细胞的功能，促进巨噬细胞吞噬磷脂质。

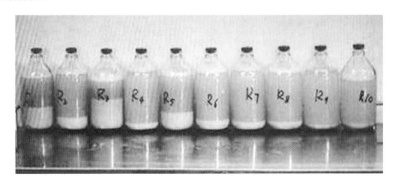

图10-1　肺泡蛋白沉积症灌洗回收液

二、尘肺

尘肺是长期吸入有害粉尘并沉积于肺，引起以广泛肺纤维化为主要病变的肺疾病。WLL对尘肺既是一种对症治疗，也是一种病因治疗。其针对尘肺患者始终存在着的粉尘性和巨噬细胞性肺泡炎，清除肺泡腔和支气管内的粉尘（图10-2）、巨噬细胞、致炎性和致纤维化因子，从而去除病因、改善呼吸功能、缓解症状。

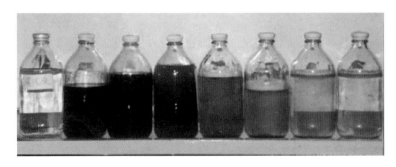

图10-2　尘肺灌洗回收液

三、慢性喘息性支气管炎合并痰液栓

慢性喘息性支气管炎患者，支气管深部痰液栓不能咳出，反复出现发热感染的患者。

四、肺部多重耐药菌感染

随着广谱抗生素的广泛应用，多重耐药菌感染的肺炎已成为临床救治的一大难题。理论上，WLL通过灌洗及灌洗后药物浸泡，能彻底清除潴留在肺内的脓性分泌物，从而达到引流、抗感染和改变病原菌生存环境三重目的。

五、职业性哮喘

职业性哮喘患者即使脱离原工作岗位，但职业性致癌物仍可能残留在肺内，或已致敏的炎症细胞、细胞因子及炎症介质等持续存在，使气管/支气管树呈气道高反应性。WLL可以清洗出职业性哮喘患者肺内残存的职业性致敏原或持续存在于肺内的已致敏或活化的炎症细胞、细胞因子和炎症介质。

第四节　全肺灌洗术的禁忌证

1. 气管与支气管畸形,导致双腔导管不能正确就位者。
2. 患有心、肝、肾、血液系统疾病与急、慢性传染病或其他重要并发症者。
3. 肺内并发活动性结核、急性感染、肺大疱、重度阻塞性肺气肿、肺心病或严重损伤肺功能的其他疾病。

第五节　WLL 的疗效

经过大量临床研究证实,WLL 治疗 PAP 明确有效。尽管 WLL 治疗 PAP 的疗效判断标准尚未统一,但 84% 的患者经过 WLL 治疗后,在临床症状、生理学和影像学方面都有明显的改善。相对于未经过治疗的 PAP 患者,在疾病的任何时期接受 WLL,其生存获益均有提高,这些获益可维持的中位时间约为 15 个月。约 2/3 的患者通常需要在 6~12 个月内再次接受 WLL。

第六节　WLL 的手术过程

一、术前准备

(1) 完善相关检查:血常规、血沉、肝肾功能、血糖、心肌酶谱、C 反应蛋白、凝血功能、风湿全套、心电图、胸部 CT、支气管镜检查、支气管舒张试验、心脏彩超、腹部彩超等。

(2) 准备材料:Y 形三叉管 1 根、双腔引流管 1 根、500 mL 空生理盐水瓶 20 个(用于精确统计并盛装灌洗废液)、加热到 38 ℃ 的 3000 mL 生理盐水 4 袋。手术过程中注意防止患者低体温。

二、灌洗步骤

(1) 全身麻醉后置入双腔气管插管,插管前端插入左主支气管,后端开口与右侧支气管开口相通,分别将左主支气管及气管内气囊充好气,然后行分侧肺机械通气。可在颈部放置小枕头以固定头部,防止在灌洗过程中头部活动引起气管插管移位。大容量全肺灌洗术设备图见图 10-3。

(2) 超细的支气管镜用来确定气管插管的正确位置。观察气管插管位置及各段开口。支气管和气管球囊分别充气以对两侧肺进行隔离,可用测压表或通过有经验的麻醉医师手感检测球囊压力是否合适,证实两侧肺完全分离后,让两侧肺同时吸入 100% 氧气 10 min 以驱出肺内氮气。另一侧肺维持通气,将潮气量减少 40%~50%。观察单侧肺通气时血氧饱和度维持情况,对评估患者是否可耐受手术十分重要。

(3) 患者采取侧卧位,拟灌洗的肺脏处于低位,先灌洗右肺或病变较重的一侧;将灌洗

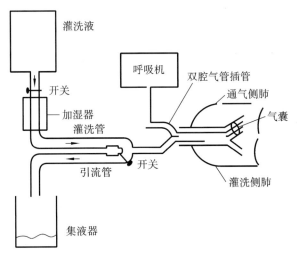

图 10-3 大容量全肺灌洗术设备图

侧的气管插管与 Y 形管相接,Y 形管的两端分别接输液装置及引流装置;输液袋挂于气管隆嵴水平上 60 cm 处。

(4) 从输液端灌入约 38 ℃ 无菌生理盐水;每次可灌入 500～1000 mL,观察患者反应,若各项监测指标无明显变化,即可开始反复灌洗。每次灌注 500～1000 mL 后夹闭灌洗管,打开引流管释放灌洗液,记录每次出入液量,首次灌洗液回收的流失不应超过 100 mL,总的灌洗液回收量的流失不应超过 1500 mL,灌洗过程反复进行,每侧肺灌洗量为 12 L,当灌洗液为 6 L 时,静脉推注 20 mg 速尿(呋塞米)及 10 mg 地塞米松。灌洗完 3 L 液体后,听诊肺部呼吸音,膨肺一次。灌洗过程中要持续监测患者的心率、血压、血氧饱和度及机械通气各项参数。若患者能耐受,可当天完成另一侧肺灌洗术。若患者不能耐受,可于第五天再次行第二次肺灌洗术。

三、术后处理

手术结束返回病房后,予以心电监护,复查血气分析,第二天复查胸片(X 线检查排除胸腔积液和气胸,若出现上述情况,需要放置胸腔闭式引流管)。

四、术后注意事项

(1) 少数患者会出现灌洗后肺水肿,注意患者呼吸及氧合情况、肺部体征,必要时行 X 线检查,视具体情况提高吸氧浓度及适当利尿。

(2) 由于灌洗可有类似血液透析的作用,导致水、电解质紊乱和酸碱失衡,主要为低钾血症和代谢性酸中毒,应注意术后酸碱情况及电解质变化。

(3) 部分患者可能会出现灌洗诱导的气道痉挛,可于术后予以 β 受体激动剂吸入。

(4) 为防止机会性感染,可于术后予以抗生素。

参 考 文 献

[1] Mason G R,Abraham J L,Hoffman L,et al. Treatment of mixed-dust pneumoconiosis with whole lung lavage[J]. Am Rev Respir Dis,1982,126(6):1102-1107.

[2] 谈光新,梁云鹏,汪椿枯,等.双肺同期大容量灌洗治疗煤工尘肺的临床研究[J].中国疗养医学,1998,7(4):22-26.

[3] 陈志远.大容量全肺灌洗术的临床应用与进展[J].中华劳动卫生职业病杂志,2009,27(5):313-316.

[4] 阿曼·恩斯特,菲力克斯·J. F. 赫斯.介入呼吸病学理论与实践[M].李强,译.天津:天津科技翻译出版有限公司,2017.

（龚　正　高宝安）

（校核：王美佳）

第十一章　放射性粒子植入术

第一节　概　　述

支气管镜自发明以来,广泛应用于呼吸系统疾病的诊疗。尤其是超声支气管镜及硬镜的大力发展,经支气管镜介入治疗在临床上扮演了越来越重要的角色,特别是在放射性粒子植入方面。

目前肺癌的发病率及死亡率在各类恶性肿瘤中居于前列,由于其早期症状不典型,大多数肺癌被确诊时,已发展至中晚期,失去了手术机会,只能进行放疗、化疗或姑息性治疗。[125]I放射性粒子组织间植入是一种有效的肺癌姑息性治疗方式,能较好地控制肿瘤局部发展,改善患者的临床症状。肺癌中有一部分是生长于主气管、隆突、左右支气管及右中间段支气管的肿瘤,对于生长于大气管或主支气管内的中央型恶性肿瘤,外科治疗手段受到肿瘤生长部位及肿瘤临床分期的限制,如局限生长的肿瘤可行支气管袖状切除、肺叶切除、大气管切除、隆突切除重建等手术。这些手术操作复杂,风险大,术后并发症多。当肿瘤与周围组织浸润成团时,根治性切除的机会很小。放射性粒子植入治疗中央型肺癌是一种尝试。经支气管镜引导放射性粒子植入,必要时联合气道支架植入,可较好地解除气道阻塞,促进肺复张,提高晚期肺癌患者的生存率及生活质量。

第二节　放射性粒子植入术的适应证和禁忌证

放射性粒子植入(植粒)可分为根治性植粒、姑息性植粒、补救性植粒、预防性植粒、辅助性植粒。经支气管镜植入粒子属姑息性治疗,目的为改善患者生活质量,需单用或配合其他治疗方法。[125]I放射性粒子在组织中有效距离约为 1.7 cm,能治疗气道周围病灶。与其他介入治疗手段比较,局部病灶治疗效果较彻底且持续时间较长,患者耐受性较好。

一、适应证

1. 肿瘤在支气管镜下可见(管腔内),呈菜花样。

2. 肿瘤生长于中央气道腔内,占据隆突及主气管腔 1/2 以下,以及完全占据一侧主支气管腔及中间段支气管腔。

3. 恶性肿瘤纵隔淋巴结转移。

4. 肺癌术后残端复发。

5. 与支气管镜其他介入治疗联合,提高累及气道恶性病变的治疗效果。

二、禁忌证

1. 肿瘤占据隆突及主气管腔 1/2 以上,存在或随时出现窒息,不能行支气管镜检查者。
2. 外压性管腔狭窄,管腔内黏膜光滑,无肿瘤生长者。
3. 气管周围器官肿瘤(如食管癌)侵入气管壁,生长于气管腔内者(经支气管镜植入放射性粒子也可以应用于食管癌等其他恶性肿瘤引起的气道狭窄,但应警惕发生气管食管瘘的可能)。

第三节 放射性粒子植入的流程和方法

一、术前检查

1. 病史:重点询问心、脑血管病史及了解已接受的治疗情况(对于目前口服抗凝药物的患者,应综合评估病情,原则上停用抗凝药物 72 h)。
2. KPS 评分(表 11-1),要求应大于 60 分。
3. 常规检查:血常规、尿常规、大便常规、凝血功能、肝肾功能、电解质、血糖、心肌酶谱、肿瘤标志物、心电图。
4. 影像学检查:胸部增强 CT、全身骨扫描、头颅 MR、肺功能。
5. 超声检查:心脏+心功能测定、肝胆胰脾、泌尿系、肾上腺,必要时进行腹膜后淋巴结彩超。
6. 常规支气管镜检查明确病变性质,累及范围。
7. 必要时行全身 PET-CT 检查。

表 11-1 KPS 评分

评分	标准
100	正常,无主诉,无疾病证据
90	能进行正常活动,有轻微症状及体征
80	可勉强进行正常活动,有一些症状及体征
70	生活能自理,但不能从事正常工作
60	生活尚能自理,有时需人扶助
50	需要一定的帮助和护理
40	生活不能自理,需特殊照顾
30	生活严重不能自理,需住院治疗
20	病情危重,需住院积极支持治疗
10	病危,临近死亡

二、准备工作

(一) 患者准备

1. 改善全身状况,如营养、水和电解质平衡,改善心肺功能。肺部感染控制欠佳时应先控制感染,口服抗凝药物治疗前停药 3 天。

2. 留置输液针。

(二) 医护准备

1. 确定靶区、手术方式和路径(TPS 系统):胸部 CT 或 MR 检查,每层 0.5 mm 扫描后气管腔内可见肿瘤,才能制订术前计划。如肿瘤侵出气管与周围组织浸润成团时,应将气道内外肿瘤作为一个靶区制订术前计划。

2. 订购粒子:粒子 0.6~0.8 mCi(图 11-1)。

3. 粒子及植入器械的准备及消毒:如喉罩(图 11-2)、射线探测仪(图 11-3)、王氏穿刺针(图 11-4)、COOK 超声穿刺针(简称 COOK 针,图 11-5)、防护服(图 11-6)等。

4. 支气管镜常规物品准备。

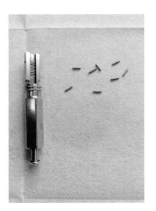

图 11-1　放射性粒子弹夹

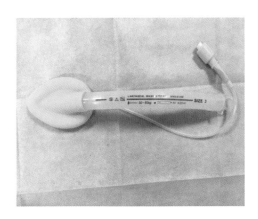

图 11-2　喉罩

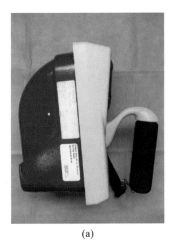

(a)

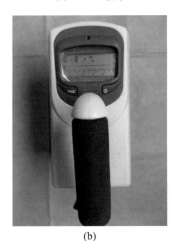

(b)

图 11-3　射线探测仪

(a)侧面;(b)正面

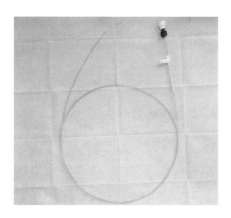

图 11-4　王氏穿刺针

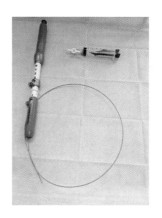

图 11-5　COOK 超声穿刺针

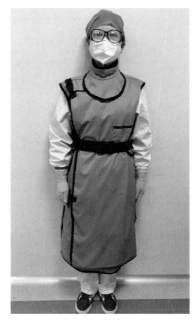

图 11-6　防护服

三、标准操作流程

1. 常规安放心电、血压、血氧、脉搏监测仪器,用鼻导管吸氧,流量为 5 L/min。

2. 全身麻醉后,插入硬镜或喉罩,呼吸机辅助通气。

3. 插入支气管镜至肿瘤生长部位,钳夹或抽吸其表面假膜,充分暴露肿瘤后抵住肿瘤表面,在 12 点、3 点、6 点、9 点 4 个点用导丝刺入肿瘤内 1～1.5 cm 作为粒子通道。当肿瘤呈菜花样在管腔内生长时,插入较容易;若是沿管壁浸润性生长,导管容易滑脱,制造粒子通道困难。

4. 嵌入导管保持不动,退出导丝,用粒子植入器释放粒子进入嵌入导管(图 11-7 至图 11-9),用导丝将粒子推入瘤体内,每个通道 1～2 个粒子。按计划依次完成 4 个通道的粒子植入。

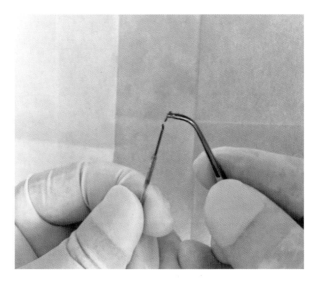

图 11-7　装粒子入王氏穿刺针

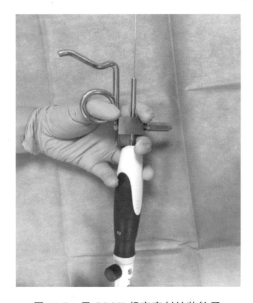

图 11-8　用 COOK 超声穿刺针装粒子

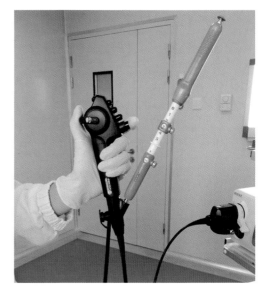

图 11-9　用 COOK 超声穿刺针行粒子植入

5．穿戴防辐射背心，测量放射剂量，检测呼吸机回路，观察有无粒子随分泌物吸出。

6．术后更换喉罩，至患者完全苏醒后，移除喉罩。

7．将患者平移至平车上，不能使用轮椅。患者使用氧气袋、鼻导管吸氧，医护人员全程护送至 ICU。

8．患者在 ICU 内，监护 12 h。

9．术后嘱患者咳痰时注意有无粒子随分泌物咳出，及时将咳出的粒子回收处理。

四、术后验证及随访

粒子植入术后 2～3 天，行胸片或 CT 检查，确定粒子的位置和剂量分布。

随访常规于植入术后 1 个月、3 个月、6 个月、1 年进行，1 年以上每 6 个月进行 1 次。

五、注意事项

1. 经支气管镜行放射性粒子植入时不可盲目向气管外穿刺。术前必须行增强 CT，明确病变组织与血管、食管的位置关系，若目标区域与食管靠近，建议先留置胃管后再行增强 CT 检查，明确病变与周围组织关系。

2. 深浅适宜。植入前要明确肿瘤长度，确定通道深度和每个通道的粒子数，以免粒子脱出瘤体进入小气道远端，若植入过浅，则达不到治疗目的。

3. 灵活操作。左、右上叶支气管与主支气管约成 90°角，因用导丝推送粒子通过 90°角时困难，容易导致植入失败。在嵌入导管进入前，先将粒子放入导管前部，可随嵌入导管顺利送到肿瘤表面，再用导丝推送粒子进入肿瘤内。此时不必拘泥于 12 点、3 点、6 点、9 点 4 个位置点。

4. 若用王氏穿刺针行粒子植入，需用镊子将放射性粒子装入穿刺针远端；若用 COOK 针行粒子植入，需将粒子枪与 COOK 针尾部连接。

5. 减少出血。嵌入导管刺入凸起的肿瘤，将 0.5 mL 含肾上腺素 0.025 mg 的生理盐水注入瘤体内，待肿瘤表面由红色转为苍白后，再用导丝制造粒子通道。

6. 近年来逐步推广的超声支气管镜技术，是一种将超声成像同支气管镜相结合的内镜技术，操作者可以在超声实时引导下对纵隔肿块进行精确穿刺，并且可有效避开周围的血管与重要脏器，对于纵隔肿块的穿刺具有较高的准确性及安全性。已有不少研究表明，超声支气管镜引导下进行放射性粒子植入，有更好的安全性及粒子分布效应(图 11-10)。

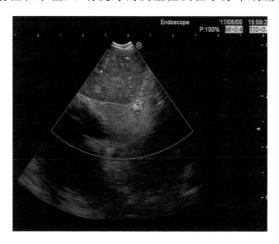

图 11-10　超声支气管镜肿瘤可见

7. 还有一种特殊类型的放射性粒子植入，通常是将放射性粒子捆绑在气道支架上，既对狭窄的气管起支撑作用，又对肿瘤进行近距离放疗，控制肿瘤的进一步生长，对于有明显气管狭窄的肿瘤有良好的效果。

病例 11-1

患者，男，69 岁，肺腺癌，化疗 6 个疗程后，原发灶可控制，行胸部 CT 示纵隔淋巴结转移(图 11-11)，支气管镜见隆突下明显肿瘤浸润(图 11-12)，予以纵隔淋巴结放射性粒子植入术(0.7 mCi ^{125}I 粒子 8 粒)，患者 6 个月复查胸部 CT 示病灶明显控制(图 11-13)。

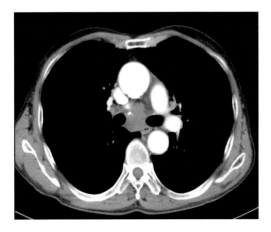

图 11-11　术前 CT

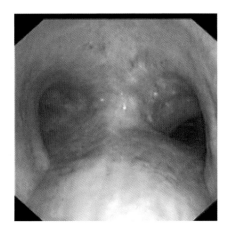

图 11-12　隆突下明显肿瘤浸润

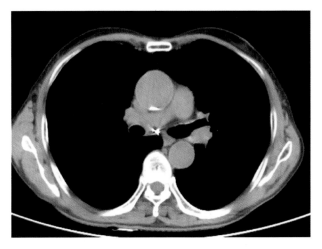

图 11-13　术后 6 个月隆突下病灶明显控制

病例 11-2

患者,男,72 岁,3 年前因右上肺鳞癌行右上叶切除术。此次因咳嗽、气喘 1 个月收住入院。入院胸部 CT:右主支气管占位(图 11-14),考虑为复发,右肺阻塞性肺炎,支气管镜检查示新生物阻塞右主支气管管腔(图 11-15)。入院后予以支气管镜下介入治疗,并置入李氏支架(详见第二十四章),外挂 0.6 mCi ^{125}I 粒子 9 粒。3 个月后复查,管腔明显通畅(图 11-16),患者咳嗽、气喘症状控制好,9 个月疗效评价病情稳定(图 11-17),持续随访中。

病例 11-3

患者,男,68 岁,肺鳞癌。支气管镜检查:右主支气管新生物部分堵塞管腔(图 11-18、图 11-19)。胸部 CT 示右主支气管占位,考虑为中央型肺癌伴右肺中下叶阻塞性肺炎,纵隔淋巴结转移可能(图 11-20)。右主支气管后壁隆突下植入 0.7 mCi ^{125}I 粒子 16 粒,并于右主支气管置入粒子支架 1 个(上附有 0.7 mCi ^{125}I 粒子 4 粒),术后 3 个月管腔通畅,病变组织缩小(图 11-21),术后 9 个月患者病情稳定(图 11-22)。

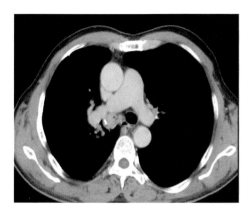

图 11-14　术前 CT

注:右主支气管新生物。

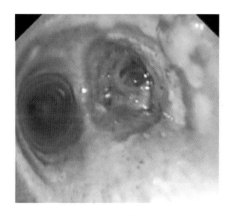

图 11-15　术前支气管镜检查(病例 11-2)

注:右主支气管新生物部分阻塞管腔,质脆,触之易出血,
支气管远端不可见。病理检查示低分化鳞状细胞癌。

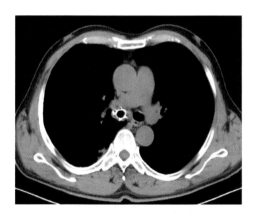

图 11-16　术后 3 个月 CT 平扫示管腔通畅

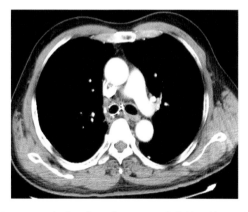

图 11-17　术后 9 个月增强 CT 示病灶控制情况良好

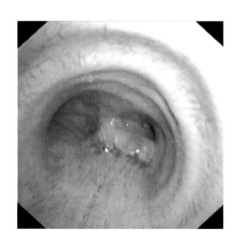

图 11-18　术前支气管镜检查(病例 11-3)

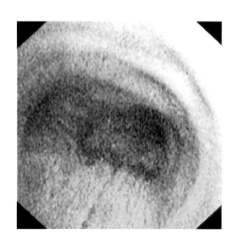

图 11-19　荧光支气管镜下改变

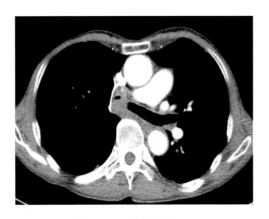

图 11-20　术前增强 CT

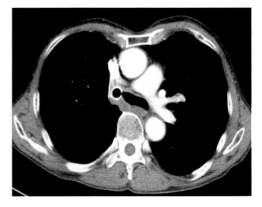

图 11-21　术后 3 个月管腔情况较前改善

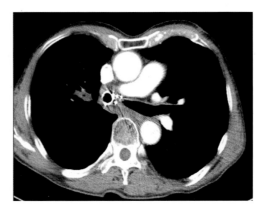

图 11-22　术后 9 个月疗效评价

注:病变组织持续减少。

参 考 文 献

［1］　柴树德,郑广钧.胸部肿瘤放射性粒子治疗学［M］.北京:人民卫生出版社,2012.

［2］　王洪武,金发光,柯明耀.支气管镜介入治疗［M］.2 版.北京:人民卫生出版社,2017.

［3］　Yu X, Li J, Zhong X, et al. Combination of Iodine-125 brachytherapy and chemotherapy for locally recurrent stage Ⅲ non-small cell lung cancer after concurrent chemoradiotherapy［J］. BMC Cancer,2015,15:656.

［4］　曾奕明,林燕萍.放射性125I粒子植入局部治疗支气管肺癌［J］.山东大学学报(医学版),2017,55(4):1-6.

［5］　刘建国,安丽青,程劲光,等.纤维支气管镜下植入125I粒子治疗中央型肺癌［J］.国际放射医学核医学杂志,2009,33(5):291-292.

［6］　肖东京,李长毅,袁耿彪,等.超声支气管镜引导下125I放射性粒子植入治疗肺癌［J］.山西医科大学学报,2017,48(5):467-470.

［7］　李小东,王平,柴树德,等.不同方式影像引导125I粒子植入治疗非小细胞肺癌［J］.天津医科大学学报,2009,15(4):663-666.

（张　超　高宝安）

（校核:王美佳）

第十二章 气道支架置入术

第一节 概 述

气道支架的应用,最早可以追溯到 1891 年 Bond 在气管切开下置入 T 形管治疗声门下气道狭窄。现代硅酮支架的先驱 Montgomery,在 1965 年设计出了 T 形管支架。Dumon 于 1987 年设计了硅酮支架,为圆管状支架,其外壁的钉状突起可固定在狭窄段气管、支气管,可用于成人和儿童的各种器质性狭窄。但是硅酮支架需要切开气管或者在全麻下通过气管置入硬质支气管镜,支架移位及痰液堵塞管腔概率比较大。1986 年 Wallace 等报道借助球囊扩张膨胀后的普通金属支架治疗气道狭窄获得成功,但支架断裂移位及穿孔等并发症较多。Simonds 于 1989 年率先使用镍钛(记忆)合金支架,由于该支架属于自膨式支架,拥有独特的形状记忆功能,其并发症少,目前在国内已经广泛使用。而用于封堵气道瘘病变的覆膜金属支架在国内外逐渐被广泛应用于临床。

第二节 气道支架的适应证和禁忌证

一、气道支架的适应证

(一) 恶性气道狭窄

导致恶性气道狭窄的主要原因有气管肿瘤、肺癌或食管癌累及气管和支气管、甲状腺肿瘤或者纵隔恶性肿瘤累及气道。气道狭窄导致的呼吸困难易导致呼吸危重症,重度呼吸困难时患者非常痛苦,生活质量极差,随时都有可能窒息死亡。患者出现恶性气道狭窄多已经是恶性肿瘤的晚期,不适合通过外科手术治疗,而且由于放疗后水肿会加重或者患者不能平卧,外放疗也不能使用。因此,恶性气道狭窄是气道支架置入的主要适应证,尤其适合放射性粒子支架的置入。支架置入后能迅速缓解患者的呼吸困难症状,解除或者减轻患者的缺氧状态,提高患者的生活质量,为患者的后续治疗赢得时间和条件。

(二) 良性气道狭窄

我国良性气道狭窄的主要原因有气管-支气管结核、气管插管或气管切开后的肉芽瘢痕性狭窄、异物性肉芽肿、复发性多软骨炎、气管-支气管软化症、气道淀粉样变、气管-支气管良性肿瘤、气道吸入性损伤、纵隔良性肿瘤压迫、肺移植术后气管-支气管吻合口狭窄等等。根据狭窄发生的机制可分为良性增生性狭窄、良性瘢痕性狭窄、气管软骨软化性狭窄、外压性狭窄。良性气道狭窄要尽早进行支气管镜检查,根据 CT 影像和支气管镜下改变及时给予镜下介入治疗。良性增生性狭窄一般不需要置入支架,可采用病因治疗、冷热消融等。良性瘢痕性狭窄一般给予热消融或/和球囊扩张治疗,对于效果难以维持者,可考虑置入可回收性支架。气管软骨软化性狭窄者需要支架永久置入。外压性狭窄者首先考虑病因治疗,如果病因不能去除,可以考虑置入支架。

(三)气道瘘的封堵

对于肿瘤、外伤、有机磷农药、强酸强碱等引起的不宜手术的良恶性气道瘘(气道-食管/胸腔胃/吻合口/纵隔瘘),气道内置入覆膜金属支架或者硅酮支架能封闭瘘口,并明显减轻症状。

二、气道支架的禁忌证

气道支架没有绝对禁忌证,可在获益和风险之间进行评估和权衡。其相对禁忌证如下。

1. 极度衰竭者。
2. 急性心肌梗死,恶性心律失常者。
3. 良性气道狭窄,原则上禁止使用不能回收的支架。

第三节 我国常用气道支架的种类和性能

我国常用的气道支架,根据制作材料不同,可以分为金属支架和非金属支架两类。金属支架根据材料不同可分为镍钛合金支架和不锈钢支架两种;根据有无覆膜,可分为金属覆膜支架和金属裸支架。国内非金属支架主要是硅酮支架(Dumon 支架)。

一、金属支架

(一)镍钛合金 Wallstent 支架

Wallstent 支架最先由国外 Schneider 公司生产,现在国内已经有以南京微创公司为代表的多家公司生产,是目前国内使用最广泛的气道内支架。Wallstent 支架是由一根或者多根直径 0.20～0.24 mm 的镍钛合金丝网格状编织而成的圆筒状支架。气道支架的直径为 16～25 mm,主支气管支架直径范围为 6～14 mm,长度为 20～80 mm。该支架的优点是采用记忆合金材料制成(支架在处于设定的状态时进行过热处理,即具有该状态的记忆功能,支架在低温下柔软,能被任意塑形,当在等于或高于设定的温度环境时,恢复所记忆的形状),具有形状记忆功能,放置时支架可以压缩变细,支架纵向延长后可进入气道。该支架顺应性较好,对分泌物排出影响小。该支架有以下主要缺点:支架放置时长度有变化,不利于精准定位;裸支架不能阻止肿瘤或肉芽组织向支架内生长;对气道瘘无效;支撑力较弱;放射性粒子放疗时散射线多;支架置入气道时间大于 1 个月不易取出等等。Wallstent 支架可制成覆膜支架用于治疗气道瘘或者防止支架内再狭窄,但所覆的膜一般不坚固容易破裂,效果一般不持久。目前,Wallstent 支架可根据需要制成特殊用途的支架,如 Y 形支架、L 形支架、带子弹头分叉支架等等(图 12-1 至图 12-4)。

(二)不锈钢覆膜支架

不锈钢覆膜支架(Z 形覆膜支架或西格玛支架)骨架直径 0.4～0.5 mm,支架直径 10～

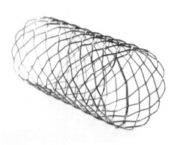

图 12-1　Wallstent 支架

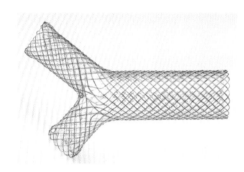

图 12-2　Y 形支架

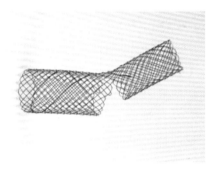

图 12-3　L 形支架

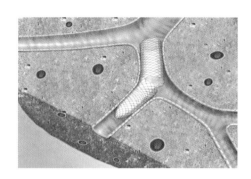

图 12-4　带子弹头分叉支架

24 mm,长度12～100 mm。根据临床需要,可制成直筒形、Y 形、L 形等形状(图 12-5 至图 12-7),进行狭窄气道的支撑或者气道瘘的封堵。可以根据患者的具体情况,在支架的部分区域不覆膜,或仅将支架面向需要的一侧覆膜,或者将支架制成镂空状,以利于引流和通气,即部分覆膜支架(图 12-8)。这种支架的优点是支撑力强,释放时长度无变化,阻挡肿瘤及肉芽组织向支架管腔内生长,支架长时间放置均可回收,可以用于气道瘘,尤其是可以外挂放射性粒子成为粒子支架(图 12-9)治疗恶性气道狭窄。该支架的缺点是置入困难,多数情况下需要硬镜辅助置入。覆膜支架对分泌物的排出有一定的影响,支架较长、直径较小或者患者咳嗽能力下降时,痰液可能在支架内明显潴留而增加气道阻力,甚至堵塞气道。

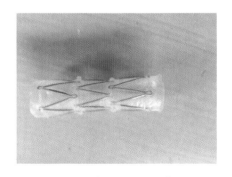

图 12-5　直筒形不锈钢覆膜支架

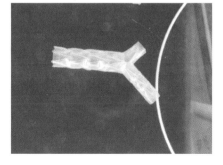

图 12-6　Y 形不锈钢覆膜支架

(三) Ultraflex 支架

Ultraflex 支架是由直径 0.16～0.2 mm 镍钛合金丝针织样编织而成的桶状支架,根据

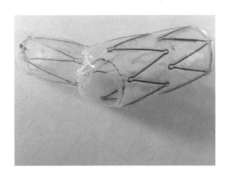

图 12-7　L 形不锈钢覆膜支架

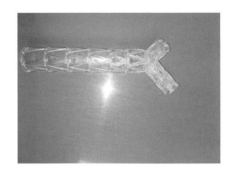

图 12-8　不锈钢部分覆膜支架

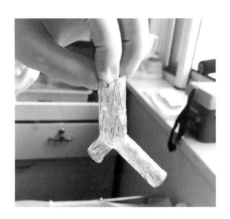

图 12-9　粒子支架

需要可制成不同直径和不同长度,也可制成裸支架和半覆膜支架(支架两端各 7.5 mm 无覆膜)(图 12-10、图 12-11)。该支架的优点是置入简单,支气管镜下即可置入;支架质地柔软,纵向顺应性好,后期扩张力强;支架在体内不会随压力增大而发生长度变化,因此支架两端刺激肉芽组织生长较 Wallstent 支架轻。主要缺点是肉芽组织可向裸支架内生长;支架系捆绑式置入,一旦释放,不能回收;刚释放时支撑力较弱,置入较硬的气道肿瘤性狭窄部位时,支架膨胀差,容易受挤压变形。

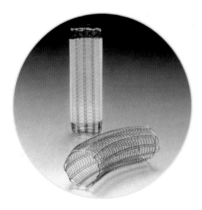

图 12-10　Ultraflex 裸支架

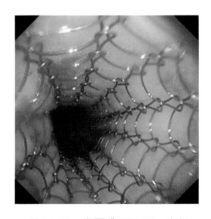

图 12-11　半覆膜 Ultraflex 支架

（四）Dumon 支架（硅酮支架）

硅酮支架系法国医生 Dumon 发明，现在称为 Dumon 支架。根据形状不同，硅酮支架可以分为直筒形、Y 形和沙漏形（图 12-12、图 12-13、图 12-14）。Dumon 支架有透 X 线和不透 X 线两种（白色为不透 X 线支架，图 12-15）。为了便于固定，支架外面附有专利防滑钉：（1）在气管或支气管的软骨环状结构之间固定支架，防止其迁移；（2）减少支架与黏膜表面之间不必要的接触；（3）使压力均匀分布。为了增强黏膜纤毛清除功能，支架两端采用斜边设计，经过表面处理使支架光滑、不粘连。硅酮支架分为成人型和儿童型两种，有各种规格可供选择，可以在术中根据患者气道具体病变情况进行现场裁剪。目前国内还不能根据患者的具体情况定制硅酮支架。

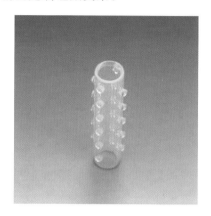

图 12-12 直筒形 Dumon 支架

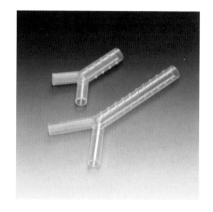

图 12-13 Y 形 Dumon 支架

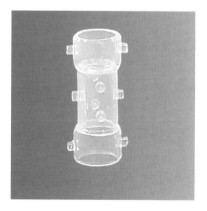

图 12-14 沙漏形 Dumon 支架

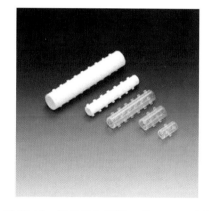

图 12-15 透 X 线和不透 X 线 Dumon 支架

二、支架置入的术前评估及检查

（一）术前评估

是否具有支架置入的适应证，而且没有支架置入的禁忌证；根据患者的病情及术者的技术水平和相关设备，选择合适的支架，不应为了追求完美采用不熟悉的技术；对于术中及术后可能出现的风险具备相应的应急预案。

（二）术前必要的检查

支架置入前应常规做血常规、凝血功能、肝肾功能、血糖、血脂、心肌酶、血气分析、心电图、心脏彩超、胸部CT平扫及增强扫描、病灶处的薄层扫描及三维重建等检查，必要时行颈部CT、颈部血管彩超、冠状动脉CTA、支气管动脉CTA、双下肢静脉彩超等检查。术前必须行支气管镜检查，重点观察病变的范围、位置、管腔大小、病变与上下气道的关系等。紧急情况下，可以先在全身麻醉后行支气管镜检查评估病变情况，再决定具体治疗方案。

三、支架种类和规格的选择

根据胸部CT、支气管镜检查等资料，了解病变性质、形态、长度、气道的内径、患者的后续综合治疗等，来决定选用支架的种类和规格。

（一）支架的种类选择

理想的支架应该是随时可以取出回收的；物理刺激小，不容易长肉芽组织；放置后支架不容易移位，不影响排痰。目前临床上最常使用的四种支架均具有相应的优点和缺点，均不能完全具备上述理想支架的特点，所以要根据病变的性质和特点选择合适的支架。

良性气道狭窄患者主要放置可回收支架（硅酮支架或不锈钢覆膜支架），择期取出；也可短期置入两端带回收线的Wallstent裸支架，在适当的时机取出（一般于4周以内）。

恶性病变患者，首选可以带粒子的不锈钢覆膜支架，如果患者生存期短或者身体条件差，不能耐受硬镜，可以考虑Wallstent支架或者Ultraflex支架。

气道软骨软化患者，永久性支架可选用Wallstent裸支架、Ultraflex裸支架，以替代气道软骨，但要充分考虑支架长期使用后有无损坏的可能；临时性支架可以选用不锈钢覆膜支架，3～6个月取出，必要时可再置入。气管、支气管瘘患者使用硅酮支架或者金属覆膜支架进行封堵。

（二）支架的规格选择

支架的规格选择非常重要。对于气道狭窄的患者，支架的直径等于或者略小于正常气道内径，支架的长度大于病变段1～2 cm（上、下段各0.5～1 cm）。对于气道瘘的患者，堵瘘支架直径一般大于正常气道直径的10%（采用胸部CT纵隔窗的测量值），长度可适当增加（根据瘘的不同，长度不等）。

四、术前准备

1. 向患者和家属交代病情，说明手术的目的和过程，做好患者的工作，以便获得良好的配合。因支架置入术是高风险操作，术前应该向患者及家属充分讲清楚手术风险及可能的并发症、术后注意事项，取得完全理解和签署知情同意书后方可进行手术。

2. 根据置入支架的类型和患者的具体病情，决定通过软镜或硬镜进行置入，建议手术操作在全麻下进行为宜，手术地点根据医院及科室的硬件条件选择，可在手术室进行，也可在呼吸内镜室进行。

3. 准备必要的药品、器械及急救设备：0.1%肾上腺素、2%利多卡因、垂体后叶素、凝血酶、5%碳酸氢钠、液体石蜡或者利多卡因胶浆、氧气瓶、吸引器、气管插管导管、简易呼吸气囊、心电监护仪、除颤仪、有创呼吸机等。

五、支架置入的具体方法

（一）Wallstent 支架和 Ultraflex 支架置入的方法

呼吸内科一般采用支气管镜引导下置入。在支气管镜引导下，插入导丝后退镜，再次通过喉罩插入支气管镜，将装有支架的置入器沿导丝插入气道。如果置入器小于 6 mm，可以在支气管镜直视下放支架。如果置入器大于 6 mm，支气管镜下需要操作者盲放支架，硬镜下操作者仍可以在直视下置入支架。Wallstent 支架采用的是套管式置入器（图 12-16），Y 形 Wallstent 支架采用的是套管式联合捆绑式置入器（图 12-17），而 Ultraflex 支架采取的是捆绑式置入器（图 12-18）。

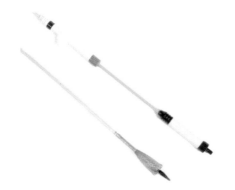

图 12-16　套管式置入器

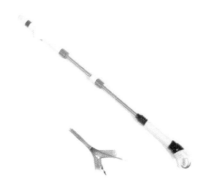

图 12-17　套管式联合捆绑式置入器

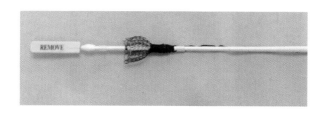

图 12-18　捆绑式置入器

以难度最高的 Y 形 Wallstent 支架释放为例进行分步说明。

1. 常规支气管镜检查，确定狭窄位置（图 12-19）。

2. 插入导丝，穿过狭窄段，留置到狭窄处远端（图 12-20）。

3. 再插入另一根导丝至另一侧支气管，留置到狭窄处远端（图 12-21）。

4. 撤出内镜，沿两根导丝置入 Y 形气道支架置入器，到隆突部位停止（图 12-22）。

5. 旋开安全锁。一手固定后手柄，一手后撤前手柄（图 12-23）。

6. 后手柄后撤至定位滑块处，此时将支架分叉与隆突贴合（图 12-24）。

7. 旋紧安全锁（图 12-25）。

8. 往后拽拉索 1，释放 Y 形气道支架的一侧分支（图 12-26）。

9. 往后拽拉索 2，释放 Y 形气道支架的另一侧分支（图 12-27）。

10. 缓慢撤出置入器和导丝，再次插入内镜观察支架的打开情况和狭窄情况（图 12-28）。

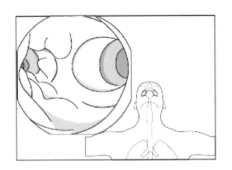

图 12-19　确定狭窄位置

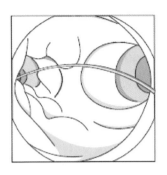

图 12-20　插入导丝

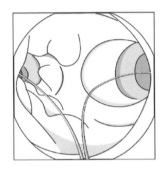

图 12-21　插入另一根导丝

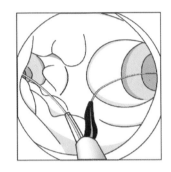

图 12-22　沿导丝置入 Y 形气道支架置入器

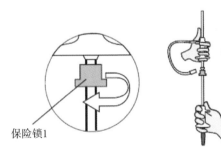

保险锁1

图 12-23　固定前后手柄

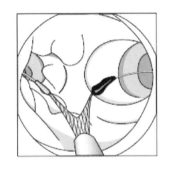

图 12-24　将支架分叉与隆突贴合

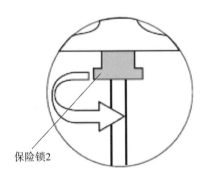

保险锁2

图 12-25　旋紧安全锁

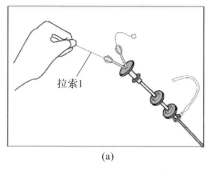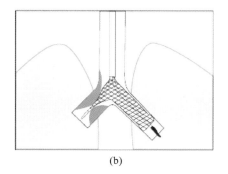

图 12-26 向后拽拉索 1

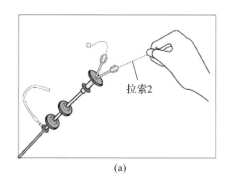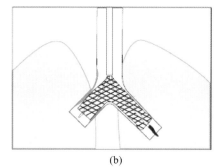

图 12-27 向后拽拉索 2

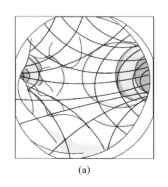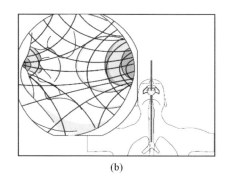

图 12-28 再次插入内镜观察

（二）西格玛支架置入方法

西格玛支架输送器由支架输送鞘、装支架的内管和支架后方的顶推管组成（图 12-29）。支架释放前在支架上缘的回收线上连接有调整尼龙线,通过内管及顶推管间隙到顶推管的外面,释放支架后该尼龙线可调整支架位置或者取出支架,支架释放到合适位置后予以剪断抽出。

临床上最常用的西格玛支架置入方法有两种,支气管镜引导结合支架输送鞘管法和硬镜下置入法。

（1）支气管镜引导结合支架输送鞘管法:支气管镜经口插入到病灶下方,测量拟放支架的下缘距离门齿的长度,支气管镜引导插入导丝后退镜。沿导丝送入支架输送鞘,输送鞘插

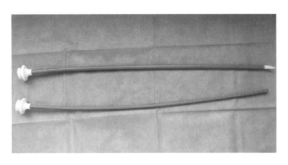

图 12-29 支架输送器

入到已测得的距离处,固定鞘管,退出输送鞘芯,经鞘管插入支气管镜,观察鞘管下缘是否与拟放支架的下缘一致,如不一致者退镜,再次插入内芯调整输送鞘位置,直到位置一致。然后将装有支架和顶推管的内管经鞘管插入到合适位置,后退鞘管及支架内管,支架即释放到气道内。先拔出顶推管和内管,后退鞘管少许,经鞘管插入支气管镜,观察支架位置是否合适,如果位置偏低可提拉支架上方的调整尼龙线,使支架上移,如果支架位置偏高,则将支架拉出体外重新放置。支架位置准确后剪断并抽出调整尼龙线,退出支气管镜和鞘管。该方法结合全麻喉罩呼吸机控制通气下进行,需要操作者熟练操作,整个操作时间控制在 3 min以内,不建议初学者采用此方法。

(2)硬镜下置入法:患者全麻肌松后,将硬镜套管插入气管病灶的上端或下端,如果病灶狭窄严重,则将硬镜套管插入到狭窄下端,如果病灶狭窄程度中等,可将硬镜套管插入到狭窄上端。将装有支架和顶推管的内管经硬镜套管插入。对于硬镜套管在狭窄下端的情况,采取固定内推管的同时后退支架内管和硬镜套管;对于硬镜套管在狭窄上端的情况,采取将支架内管和硬镜套管固定,推送内推管,支架即被释放,硬镜下观察并调整支架位置。此方法置入支架简单,其操作的难点主要是硬镜套管的插入,适合西格玛支架初学者。

(三)硅酮支架置入方法

硅酮支架目前在临床上使用越来越广泛,对于良性气道狭窄、气道瘘等方面具有很大的优势。其置入方法有两个特点:第一是硬镜操作,操作者必须熟练使用硬镜及相配套的工具,如侧钳、卵圆钳等;第二是必须使用专门的置入器,而且该置入器一般由器械公司提供(图 12-30)。

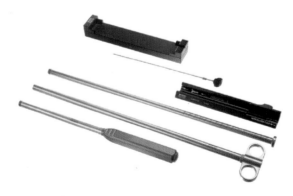

图 12-30 器械公司提供的置入器

硅酮支架置入步骤如下。

1. 插入硬镜到合适位置:如果是气道瘘,一般硬镜要插过瘘口;如果是气道狭窄,狭窄程度严重时一般硬镜插入到狭窄下端,如果狭窄程度中度,硬镜可以只插到狭窄上端。

2. 润滑折叠系统和硅酮支架(图 12-31)。

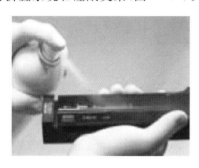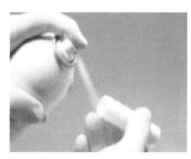

图 12-31 润滑折叠系统和硅酮支架

3. 将支架安放在"折叠系统"中心,使用"夹紧杆"固定支架(图 12-32)。

4. 旋转"夹紧杆"固定支架,闭合"折叠系统"(图 12-33)。

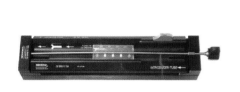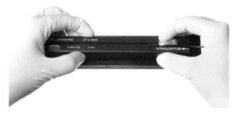

图 12-32 安放支架并固定　　　　图 12-33 旋转支架并闭合"折叠系统"

5. 将"导引管"按"折叠系统"的箭头指示插入(图 12-34),将"加载杆"按"折叠系统"的箭头指示插入(图 12-35),通过"加载杆"将支架推入"导引管"。

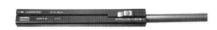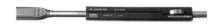

图 12-34 插入"导引管"　　　　图 12-35 插入"加载杆"

6. 使用"推送杆"将支架从"导引管"插入硬镜套管,推送到需要的位置释放(图 12-36)。

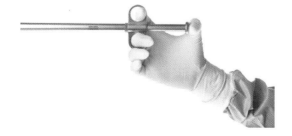

图 12-36 使用"推送杆"

五、支架置入术后的处理

（一）病情的观察

气道狭窄患者的症状是否改善，如呼吸困难是否减轻或消失，氧合是否改善，肺部听诊是否改善等；支架用于封堵支气管胸膜瘘时，平静呼吸时胸腔闭式引流瓶内应该无气体逸出，咳嗽时有少量气体逸出；支架用于封堵气管食管瘘时，饮水呛咳症状应有明显好转。

（二）复查支气管镜

支架置入 24～72 h 内，应该复查支气管镜，观察支架扩张情况、有无移位，清理支架管腔内分泌物。

（三）术后用药

术后可常规使用抗感染、止血、化痰药物，雾化吸入祛痰及舒张气管的药物，尤其是硅酮支架及覆膜支架术后。

（四）后续治疗

气道支架置入绝大多数情况下只是一种改善症状的治疗，术后应该根据患者的病情给予其他综合治疗，比如放化疗、靶向治疗、免疫治疗、微创治疗等等，才能使患者的获益最大化。

第四节　支架置入的并发症及处理方法

一、术中并发症

1. 缺氧、二氧化碳潴留、出血，严重者可引起窒息及心搏骤停，要积极准备预案，密切监护患者的生命体征。

2. 支架置入位置达不到预期，与术者操作水平有关系，需要调整位置或者取出重新置入。

3. 支架置入后扩张差，与支架选择不当（直径太大或者支架张力不够）或者狭窄管腔张力太大有关。处理措施包括更换大小或种类不同的支架、支架管腔内进行球囊导管扩张等。有些置入后扩张不佳的支架会在术后短期内逐渐扩张。

4. 支架与气道壁贴合欠佳，与支架直径偏小、气道管腔不规则有关，容易导致局部痰液潴留。用于治疗气道瘘时会影响封堵瘘口的效果，应更换支架。

术者术前做好准备、了解各种支架的优缺点、熟练掌握操作技术、缩短手术时间、避免反复操作、尽可能使手术一次成功是减少术中并发症的关键。

二、术后并发症

（一）支架移位

支架移位常见于西格玛支架和硅酮支架，Wallstent 和 Ultraflex 支架较少移位。支架用于治疗恶性气道狭窄的时候，如果置入支架后患者经过化疗、放疗、靶向治疗等，肿瘤组织明显缩小,狭窄管腔扩大,支架移位的可能性就大大增加。西格玛支架很容易发生移位,可以考虑在支架表面加防滑钉,或者使用Y形支架增加稳定性。硅酮支架也很容易发生移位,在支架的种类和形状选择上要考虑避免其移位,比如多选择沙漏形支架、Y形支架等。金属裸支架发生移位时短期内不会导致严重后果,但金属覆膜支架发生移位后能引起严重的危害,如阻塞远端支气管开口会引起阻塞性肺炎、肺不张,甚至发生呼吸困难,乃至窒息。一旦支架发生移位,常常需要调整支架位置,甚至取出支架,重新置入。

（二）支架再狭窄

金属裸支架置入后,肿瘤组织继续生长或者肉芽组织向支架管腔内生长,导致支架管腔再次狭窄。覆膜支架或者硅酮支架可以阻止肿瘤或者肉芽组织进入支架管腔内,但支架上、下边缘对气道壁的刺激会引起不同程度的增生,肿瘤组织沿气道浸润生长等均会导致支架上、下缘的管腔狭窄。发生狭窄后可以使用冷或热消融处理肿瘤或肉芽组织,必要时取出支架,更换为能覆盖狭窄段的支架,或者在狭窄段再置入覆膜支架。

（三）分泌物潴留

覆膜支架或者硅酮支架置入后分泌物容易聚集黏附在支架上,患者不易咳出,导致支架管腔内分泌物潴留。分泌物潴留会导致支架管腔通气受限,患者呼吸困难。应该每天雾化湿化气道,定期行支气管镜检查并及时吸引分泌物,必要时使用冷冻术清理分泌物。

（四）支架被压扁、折断或损坏

不同金属支架的金属丝丝径不一,对气道的支撑力不同。即便是支撑力较强的西格玛支架,长期置入后也可能被肿瘤组织压扁。支架置入时间越长其折断或损坏的可能性就越大。支架发生压扁、折断或损坏后应尽可能取出或更换支架。

（五）支架穿透气道壁

置入的金属裸支架如果直径大于正常气道直径的时候,容易穿透气道壁,导致气管、支气管破裂,引起纵隔气肿或气胸。支架损坏气道周围的大血管,可引起大咯血,危及生命。选择大小合适的支架是预防该并发症的主要措施。如果发生这种并发症,需要在支架里面套接覆膜支架或者取出穿透气道壁的支架,重新置入覆膜支架。

第五节　支架取出的方法

当支架没有治疗价值或者出现明显并发症时,应该把支架从气道内取出。支架取出的方法是呼吸内镜介入医生应该掌握的技术。

Wallstent金属裸支架的取出方法是"脱毛衣法",采用异物钳夹住支架下缘的回收线,并向外拉紧支架回收线使支架从下缘开始逐渐向内翻卷,最后用异物钳拉翻转的支架同支气管镜一起退出气道,类似脱毛衣从下往上脱一样。对于半覆膜的金属支架,比如Ultraflex支架,也可采用这种方法取出。

西格玛支架的取出方法为正取法,采用异物钳夹住支架上缘的回收线,拉紧支架回收线,支架上段聚拢缩小,支架连同支气管镜一起退出气道,如果采用硬镜套管,则取出更为简单,对于特殊的T形西格玛支架,需要将支气管镜、支架以及硬镜套管一同退出气道。

硅酮支架的取出,必须借助硬镜和长侧钳,插入硬镜后,在直视下将长侧钳活动的一侧钳瓣插进硅酮支架与气道内壁之间,夹住支架,进行旋转、上拉,将支架拉入硬镜套管内,然后从硬镜套管里面拉出气道;如果是 Y 形支架或者是大直径支架,比如直径 18 mm 的管状支架,需要连同硬镜套管一起退出气道才能取出支架。

病例 12-1

患者,女,65 岁,右上叶鳞癌,阻塞右主支气管开口,浸润气管下段右侧,患者呼吸困难,给予 L 形 Wallstent 支架置入后,呼吸困难消失(图 12-37 至图 12-40)。

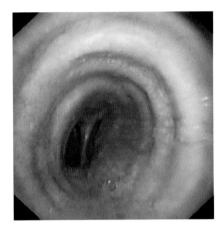

图 12-37　气管下段(术前)

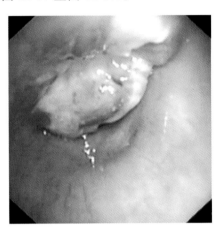

图 12-38　右主支气管(术前)

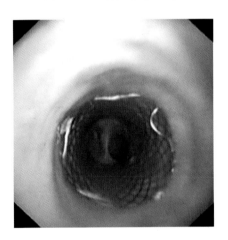

图 12-39　气管下段(术后)

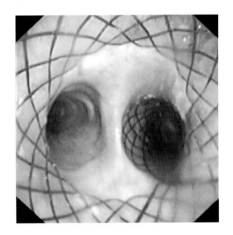

图 12-40　隆突(术后)

病例 12-2

患者,女,40 岁,支气管结核导致左主支气管狭窄,给予左主支气管 Wallstent 支架置入,4 周后取出支架,3 个月后复查支气管镜,左主支气管管腔稳定(图 12-41 至图 12-45)。

病例 12-3

患者,男,63 岁,食管癌放疗术后 3 个月,气管食管瘘,进食后呛咳,给予 Ultraflex 半覆膜支架进行封堵,术后患者呛咳消失,能进少量流食(图 12-46 至图 12-49)。

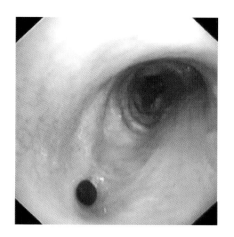

图 12-41　隆突（术前）

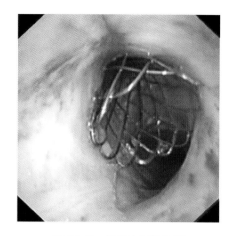

图 12-42　隆突（支架术后）

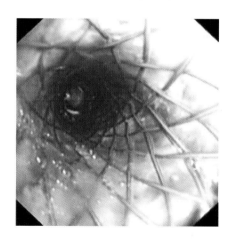

图 12-43　左主支气管（支架术后）

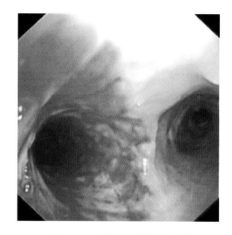

图 12-44　隆突（支架取出后）

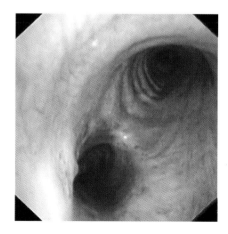

图 12-45　隆突（支架取出后 3 个月）

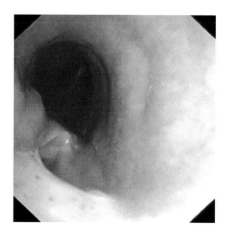

图 12-46　气管上段食管瘘

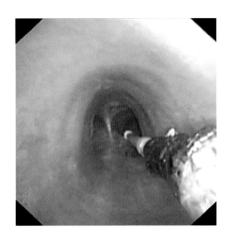

图 12-47　Ultraflex 半覆膜支架置入术

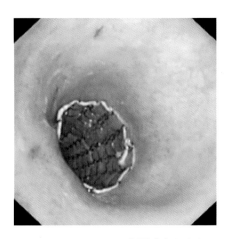

图 12-48　Ultraflex 半覆膜支架上段

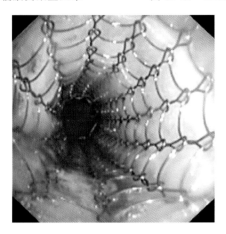

图 12-49　Ultraflex 半覆膜支架中段

病例 12-4

　　患者,男,68 岁,食管癌术后 7 年复发,气道狭窄,呼吸困难,收住 RICU 行气管插管呼吸机辅助通气,与患者家属沟通,患者家属拒绝行外放疗,遂给予西格玛放射性[125]I 粒子覆膜支架置入,术后拔除气管插管,术后第三天出院(图 12-50 至图 12-53)。

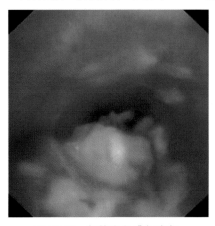

图 12-50　气管中段膜部隆起

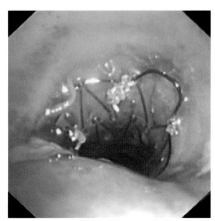

图 12-51　西格玛粒子支架上段

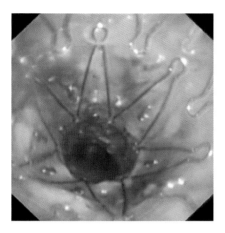

图 12-52 西格玛粒子支架中段 　　图 12-53 西格玛粒子支架下段

病例 12-5

患者,男,81 岁,隆突肺鳞癌,综合治疗 3 年后肿瘤复发,给予西格玛 Y 形粒子支架置入,术后随访恢复良好(图 12-54 至图 12-59)。

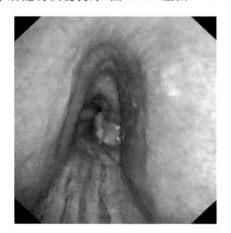
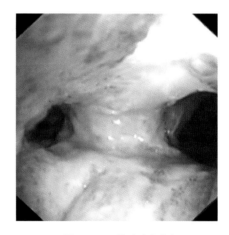

图 12-54 气管下段(术前) 　　图 12-55 隆突(术前)

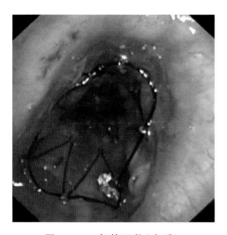
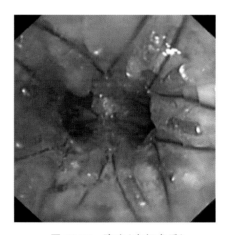

图 12-56 气管下段(术后) 　　图 12-57 隆突(支架术后)

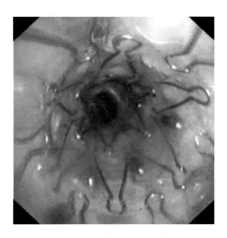

图 12-58　左主支气管(术后)

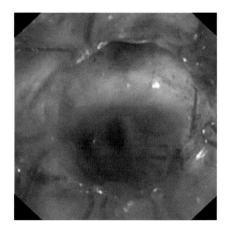

图 12-59　右主支气管(术后)

病例 12-6

　　患者,男,51 岁,车祸伤行气管插管后,气管上段狭窄,多次给予电刀切开,球囊扩张及冷冻治疗,疗效维持半个月后气管仍狭窄,给予硬镜下硅酮支架置入,术后气管未见狭窄(图 12-60 至图 12-65)。

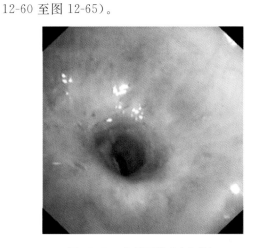

图 12-60　声门下狭窄(术前)

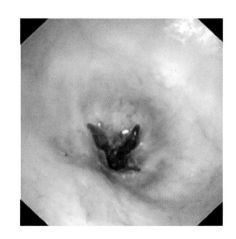

图 12-61　电刀切开

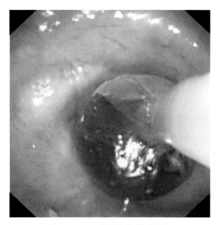

图 12-62　高压球囊扩张

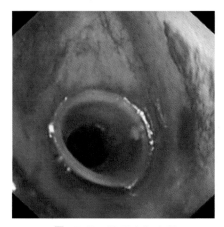

图 12-63　硅酮支架上段

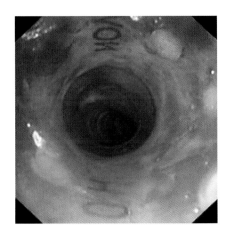

图 12-64　硅酮支架中段

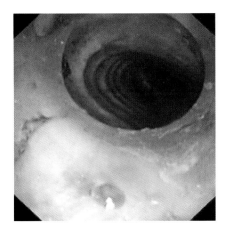

图 12-65　硅酮支架下段

病例 12-7

患者,男,65 岁,食管癌放化疗术后,呼吸困难,胸部 CT 发现气管上段狭窄,气管下段溃疡,支气管镜下发现气管上段肿瘤浸润生长导致气管狭窄,气管下段肿瘤呈溃疡性改变,近穿孔,呈气管食管瘘,给予 Y 形硅酮支架置入(图 12-66 至图 12-69)。

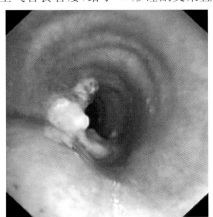

图 12-66　气管上段(术前)

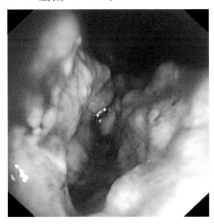

图 12-67　气管下段(术前)

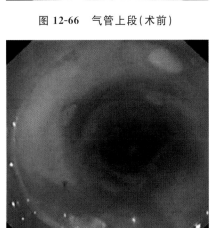

图 12-68　气管上段(支架术后)

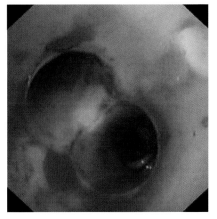

图 12-69　隆突(支架术后)

参 考 文 献

[1] Wallace M J, Charnsangavej C, Ogawa K, et al. Tracheobronchial tree：expandable metallic stents used in experimental and clinical applications(work in progress)[J]. Radiology,1986,158(2):309-312.

[2] 李强.气管及支气管支架的临床应用[J].中华结核和呼吸杂志,2003,26(7):393-395.

[3] 柯明耀.经可弯曲支气管镜实用介入治疗技术[M].厦门:厦门大学出版社,2011.

（官　莉　高宝安）

（校核：王美佳）

第十三章 支气管热成形术

第一节 哮喘的背景

哮喘目前已经成为影响生活的常见慢性疾病之一,成为一个世界性的公共卫生问题。全球有超过 3 亿人患哮喘,在美国有超过 2500 万哮喘患者,平均每年有近 50 万人住院。在我国大约有 3000 万哮喘患者,因此哮喘现状不容乐观。

作为一种慢性疾病,哮喘有以下特点:①气道炎症;②气道高反应性;③支气管收缩;④支气管黏液分泌增多。针对以上机制,哮喘的规范治疗要实现以下目标:①控制哮喘发作的次数;②控制哮喘发作的严重程度;③控制哮喘对肺功能造成的不可逆的损伤。以上目标通常可通过使用控制性药物完成,如使用 ICS、LABA。当然我们也希望尽量减少哮喘急性发作时患者对短效 β 受体激动剂的需要。尽管大多数患者可通过规范使用以上药物控制哮喘,仍有 5%～10% 患者有严重的持续性哮喘。这不但对于个人而言,生活质量下降,医疗花费增加,而且对于社会而言是一个沉重的负担。一项来自美国的针对哮喘患者的调查显示:哮喘患者平均每人每年总花费 4912 美元,其中直接花费 3180 美元,包括药费(为最大支出)1605 美元(50%),住院费用 463 美元(15%),门诊费用 342 美元(11%)等;间接花费 1732 美元,包括失业损失 1062 美元(61%),旷工损失 486 美元(28%)等。而根据哮喘严重程度不同,花费也有显著差异:轻度哮喘平均每人每年花费 2646 美元,中度哮喘平均每人每年花费 4530 美元,重度哮喘平均每人每年花费 12813 美元。因此对于严重、持续性发作的哮喘患者,迫切需要一项新的治疗手段。在最大限度地采用药物治疗情况下哮喘的控制仍然不理想时,对此类患者而言,支气管热成形术无疑成为一种安全有效的新型非药物治疗手段。

第二节 支气管热成形术

一、支气管热成形术(BT)与气道平滑肌(ASM)

对于大于 18 岁的经过 ICS、LABA 治疗仍无法控制的严重哮喘患者,支气管热成形术(bronchial thermoplasty,BT)可作为药物治疗的补充手段,BT 是美国 FDA(the Food and Drug Administration)为严重哮喘患者批准的第一种非药物治疗手段,其安全性及有效性也通过多项大型随机、双盲、对照临床试验所证实。哮喘发作机制中的核心环节(图 13-1)是气道平滑肌(airway smooth muscle,ASM)质量增加、收缩力增强,导致气管压力增加,气道阻力增大,哮喘发作严重程度因此增加。BT 通过支气管镜对可视气道提供射频能量,控制温

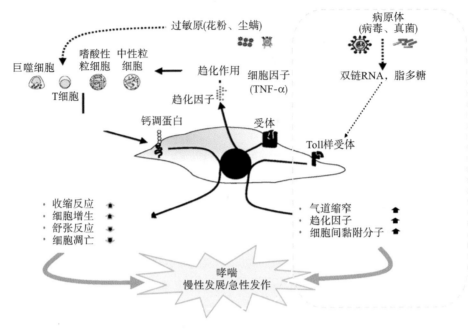

图 13-1　哮喘发病机制

度于 65 ℃,选择性消融 ASM 10 s,从而减少过度增生的 ASM,使得哮喘发作时气道收缩减弱。

对于 BT 的作用机制,目前有很多假设,但尚未得到完全证实。对正常人而言,远端气道(直径小于 2 mm)占据了 10% 的总气道阻力,而哮喘患者从可视气道到更远端都有持续性炎症,从而导致了气道阻力的增加,而远端气道阻力是哮喘气道阻力的主要原因,与气道高反应性有密切关系。有报道强调,哮喘患者远端气道阻力主要是由 ASM 贡献,严重哮喘患者 ASM 增加,使得远端气道阻力增加,进而导致气道高反应性和持续性气流受限。而 BT 后 ASM 减少,不仅由犬模型(图 13-2)证实,而且 BT 后 1~3 周,非哮喘患者肺叶切除术活检(图 13-3)也证实了该观点。但因为动物的体内环境与人类是有差异的,故 BT 在人体气道所对应的气道高反应性是否下降尚未被证实。

另有假说提示:在体外环境下,温度可影响 ASM 的收缩程度。在 55 ℃时,由乙酰胆碱诱发的支气管平滑肌收缩受到抑制(图 13-4),而 β 受体激动剂对其舒张功能无影响,这意味着 BT 选择性影响了 ASM 细胞的收缩性。但仍不清楚体外机制是否适用于体内环境。还有一种机制考虑 BT 引起 ASM 细胞释放炎症介质减少,从而引起气道上皮、神经末梢和气管黏膜内炎症细胞功能的改变。有报道提示,气道上皮下层的 I 型胶原层沉积增厚是哮喘患者气道重塑过程中主要特征之一,BT 术后黏膜下层的 I 型胶原层厚度在 3 周时由 (6.8 ± 0.3) μm 减少至 (4.3 ± 0.2) μm,$p<0.0001$(图 13-5),逆转气道重构可能是 BT 作用机制之一。更令人鼓舞的是,早期的动物试验证明,选择性的 ASM 丧失,并不会引起特发性纤维化、支气管上皮损伤、气道重构等不良反应。而通过 BT 在世界范围内不断开展,其安全性及有效性也已被随后的 3 个随机临床试验(AIR、RISA、AIR$_2$)所证实。

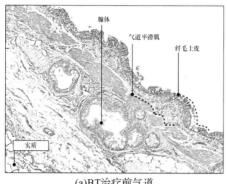

(a)BT治疗前气道　　　　　　　(b)BT治疗后气道(65℃)

图 13-2　犬模型

注:BT 治疗 3 个月后较治疗前 ASM 减少;治疗后实质、腺体、纤毛上皮正常。

(引自:Danek,J Appl Physiol(1985),2004.)

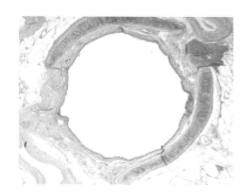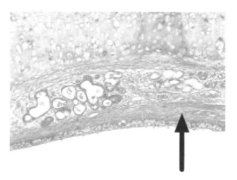

图 13-3　肺叶切除术研究

注:BT 术后 20 天,箭头处 ASM 明显减少。

(引自:Miller,Chest,2005.)

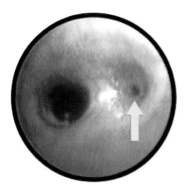

图 13-4　乙酰胆碱激发实验

注:实验中,BT 治疗后支气管(左侧)仍然可以保持舒张状态;未治疗气道(箭头处)同等程度收缩。

(引自:Cox,Eur Respir J,2004.)

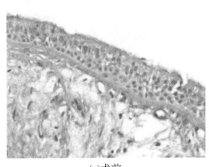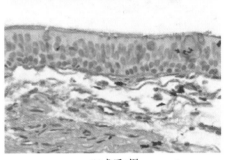

(a)术前   (b)术后3周

图 13-5   BT 术后 3 周 I 型胶原层厚度较术前减少

（引自：Chakir，Ann Am Thorac Soc，2015.）

二、BT 的设备及要求

（一）设备

目前可供使用的设备为 ALAIR 支气管热成形系统。它包括 460 kHz 的多极射频发射装置（控制器）（图 13-6）、脚踏选择开关、返回电极和可加热篮状导管（图 13-7）。导管包括顶端 4 个可张开的电极臂和近端带可按压制动器的手柄。导管是无菌、一次性的，直径约 1.5 mm。要求配套使用外径 4.9～5.2 mm、工作通道至少 2 mm 的支气管镜。外径过大的支气管镜由于可能无法进入应当处理的小气道，故不推荐使用。导管远端设计成 4 个可张开的电极臂以便与 3～10 mm 直径的气道壁相接触，而近端的制动器用来连接返回电极（常置于患者背部或大腿上）与脚踏选择开关。术者通过按压导管近端的制动器来控制导管远端电极臂的张开与收拢。踩放脚踏选择开关 1 次，可将持续 10 s 的射频能量由导管电极臂传递到气道，构成一次"激活"。控制器的作用是控制能量大小、持续时间，以向气道传递合适的射频能量。

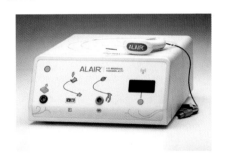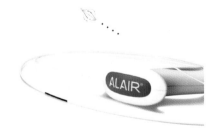

图 13-6   多极射频发射装置   图 13-7   可加热篮状导管

（引自：Sheshadri，Clin Chest Med，2013.）   （引自：Sheshadri，Clin Chest Med，2013.）

（二）适应证与禁忌证

1. 适应证：①年龄 18～65 岁；②严重持续哮喘（哮喘症状持续全天或几乎整个夜间；每天多次使用短效 β 受体激动剂；大多数日常活动受限）；③日常使用高剂量 ICS 或 LABA；④使用支气管舒张剂前 $FEV_1 < 60\%$（基线）预计值或使用支气管舒张剂后 $FEV_1 > 65\%$（基

线)预计值。

2. 禁忌证：①麻药过敏；②植入起搏器；③其他不稳定性疾病，如心肌梗死、癫痫、肿瘤等；④支气管镜禁忌证；⑤正服用免疫抑制剂、抗凝药；⑥感染或哮喘急性期。

三、BT 手术要点

(一) 术前

1. 患者评估：①有无基础性疾病；②符合适应证，排除禁忌证；③告知患者手术的必要性及其风险，请患者或家属签署知情同意书。

2. 术前准备：①禁食、禁饮 4 h，以避免误吸；②测量血压、心率、指脉氧，确保生命体征稳定；③建立静脉通道。

3. 术前用药：

①激素：为减少 BT 手术对气道黏膜造成的损伤及局部水肿，根据国际 BT 手术操作指南，需要在术前 3 天至术后 1 天(共 5 天)使用 50 mg/天的泼尼松。由于我国患者的平均体重指数小于欧美国家及为避免激素用量过大导致糖尿病及股骨头坏死等并发症，可选用的给药方案为术前 2 天至术后 2 天(共 5 天)给予 30～40 mg/天的泼尼松。

②短效支气管扩张剂：为抑制支气管痉挛及黏液分泌，通常于手术当天给予"沙丁胺醇＋异丙托溴铵"雾化吸入和阿托品(0.6 mg)肌内注射。也可进行改进，于术前 1 h 使用长托宁(盐酸戊乙奎醚注射液)以抑制气道分泌，临床实践效果好，不良反应少。

(二) 术中

1. 手术麻醉：为了患者能适应，目前一般推荐于全麻下经喉罩行支气管镜腔内介入治疗。同时为防止气道着火，供氧不应超过 40％FiO$_2$。

2. 镇静：由于 BT 手术时间较普通支气管镜下操作时间更长，持续 45 min～1 h，镇静药的用量也较大。常用咪达唑仑及芬太尼。其优点是起效快，作用强，安全范围广，易纠正其反应。但因为用量大，也需要注意其不良反应。咪达唑仑的副作用有嗜睡、镇静过度、头痛、呼吸抑制、血压下降，偶有局部血栓性静脉炎，如有过量，应注意监测生命体征，并使用苯二氮䓬类受体拮抗剂氟马西尼。芬太尼常见不良反应有眩晕、恶心、呕吐，胆道括约肌痉挛，肌肉僵直，呼吸抑制等，可用纳洛酮拮抗。为减轻咽反射，支气管镜操作还需采用局部麻醉，常用 2％利多卡因，通常在声带水平给予 3 等份 2 mL 2％利多卡因，再沿气道、隆突、支气管主干给予 2 mL，操作过程中可酌情再给予 2 mL。

3. 手术操作次数(图 13-8)：为了降低风险，避免哮喘恶化及气道水肿，BT 手术需进行 3 次，每两次之间间隔 3～4 周。

4. 手术操作范围(图 13-9)：除右中叶外所有可进入的直径 3～10 mm 的气道。术者应仔细观察支气管树挂图，制订系统的方案，以确保所有可能的气道均被处理。

处理顺序：第一次右下叶，第二次左下叶，最后一次双上叶。应避免操作右中叶，以防右中叶综合征造成气道塌陷。有趣的是，法国两个中心进行的独立研究显示：中叶没有治疗但平滑肌面积也减少了(图 13-10)。

除此以外，由远及近处理气道，以保证直径 3 mm 以上气道的处理有且仅有一次，做到不重复、不遗漏(图 13-11、图 13-12)。

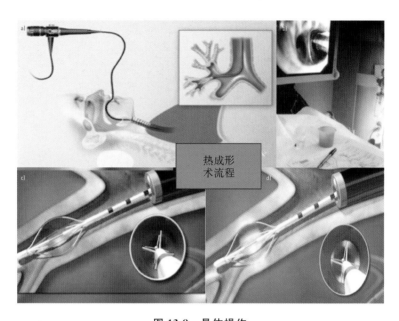

图 13-8 具体操作

(引自:Dombret,Eur Respir Rev,2014.)

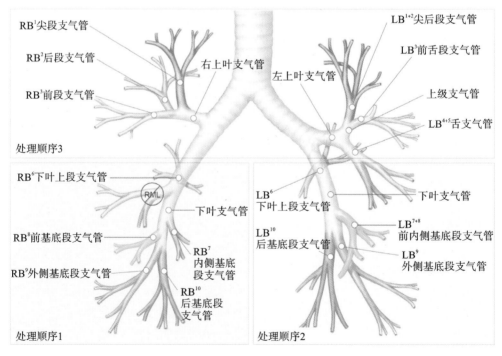

RB¹尖段支气管

RB²后段支气管

RB³前段支气管

右上叶支气管

左上叶支气管

LB¹⁺²尖后段支气管

LB³前舌段支气管

上级支气管

LB⁴⁺⁵舌支气管

处理顺序3

RB⁶下叶上段支气管

RML

下叶支气管

RB⁸前基底段支气管

RB⁹外侧基底段支气管

RB⁷内侧基底段支气管

RB¹⁰后基底段支气管

处理顺序1

LB⁶下叶上段支气管

下叶支气管

LB¹⁰后基底段支气管

LB⁷⁺⁸前内侧基底段支气管

LB⁹外侧基底段支气管

处理顺序2

图 13-9 处理范围(除右中叶外)

(引自:Sheshadri,Clin Chest Med,2013.)

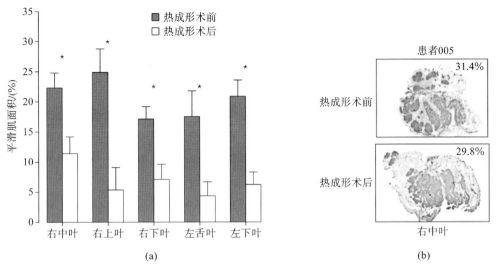

图 13-10 BT 治疗前后各肺叶 ASM 变化

注:(a)10 名患者中有 7 名患者的右上叶、右下叶、左舌叶、左下叶经 BT 治疗后气道平滑肌面积较治疗前明显减少,分别减少 78.5%、58.1%、75% 和 70%;未经 BT 治疗的右中叶平滑肌面积也明显减少 48.7%。

(b)10 名患者中有 3 名患者其余肺叶经 BT 治疗后右中叶平滑肌面积未有明显统计学变化,其中编号为 005 的患者 BT 治疗前右中叶平滑肌面积为 31.4%,治疗后为 29.8%。

(引自:Marina Pretolani,Am J Respir Crit Care Med,2014.)

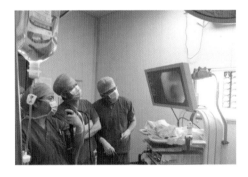

图 13-11 支气管热成形术中

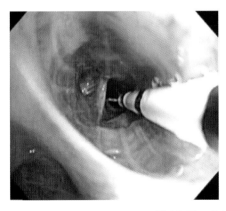 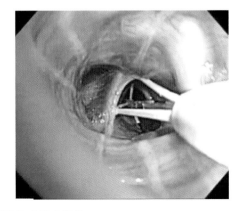

图 13-12 支气管热成形术操作

5. 手术具体步骤(图 13-13)。

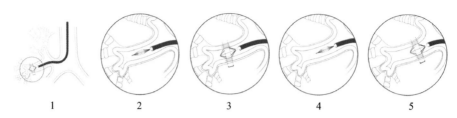

图 13-13　支气管热成形术操作流程

(引自:Sheshadri,Clin Chest Med,2013.)

①到达:支气管镜进入靶支气管。②定位:导管进入支气管镜工作通道,保证其最末端刻度线出现在视野内。注意:不能扭曲导管,以免阻碍电极臂定位。若气道内分泌物较多,需使用吸引器经支气管镜将分泌物吸出,以防气道壁黏附的较多分泌物阻碍电极臂定位。③贴壁:定位后按下制动器,使导管远端紧密接触气道。④传递能量:踩放脚踏选择开关,以使射频能量通过电极臂传递至所贴气道壁,此时控制器会发出"嘟嘟"响声,提示贴壁成功。

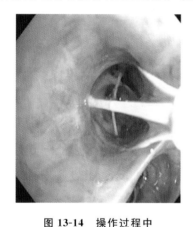

图 13-14　操作过程中

注:注意温度控制在 65 ℃,每次能量释放时间为 10 s。

(引自:Sheshadri,Clin Chest Med,2013.)

若贴壁不好,控制器会发出异常响声,此时术者应将导管向上回退一个刻度(约5 mm),以避免在同一部位重复烧灼,从而出现术后支气管扩张等不良反应;若错位(如患者突发剧烈咳嗽),系统会自动停止激活以确保患者安全。⑤移动:控制器传递射频能量结束后,电极网收拢,按导管轴标志将导管向近端拉 5 mm,并重复上述操作。

6. 手术注意事项:所有计划的气道处理完毕耗时 45 min~1 h,激发约 100 次。操作过程中温度控制在 65 ℃,每次能量释放时间为 10 s (图13-14)。若患者于手术期间出现肺部感染或哮喘急性发作,应推迟 BT 手术。

(三)术后

1. 术后禁食、禁饮 3 h。

2. 密切监护,心电监护24 h;由于不良反应多发生于1周内,术后1周内需使用激素,并于术后24 h、48 h、7 天再次评估。

四、并发症

1. 麻醉药物过敏:表现为胸闷、呼吸困难、血压下降、支气管痉挛等。应于术前密切询问过敏史,术中分次给予小剂量麻药;若已经发生过敏,应及时抢救;给予吸氧、输液,使用肾上腺素、地塞米松,必要时进行气管插管。

2. 出血:可能由于气管中导丝扩张造成黏膜损伤。应于术前完善凝血功能,操作轻柔。必要时进行抢救,局部给予 1∶10000 肾上腺素 5 mL,在出血部位用冰无菌生理盐水、凝血酶,静脉或肌内注射止血药。

3. 低氧：由于在全麻下使用喉罩联合呼吸机辅助通气的条件下操作，因此低氧血症发生率极低。若采用局麻下经鼻支气管镜操作，通常患者血氧分压下降 $10\sim20$ mmHg。若采用后者，应在检查前仔细评估，若肺功能差，应避免使用镇静剂，检查期间给予吸氧，并尽量缩短检查时间。

4. 感染：可能由于患者本身感染，或支气管镜消毒不彻底引发。应评估患者有无基础疾病，若有肺部感染，检查前后应使用抗生素；支气管镜应严格消毒，并定期检查。

5. 心脏并发症：患者原有心脏疾病，或麻醉不佳时强烈刺激引起心搏骤停。首先术前应严格把握适应证，禁忌严重心律失常、大面积心肌梗死；其次做好表面麻醉，操作轻柔。

6. 气道软骨及神经受损：操作过深时可导致损伤，进而使气道壁塌陷，严重时闭锁，故操作不宜过深。

五、预后

BT 对于中重度哮喘的改善已被 3 个随机临床试验（AIR、RISA、AIR$_2$）所证实。以上 3 个试验都证明了 BT 一年后的安全性。其中，针对 BT 的第一个随机临床试验 AIR 以仅规范用药（ICS、LABA）为对照组，规范用药＋BT 为实验组，得到以下结论：①与基线相比，哮喘恶化率在 BT 组下降，而对照组不变；②在 12 个月时，用药更少的情况下，BT 组在 AQL 分数、ACQ 分数及无症状时间等方面获益更明显。此外，另一项随机、双盲、对照试验 AIR$_2$ 中，在 BT 治疗后一段时间（第一次 BT 到最后一次 BT 结束后的 6 周，共 12 周），BT 组与对照组相比，哮喘恶化率下降 32％，急诊率下降 84％，住院率下降 73％，旷工/旷课率下降 66％。

由于 BT 的短期疗效和安全性已被上述多项随机临床试验所证实，人们对于其长期预后也更为关注，而之前的研究也陆续有 5 年以上的追踪观察结果。第一个轻中度哮喘的临床队列研究证实了 5 年 BT 安全性，AIR 组通过对中重度哮喘患者 BT 后长达 5 年的随访，基于副作用事件报告的临床合并症的缺失及稳定的肺功能（无 FEV$_1$ 下降）证实了 BT 的安全性。此外，RISA 试验中最严重的哮喘小组在 5 年随访后显示：①胸片无重要改变；②FEV$_1$ 无下降；③因哮喘恶化所致住院率下降，从而进一步证实了 BT 的长期安全性。目前 BT 已经广泛开展，截至 2016 年 5 月，约覆盖全球 32 个国家近 500 个中心超过 5000 名患者，约 14000 次操作。可以期待，未来 BT 的使用会更为普及。

第三节　病　例　分　析

一、病史资料（病例 13-1）

1. 患者，女，21 岁。
2. 因"反复胸闷、喘息 10 余年，再发 1 个月"入院。
3. 既往曾因哮喘急性发作行气管插管及气管切开术。
4. 体格检查：双肺呼吸音粗，可闻及散在哮鸣音。入院后完善。
5. 辅助检查。

（1）肺功能：①极重度阻塞性肺通气功能障碍（FEV$_1$/FVC 为 28.81％、FEV$_1$ 占预计值 26.8％）；②呼吸阻力增加；③最大通气量重度下降（MVV 占预计值 39.3％）；④患者 FEV$_1$

呈进行性下降,最后由 1.39 L 降低至 0.89 L;⑤支气管舒张试验阳性。

(2)胸部 CT(图 13-15):①双肺改变,结合病史,考虑为哮喘所致;②左上叶及右下叶少许感染;③右下叶支气管内黏液栓形成;④左上叶纤维条索灶;⑤纵隔淋巴结增多;⑥前纵隔软组织密度影,考虑为未退化胸腺。

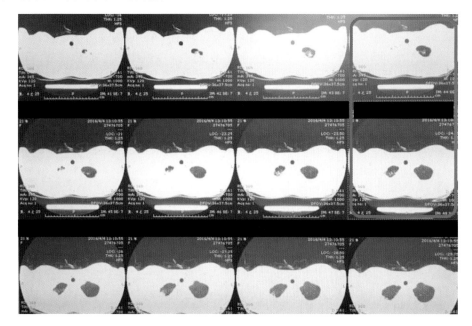

图 13-15　患者胸部 CT 平扫

二、治疗经过

(一) 术前

围绕是否行 BT 手术激烈讨论。

1. 手术风险:①患者 FEV_1 占预计值百分比太低,不符合国际指南适应证;②左上叶陈旧性肺结核病灶如何处理。

2. 手术必要性:①患者为严重持续性哮喘,生活严重受影响;②考虑该患者气道应激较强,PFR(peak flow rate)高,一般认为,PFR 越高,平滑肌所起作用越大。此符合 BT 手术治疗哮喘原理。

(二) 术中

1. 为避免术后感染,术前 1 h 使用长托宁,严格控制手术时间,尽量缩短手术时间;术后4 天患者出现肺部感染,立即再次行支气管镜检查,发现手术区域大量黏液栓形成,于支气管镜下吸取,并予以地塞米松及庆大霉素。

2. 考虑左上叶陈旧性肺结核,不进入左肺固有叶前段、尖段、后段等亚段,只在大的开口处治疗,以避免远端组织结构变形导致术中大出血。

(三) 术后

患者恢复可,FEV_1 占预计值百分比增加至 50.9%(图 13-16),较前明显好转,目前仍在随访中。

肺通气功能检查报告

姓名:		性别:	女
ID:		测试号:	20160412-8
身高:	166 cm	体重:	51 kg
年龄:	22 Years		

		预计值	实测值	实/预
Date			16-8-09	
Time			10:41:15	
VC MAX	[L]	3.86	4.45	115.5
MV	[L/min]	7.29	14.55	199.6
ERV	[L]	1.37	1.61	117.5
IC	[L]	2.53	2.85	112.3
VT	[L]	0.36	1.02	280.9
BF	[1/min]	20.00	14.21	71.1
FVC	[L]	3.81	4.45	116.8
FEV 1	[L]	3.33	1.69	50.9
FEV 1 % FVC	[%]	83.73	38.05	45.4
FEV 1 % VC MAX	[%]	84.35	38.05	45.1
PEF	[L/s]	7.27	4.23	58.2
MEF 75	[L/s]	6.32	1.52	24.0
MEF 50	[L/s]	4.60	0.70	15.2
MEF 25	[L/s]	2.23	0.27	12.0
MMEF 75/25	[L/s]	4.14	0.58	14.1
FVC IN	[L]	3.86	4.29	111.3
FEV 3	[L]		2.93	
FEV6	[L]		3.70	
FIV1	[L]		3.28	
PIF	[L/s]		3.65	
FEF50 % FIF50	[%]		21.25	
MVV	[L/min]	119.31	60.37	50.6
FEV 1*30	[L/min]	119.31	50.84	42.6

结论:
1. 中重度阻塞性肺通气功能障碍。
2. 最大通气量中度下降。

图 13-16　患者术后肺功能

注:FEV₁占预计值百分比为50.9%。

数字资源

视频 13-1

参 考 文 献

[1] Yang I V, Lozupone C A, Schwartz D A. The environment, epigenome, and asthma [J]. J Allergy Clin Immunol, 2017, 140(1): 14-23.

[2] Laxmanan B, Egressy K, Murgu S D, et al. Advances in Bronchial Thermoplasty [J]. Chest, 2016, 150(3): 694-704.

[3] 陈正贤. 介入性肺病学[M]. 2 版. 北京:人民卫生出版社, 2011.

[4] Cox P G, Miller J, Mitzner W, et al. Radiofrequency ablation of airway smooth muscle for sustained treatment of asthma: preliminary investigations[J]. Eur Respir J, 2004, 24(4): 659-663.

[5] Fajt M L, Wenzel S E. Development of New Therapies for Severe Asthma[J]. Allergy Asthma Immunol Res, 2017, 9(1): 3-14.

［6］ Danek C J，Lombard C M，Dungworth D L，et al. Reduction in airway hyperresponsiveness to methacholine by the application of RF energy in dogs［J］. J Appl Physiol(1985)，2004，97(5)：1946-1953.

［7］ Miller J D，Cox G，Vincic L，et al. A prospective feasibility study of bronchial thermoplasty in the human airway［J］. Chest,2005,127(6)：1999-2006.

［8］ Dombret M C，Alagha K，Boulet L P，et al. Bronchial thermoplasty：a new therapeutic option for the treatment of severe，uncontrolled asthma in adults［J］. Eur Respir Rev，2014,23(134)：510-518.

［9］ Chakir J，Haj-Salem I，Gras D，et al. Effects of Bronchial Thermoplasty on Airway Smooth Muscle and Collagen Deposition in Asthma［J］. Ann Am Thorac Soc,2015,12 (11)：1612-1618.

［10］ Sheshadri A，Castro M，Chen A. Bronchial thermoplasty：a novel therapy for severe asthma［J］. Clin Chest Med,2013,34(3)：437-444.

（张惠兰）

（校核：王美佳）

第十四章　硬质胸腔镜

第一节　硬质胸腔镜的设备

一、硬质胸腔镜器械

临床上常用的胸腔镜有硬质胸腔镜和软质胸腔镜两种。本部分主要介绍硬质胸腔镜设备，以德国 Karl Storz 公司的 26034 V 型硬质胸腔镜为例。

硬质胸腔镜可分为单穿刺硬质胸腔镜和双穿刺硬质胸腔镜。胸腔镜主要用于胸膜疾病的诊断，多选用单穿刺硬质胸腔镜。单穿刺硬质胸腔镜的光学望远镜与硬质器械通道集中于一根金属管中。在胸部经皮肤切口后将单穿刺硬质胸腔镜插入胸腔，既可观察病变，又能进行手术操作。单穿刺硬质胸腔镜创伤小，操作容易、安全。但是由于单穿刺硬质胸腔镜内含有光学系统，器械通过的直径受到限制，最大不超过 5 mm，所以不能切除较大病灶或组织肿块。此外，手术器械是通过一个与光轴相平行的通道插入，因此胸腔镜的切口附近及其水平投影的部分壁层胸膜成为盲区。双穿刺硬质胸腔镜是将光学望远镜与手术器械分开，光学望远镜从胸部切口插入后只供检查，手术器械通过胸部另一切口安置的套管进行操作。由于可变换不同角度（如前视、斜视或侧视）的光学望远镜基本上没有盲区，可用于较大、较复杂的胸腔内手术。双穿刺硬质胸腔镜主要由外科医生操作。

硬质胸腔镜是将光束、目镜及活检通道全部集中于一根金属管中，主件主要包括套管针、内鞘管、目镜/胸腔镜、硬质活检钳等。套管针包括套管鞘和套管针芯（图 14-1）。套管鞘为一中空鞘管，可用于建立胸腔内外通道，便于目镜进出胸腔。套管鞘最佳直径为 5～7 mm，太粗容易压迫肋间神经引起胸壁疼痛，太细则视野过小不便探查胸腔全貌。套管鞘长度一般为 10 cm，便于操作。套管鞘有侧孔阀门，用于检查过程中抽吸胸腔积液和向胸腔内注入气体压迫肺组织。套管鞘鞘内有单向活瓣样硅树脂叶片阀，可保证器械自由进出胸腔，且气体不会逸出。套管鞘鞘管内覆以绝缘组织，以免电灼时损伤胸壁组织。

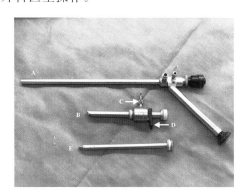

图 14-1　单穿刺硬质胸腔镜
A—硬质胸腔镜；B—套管鞘；C—套管鞘的侧孔阀门；
D—套管鞘的硅树脂叶片阀控制手柄；E—套管针芯

二、硬质胸腔镜辅助物品

1. 消毒手术衣、消毒手术铺巾。
2. 手术刀、缝线、敷料、注射器(图 14-2)。
3. 各种手术钳、持针器(图 14-2)。
4. 塑料吸引管、胸腔引流管、胸腔闭式引流瓶。
5. 消毒时固定放置胸腔镜的网篮(图 14-3)。

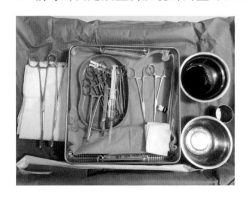

图 14-2　手术所需器械

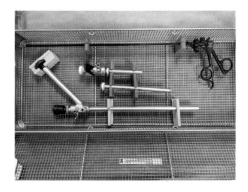

图 14-3　用于运输、消毒胸腔镜的网篮

第二节　硬质胸腔镜检查技术

一、人工气胸的建立

只有在肺和胸壁之间有足够的空间,才能使胸腔镜能在胸腔内随意移动并观察到所有重要的部位,同时减少肺损伤的概率。相比软镜,硬质胸腔镜对于空间的要求更为严格,理想的状况是肺与胸壁之间的距离至少是 10 mm,这就要求大部分或者全部的肺必须与胸壁分离。为此,首先必须建立人工气胸。

患者取坐位,皮肤常规消毒后,用 2% 利多卡因逐层浸润麻醉,麻醉满意后置入胸膜穿刺针到胸腔内,抽出液体,再注入等量的空气,空气经 16 层无菌纱布过滤。注入的气体量以 800 mL 以上为宜,不应低于 300 mL。拍摄胸片确认人工气胸制作成功并选择胸腔镜的穿刺部位。若患者已经肋间置入小口径引流管引流胸腔积液,也可直接经引流管抽液后再注入等量空气。建议人工气胸最早提前 1 h 进行,若胸片结果提示气体量不足,也可在胸腔镜检查前再注入部分气体。

为了测量进入胸腔的空气量,建议使用测压设备。胸腔内的压力必须保持是负值,因为正压状况下可能导致纵隔移位,影响心脏血流,增加气体栓塞等严重并发症的发生率。

Hersh 等报道经胸壁超声选择穿刺点置入套管既安全有效,又不需要术前建立人工气胸,同时节省胸部 X 线检查的时间。因此认为,超声定位穿刺进针可以替代胸腔镜前的人工气胸。

二、患者体位的选择

患者通常取侧卧位,健侧朝下,健侧下肢伸直,患侧下肢屈曲呈 $90°$,患侧上肢举高环抱头部。可在健侧胸壁下面垫上垫子以增大肋间隙,便于肋间隙的定位和胸腔镜旋转。嘱咐患者摆好体位并保证在舒适的姿势,胸腔镜操作过程中患者应尽可能减少活动。

内科硬质胸腔镜需双人操作,其中一人面对患者,另一人在工作台的另一侧。跟台护士注意监测患者脉搏、呼吸、动脉血氧饱和度以及总体状况,另需一巡回护士进行传递手术器械等外围操作。需预先准备静脉留置针,为抢救提供紧急通道。

三、穿刺点的选择

患者在进行胸腔镜操作前必须进行胸部B超检查。患者取胸腔镜体位,用B超探头检查拟穿刺部位有无大的分隔或粘连带。具体穿刺点的选择根据不同的情况而定:胸腔积液的患者多选择第5、6、7肋间隙为穿刺点,当考虑转移性胸膜肿瘤或者间皮瘤时,建议穿刺第6、7肋间隙,以便于观察横膈和肋沟,有利于胸膜病变的活检;自发性气胸的患者多选择第3、4肋间隙为穿刺点,因为脏层胸膜漏气口经常在上叶(图14-4)。

某些情况下,如果胸部CT扫描的结果显示胸膜病变靠近上述常见穿刺点,那就应该选择在胸膜病变的对应面或者面对胸膜病变进行穿刺,以利于观察和活检胸膜。具体而言,后胸壁的病变,应选择腋前线;前胸壁的病变,应选择腋后线。

四、硬质胸腔镜操作的要点

(一) 选择穿刺点、局部麻醉

皮肤消毒,穿刺点给予2%利多卡因5～20 mL局部麻醉,疼痛明显者可肌内注射哌替啶或静脉给予咪达唑仑镇静。进行心电图、血压、血氧饱和度的监测,保持患者自主呼吸良好。

(二) 皮肤切口、置入胸腔镜

局部麻醉成功后,用解剖刀在所选择的肋间隙中间并与肋间隙平行处切开8～10 mm的皮肤切口。用组织钳钝性分离皮下各层至壁层胸膜(图14-5),为套管针的插入做准备。当感到有突破感,阻力突然消失时意味着已穿透胸膜。置入穿刺套管(图14-6),确认到达胸腔后,拔出套管针芯,套管鞘鞘内有单向活瓣样硅树脂叶片阀,可保证器械自由进出胸腔,且气体不会逸出。将硬质胸腔镜经套管送入胸腔时下压黑色手柄以打开橡皮阀(图14-7)。

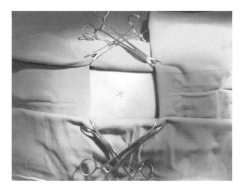

图14-4 穿刺点的选择

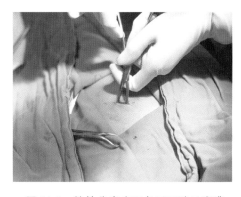

图14-5 钝性分离皮下各层至壁层胸膜

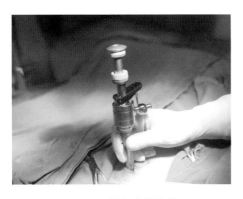

图 14-6　置入穿刺套管

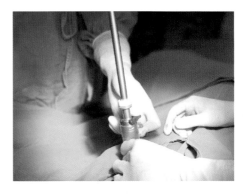

图 14-7　置入硬质胸腔镜时下压黑色手柄

（三）胸腔镜观察顺序

胸腔镜进入胸腔后，按照内、前、上、后、侧、下的顺序观察脏层、壁层、膈胸膜和切口周围胸膜。但由于硬质胸腔镜不易从多角度观察胸膜病变，尤其是胸腔镜的切口附近及其水平投影的部分壁层胸膜经常成为盲区不能被观察到，因此，穿刺前结合胸部 CT 影像和 B 超选择合适的穿刺点尤为重要。

（四）胸膜活检术

硬质胸腔镜由于工作通道较粗，硬质活检钳也相对较大，活检力度显著大于软式胸腔镜所用的活检设备，活检组织也较大，诊断阳性率较高。因此，当考虑恶性胸膜病变可能性大，尤其是胸部 CT 显示胸膜结节病变较大时，建议选择硬质胸腔镜。如果胸膜增厚不明显，为了减少血管出血的风险，建议在肋骨对应的胸膜处活检；如果在壁层胸膜发现多部位的病变，建议在不同的部位活检，以提高诊断阳性率。

（五）留置胸腔引流管引流

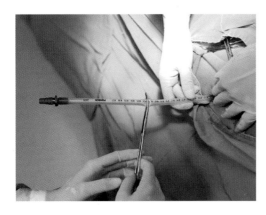

图 14-8　留置胸腔引流管引流

胸腔镜检查结束后，需要在穿刺的部位插入引流管。具体操作是从套管中移出胸腔镜，置入套管针内芯，然后连同套管一起拔出，再置入胸腔引流管，拔出引流管内芯后迅速用血管钳夹闭引流管。一般置入深度为 10 cm 左右，应调整引流管前端使其朝向胸腔上后方向，以便减少与肺表面的摩擦所致的疼痛感（图 14-8）。引流管的另一侧连接胸腔闭式引流瓶，然后松开止血钳，嘱患者咳嗽，观察引流管是否通畅（是否有水柱波动、气泡逸出等）。确认引流管通畅后用缝线将其固定在皮肤上。当 24 h 胸腔引流液体量少于 100 mL，夹闭引流管 24 h，患者无不适感，胸片证实肺复张良好，即可拔除胸腔引流管。

五、硬质胸腔镜检查的适应证和禁忌证

胸腔镜主要用于诊断,同时也进行部分胸腔内治疗。硬质胸腔镜和软质胸腔镜无论是在诊断效率、安全性、滑石粉胸膜固定术的疗效和并发症等方面均没有显著性差异。对于胸膜增厚的患者,倾向于使用硬质胸腔镜取活检以提高诊断阳性率。

硬质胸腔镜检查的适应证:①经无创检查方法不能明确病因的胸腔积液。②肺癌或间皮瘤的分期。③恶性胸腔积液的患者经胸腔镜行滑石粉胸膜固定术。④Ⅰ期和Ⅱ期自发性气胸的局部治疗。

硬质胸腔镜检查的禁忌证:严重胸膜粘连导致的胸腔闭塞是胸腔镜检查的绝对禁忌证。相对禁忌证包括:①出血倾向性疾病者。②严重心肺功能不全者。③低氧血症者。④顽固性咳嗽者。⑤极度衰弱不能耐受胸腔镜操作者。

第三节 硬质胸腔镜检查的并发症及处理

胸腔镜检查的并发症见表14-1。术前结合胸部CT和B超结果选择合适的穿刺点,术中仔细观察患者的病情变化及生命体征,严格进行无菌操作,熟练掌握硬质胸腔镜的使用注意事项和技巧,可以避免不良反应的发生,早期发现并及时处理并发症。

表 14-1 胸腔镜检查的并发症

分类	并发症
术前	气体栓塞、皮下气肿、人工气胸所致的疼痛
	人工气胸导致的呼吸困难
	局麻药物过敏
术中	疼痛
	低氧血症
	低通气
	心律失常
	低血压
	大出血
	损伤肺或其他器官
术后	复张性肺水肿
	疼痛
	术后发热
	伤口感染
	低血压
	脓胸
	皮下气肿
	气胸
	持续漏气
	胸部肿瘤种植转移

气体栓塞是胸腔镜检查术前准备可能发生的严重并发症,发生率 <0.1%。常常因为进行人工气胸时向胸腔注气穿刺定位不准,误将气体注入血管,或者给包裹性积液患者注气时没有注意胸腔内压力的变化,致使胸腔内压力过高,气体进入血管所致。为避免气体栓塞的发生,人工气胸注气前需确保穿刺针位于胸腔内,缓慢注气,并在注气过程中注意胸腔内压力的变化。一旦怀疑发生气体栓塞,应立即停止注气,迅速抽出注入胸腔内的气体,并立即让患者取头低脚高位。

胸腔镜检查术中,套管针进入胸腔时刺激迷走神经可能出现迷走神经反射症状(如血压下降、心律失常等)。置入胸腔镜或活检时产生一过性疼痛,特别是硬质活检钳较大,患者疼痛感更明显。术前给予止痛剂,镜下局部滴入利多卡因可缓解疼痛。

术中出血多发生在进针时损伤肋间动脉,探查时含粗大血管的粘连带被撕裂及胸膜活检后。操作者应熟悉胸腔解剖结构,遇粘连带时忌粗暴撕扯,活检时抵住肋骨以避免损伤肋间动静脉,能减少出血的发生率。活检后出血多数可以自行止血,相对微小的持续出血可以采用电凝止血;需要紧急开胸止血治疗的大出血罕见发生。

疼痛是胸腔镜检查术后最常见的并发症,发生率为24.9%～44.1%,多数患者给予非甾体抗炎药镇痛治疗即可,注意调整胸腔引流管的位置,使其朝向胸腔的后上方可有助于缓解疼痛。胸腔积液吸引后复张性肺水肿的发生率很低。术后发生皮下气肿多是胸腔引流管不通畅及手术切口皮下组织层缝合过松所致。

胸部肿瘤的种植转移是胸腔镜检查后期的并发症,以间皮瘤最为常见,可高达40%。局麻时应避免将胸腔积液和利多卡因的混合物注入胸壁,术后尽早(10～12天)对引流部位进行局部放疗,能大大降低种植的发生率。

胸腔镜作为一项安全、有效的微创诊疗技术,正在被越来越多的呼吸内科医生熟练操作。胸腔镜的广泛应用对于胸腔疾病的病因诊断、气胸和恶性胸腔积液的治疗均具有重要的临床应用价值。对于不明原因的胸腔积液,胸腔镜的诊断阳性率为92.6%,其中对于结核性胸腔积液的诊断准确率更是高达99.1%。取材大、诊断阳性率高是内科硬质胸腔镜的显著特点,当患者胸膜增厚明显时,建议选用硬质胸腔镜以提高诊断效率。我们期待通过进行更多的临床试验来比较硬质胸腔镜和软质胸腔镜的优劣,以利于临床医生选择。

病例 14-1

患者,男,18岁,"咳嗽、呼吸困难1个月余"入院。1个月前逐渐出现咳嗽,以干咳为主,伴活动后呼吸困难,呼吸困难症状逐步加重,遂至当地医院门诊。胸片提示左侧胸腔积液,以"左侧胸腔积液原因待查"收治入院。

查体:左下肺叩诊为浊音,听诊呼吸音消失。

辅助检查:血常规示白细胞 $10.3×10^9/L$,血小板 $233×10^9/L$。血沉为 8 mm/h,C反应蛋白为 43.6 mg/L。肝肾功能正常。血清乳酸脱氢酶 179 U/L。血清肿瘤标志物各项指标正常。HIV抗体阴性。

胸片结果显示纵隔增宽,左侧胸腔积液(图14-9)。胸部CT显示上纵隔和中纵隔肿块影,左侧胸膜增厚,左侧大量胸腔积液(图14-10)。胸部B超显示左侧大量胸腔积液。心脏B超提示心包积液。浅表淋巴结B超结果显示双侧腋窝淋巴结肿大(左21.1 mm×11.4 mm;右15.4 mm×4.4 mm),双侧颈部淋巴结肿大(左18.7 mm×17.1 mm;右12 mm×5.2 mm),双侧腹股沟淋巴结肿大(左16 mm×4.8 mm;右11.3 mm×9.3 mm)。胸腔积液外观为血性,胸腔积液常规示白细胞 $5 \times 10^9/L$(多核细胞比例为 55%,单核细胞比例为 54%)。胸腔积液生化示总蛋白 15.3 g/L,乳酸脱氢酶 721 U/L,腺苷脱氨酶 25 U/L。胸腔积液细胞学示大量淋巴细胞,少量间皮细胞,部分核异质细胞。

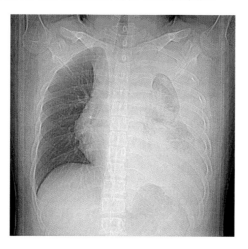

图 14-9 胸片

注:提示纵隔增宽,左侧胸腔积液。

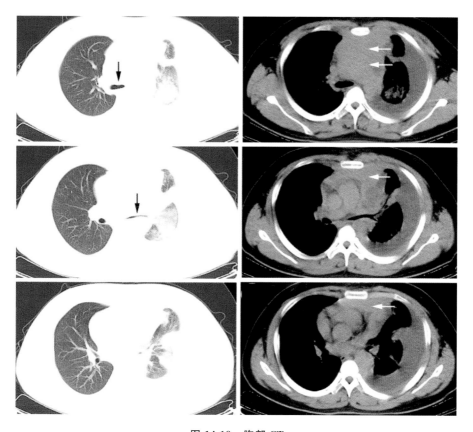

图 14-10 胸部 CT

注:显示上纵隔和中纵隔肿块影,左侧胸膜增厚,左侧大量胸腔积液。

内科硬质胸腔镜镜下见壁层胸膜广泛充血，表面密集分布白色结节（图 14-11）。免疫组化结果显示 CD20（－），CD3（＋），CD21（residual FDC＋），Ki67（30％＋），末端脱氧核苷酸转移酶（＋），CD99（＋），病理诊断为"T 淋巴母细胞性淋巴瘤"（图 14-12）。

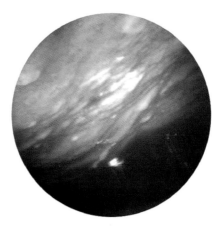

图 14-11　内科硬质胸腔镜镜下

注：见壁层胸膜广泛充血，表面密集分布白色结节。

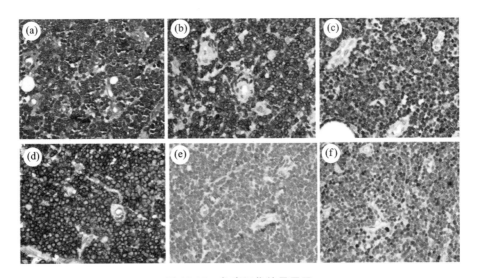

图 14-12　免疫组化结果显示

注：CD20（－），CD3（＋），CD21（residual FDC＋），Ki67（30％＋），末端脱氧核苷酸转移酶（＋），CD99（＋），病理诊断为"T 淋巴母细胞性淋巴瘤"。（a）HE 染色：瘤细胞密集，胞核扭曲，可见椭圆形核，核染色质着色深；（b）CD3（＋）；（c）末端脱氧核苷酸转移酶（＋）；（d）CD99（＋）；（e）CD20（－）；（f）Ki67（30％＋）。

患者因经济原因放弃治疗，于确诊后 6 个月死亡。

（引自：He X L，Yu F，Guo T，et al．Respiratory Medicine Case Reports，2014．）

参 考 文 献

［1］　Hersh C P，Feller-Kopman D，Wahidi M，et al. Ultrasound guidance for medical thoracoscopy：a novel approach［J］. Respiration，2003，70（3）：299-301.

［2］　Yap K H，Phillips M J，Lee Y C. Medical thoracoscopy：rigid thoracoscopy or flexi-rigid pleuroscopy［J］. Curr Opin Pulm Med，2014，20（4）：358-365.

［3］　Liu J Y，Xiong L，Zhang M，et al. Medical thoracoscopy in China-the present status and the future［J］. J Thorac Dis，2017，9（2）：406-413.

［4］　Wang X J，Yang Y，Wang Z，et al. Efficacy and safety of diagnostic thoracoscopy in undiagnosed pleural effusions［J］. Respiration，2015，90（3）：251-255.

［5］　Wang Z，Xu L L，Wu Y B，et al. Diagnostic value and safety of medical thoracoscopy in tuberculous pleural effusion［J］. Respir Med，2015，109（9）：1188-1192.

（周　琼）

（校核：尚进）

第十五章　快速现场评价

第一节　快速现场评价的定义、工作条件和工作流程

近二十年来,在呼吸介入先驱们的不懈努力下,呼吸介入学科得到了蓬勃的发展。呼吸介入的专科器械,如虚拟支气管镜(virtual bronchoscope,VBN)、超细支气管镜、支气管内超声结合引导鞘(EBUS-GS)、电磁导航支气管镜(ENB)等高新设备相继诞生及应用,使得呼吸介入学科可操作范围不断扩大,由治疗拓展到疾病诊断领域,诊疗病例成倍增加。目前,不仅是国内大型综合医院,越来越多的基层单位都购置了呼吸介入的专科器械,建立了呼吸病介入操作的专门团队。而由于这些"高新"设备造价较高,耗材昂贵,对介入诊断的成功率提出了更高的要求。如何提高单次介入操作的成功率,这一临床要求表现得日益迫切。

另一方面,在进行介入操作的过程中,操作者(又称介入者)希望能够实时了解是否取到了标本,标本量是否足够,以及标本下一步如何处理,甚至希望可以立即获得初步诊断。而一套完善的快速现场评价(rapid on site evaluation,ROSE)系统,依靠快速、可重复的优势,可实时伴随和跟进介入操作,从而使上述临床要求得以实现。

一、ROSE 的定义

2017 年《诊断性介入肺脏病学快速现场评价临床实施指南》对 ROSE 的定义:在诊断性介入肺脏病学操作中,ROSE 是一种实时伴随于取材过程的快速细胞学判读技术。靶部位取材时,在基本不损失组织标本的前提下,将部分取材印涂于玻片,制成细胞学基片,迅速染色。并使用专用显微镜,结合临床资料立即判读。其判读内容包括:细胞形态、分类、计数、构成比、排列、相互关系、背景及外来物分析。作为一种细胞学载体,ROSE 具备相应功能,包括:评价取材满意度,实时指导介入操作的手段与方式,形成初步诊断或缩窄鉴别诊断范围,优化靶部位标本的进一步处理方案,结合临床信息与细胞学背景进行病情分析与转归预判。

二、ROSE 开展的工作条件

(一)操作场地

ROSE 基本工作站配置并不复杂,应在介入操作的现场建立和开展,伴随介入操作同步进行,以便实时提供显微镜判读信息给介入者。

(二)基本工作站组成

1. 生物学显微镜(需配置 4×物镜、10×物镜、40×物镜)　目前,常使用的为奥林巴斯 CX31RTSF 生物学显微镜。为了提高图像质量,增加了 100×"免油"物镜镜头。

2. 图像采集系统 在显微镜上配置高质量的图像采集系统,提供高分辨率的图文信息,是完成快速现场评价报告的必需条件。目前我中心使用的是高分辨率照相机 Canon DS126431,数据线连接显微镜和电脑图像软件(图 15-1)。

3. 快速染色操作台 可以为固定式或移动式,以保证 ROSE 操作能迅速连贯。术前应将快速染液(Diff-Quick 染液)各成分分别置于有密封盖的玻璃染缸中,以便于操作(图 15-2)。

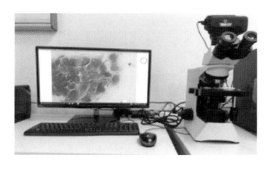

图 15-1 生物学显微镜和图像采集系统

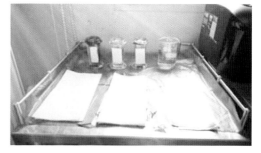

图 15-2 快速染色操作台

(三)操作前准备

需备好细胞学专用玻片、吸水纸、无粉乳胶手套及一次性 5 mL 注射器针头,在染色操作台上将染液等摆放到位。

(四)出具报告

ROSE 完成后应出具报告。内容包括患者的住院信息,记录操作中取材部位和方式,提供显微镜下采集的典型图文信息,并提供判读的初步印象(图 15-3)。

三、ROSE 的操作步骤

ROSE 的操作步骤包括制片、染色和观察三步。各步骤必须紧密衔接,迅速连贯,以达到与现场介入操作实时伴随的效果。在这一过程中,操作者一方面必须制片,快速染色操作娴熟,时间掌握准确;另一方面,ROSE 能否有效伴随操作同步进行,取决于操作者显微镜下判读的速度和临床基本功。

(一)制片

印片是 ROSE 最常用的制片方式,适用的范围最广,包括直视下黏膜活检、经支气管镜肺活检术、组织切割针(如 MW319 型王氏针)、经支气管镜针吸活检术、胸腔镜直视下活检等。靶部位取材后,立即用一次性 5 mL 注射器针头将组织粒从活检杯或经皮组织切割针中挑起。在基本不损失组织标本的前提下,在无菌玻片染色端三分之一处自内向外涂抹出直径约 1 cm 的圆形区域,必须薄厚适度。然后,让印片后的组织粒仍按常规方式进入病理或检验等相应后续过程,并根据 ROSE 判读结果优化靶部位标本流向,调整标本的进一步处理方式。

(二)染色(图 15-4)

迪夫快速染色是 WHO 推荐的快速染色方法,它是在瑞氏染色基础上改良的一种快速染色方法,是细胞学检查中常用的染色方法之一。染色结果与瑞氏染色也极其相似,但迪夫

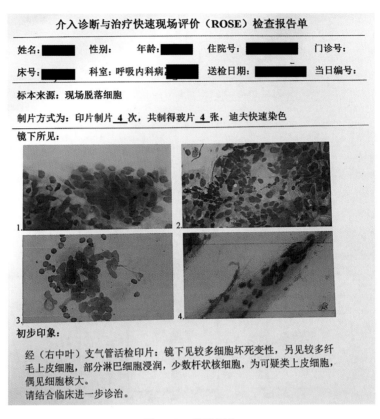

图 15-3 出具报告

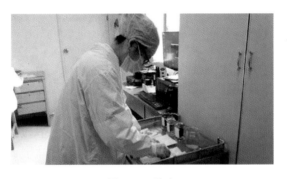

图 15-4 染色

快速染色需要的时间极短,一般在 90 s 内完成染色。操作步骤:①印片法快速制片。②迪夫A 染液固定及染色 10~30 s。③在磷酸盐缓冲液中涮洗,用吸水纸吸去多余水分。④迪夫B 染液染色 20~40 s。⑤在清水中涮洗,用吸水纸吸去多余水分。⑥上显微镜观察。注意事项:①制片应厚薄均匀,以免影响染色效果。②染液可重复使用,但不能多次重复,若有沉淀物应过滤后使用。③染色过深可用酒精适当脱色,但最好不复染。

(三) 观察(图 15-5)

在进行 ROSE 前,操作者需要详细了解患者的病史,包括检验和检查结果,尤其是肺部影像学资料;了解患者的诊疗过程,并进一步结合支气管镜操作时镜下所见,形成一个临床

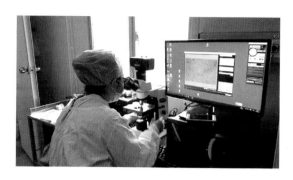

图 15-5　观察

初步印象。在标本制片、上显微镜后,短时间内结合临床资料做出 ROSE 初步判断,告知介入者初步判断结果,决定是否继续取材,便于进一步处理标本。

可以看到,不同于病理和检验过程,在这个过程中,临床医生居于主导地位,是一个完全意义上的诊断过程。

四、在以下呼吸介入诊疗操作中 ROSE 会有更大获益

1. 应用"高新技术设备",如 EBUS。

2. 取材困难,如靶病灶微小等。

3. 出现并发症风险高,拟最小化或最少化取材,适可而止。

4. 取材量少,ROSE 初步判断可优化标本流向及进一步的处理方案。

5. 诊断与治疗干预需同步进行或一次完成。

6. 对于呼吸危重症患者,紧急进行靶病灶评价,以期及时鉴别诊断并指导治疗方案的制订。

7. 对于肺部疑难杂症患者,需缩窄鉴别诊断范围或结合临床信息与细胞学背景进行病情评估。

8. 存在较大的客观压力,单次介入操作必须"确切诊断"或"立即诊断"者。

9. 手术演示、学术交流、技术培训或优化临床教学。

第二节　病例分享

根据病例的不同,分为肿瘤性疾病相关 ROSE 和非肿瘤性疾病相关 ROSE 两大类。后者包括如感染性疾病、肉芽肿性疾病、机化性肺炎等。以下是笔者使用 ROSE 技术联合各种呼吸介入操作完成的典型病例,在此介绍并分享介入操作过程中的心得。

一、ROSE 联合常规支气管镜活检应用于取材困难的新生物(病例 15-1)

(一)病史介绍

患者,男,62 岁,因"咳嗽、咳痰,痰中带血 3 个月余"入院。

患者于 2016 年 12 月无明显诱因出现咳嗽、咳痰,痰中带血,伴有发热、盗汗,在当地医

院治疗无好转。行胸部 CT 检查提示:右肺中下叶支气管闭塞并肺不张,考虑中央型肺癌可能;双肺多发肺大疱,右肺上叶小结节。患者来我院门诊,查肿瘤标志物。检查结果:CEA 7.02 ng/mL↑、SCC 1.8 ng/mL↑、CYFRA211 2.94 ng/mL、NSE 16.73 ng/mL↑。门诊行常规支气管镜检查提示:右中间段支气管新生物,表面附着坏死物。活检术后病理检查提示:镜下仅见少许红染无结构物,未见实质组织。患者为求进一步诊治遂来我院。

患者起病以来,精神、饮食、睡眠尚可,体力、体重略有下降,大小便正常。

既往史:有长期烟酒史,否认糖尿病、冠心病史。

入院时体格检查:生命体征稳定,右下肺呼吸音减低,右中肺可闻及少许干啰音。

辅助检查资料:胸部 CT(图 15-6)、支气管镜检查(图 15-7)。

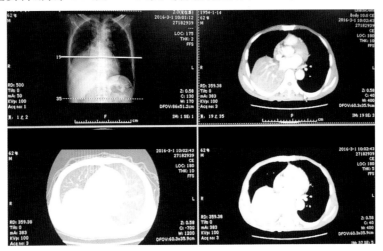

图 15-6　胸部 CT

注:右中间段支气管闭塞,伴右肺中下叶肺不张,考虑肿瘤所致。

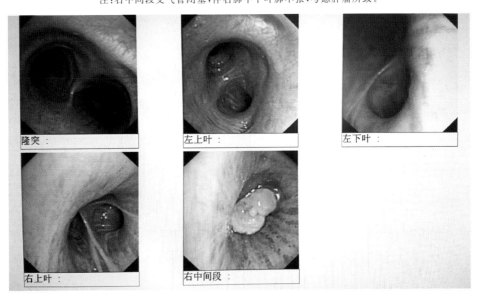

图 15-7　支气管镜检查

注:右中间段支气管新生物,表面附着厚层坏死组织。

（二）ROSE 联合常规支气管镜活检操作过程

1. 操作开始前分析。

结合患者病史与支气管镜下所见,考虑肺部肿瘤性病变可能性较大。患者第一次活检呈阴性结果,与活检部位覆盖很厚的坏死物、未能取得有效标本有关。ROSE 需在显微镜下寻找核异质细胞,帮助介入操作活检准确定位。

2. 操作过程。

（1）介入者首先是在部位 1×钳夹,反复钳夹 3 次均为坏死物,显微镜下所见坏死物甚多,细胞甚少。将 ROSE 判读结果告知介入者,建议更换钳夹部位。

（2）介入者遂调整为在部位 2×钳夹取材（图 15-8）,再次钳夹 2 次,印片上镜观察,显微镜下可以看到大量坏死物背景中出现少量核异质细胞（图 15-9）,提示部位 2×钳夹可能获取阳性标本。

（3）介入者继续在部位 2×钳夹,送印片。显微镜下见大量坏死背景（图 15-10）,较多细胞坏死

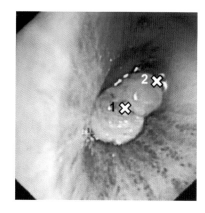

图 15-8 2×钳夹取材

变性,细胞核异质性明显。核浆比超过 1/2,裸核,细胞核多,相互挤压,核深染,部分核仁浓染增大,倾向于非小细胞肺癌可能。将 ROSE 判读结果告知介入者。

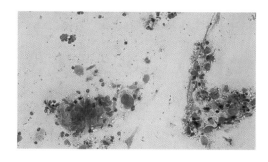

图 15-9 ROSE 印片 1

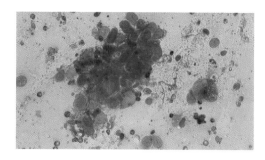

图 15-10 ROSE 印片 2

（4）介入者继续钳夹,显微镜下发现连续 2～3 张印片均有较多核异质细胞（图 15-11）,提示活检量足够。应告知介入者,终止操作。

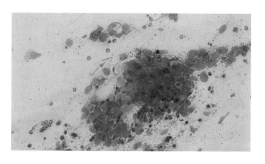

图 15-11 ROSE 印片 3

(三)下一步治疗及转归

标本送检病理检查,提示:非小细胞肺癌,倾向于鳞状细胞癌。予以转胸外科手术,术后病理检查提示:鳞状细胞癌。

二、ROSE 联合复合麻醉支气管镜活检应用于取材困难的新生物(病例 15-2)

(一)病史介绍

患者,男,79 岁,因"肩背疼痛 1 个月余,咳嗽、咳痰伴呼吸困难 1 周"入院。

患者于 2016 年 12 月无明显诱因感肩背疼痛,以左肩部、左上臂明显,伴有左下肢关节处疼痛,疼痛难以耐受。在当地医院行胸部 CT 检查提示左肺门病变,胸椎 MRI 提示椎体转移可能。予以中药治疗后,疼痛症状无好转。1 周前,患者出现咳嗽、咳白痰,痰不易咳出,剧烈咳嗽时伴呼吸困难,无发热等不适,为求进一步诊治,门诊以"左肺病变性质待查"收入我科。

患者起病以来,精神、食欲可,睡眠欠佳,大小便正常,体力、体重有所下降。

既往史:否认高血压、心脏病、糖尿病及血液病病史。否认肝炎、结核病病史。否认药物及食物过敏史。否认手术及外伤史。无烟酒嗜好。

入院时体格检查:心肺均为阴性。

入院后检查:肺癌标志物 CEA 30.4 ng/mL↑,NSE 47.6 ng/mL↑,CYFRA211 及 SCC 正常。胸部 CT 见:左肺门肿物并肺门及纵隔转移,右肺磨玻璃样结节,转移可能(图15-12)。支气管镜检查见:左下叶背段新生物(图15-13)。

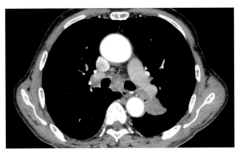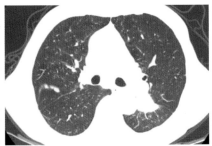

图 15-12　胸部 CT

注:左肺门肿物并肺门及纵隔转移,右肺磨玻璃样结节,转移可能。

(二)ROSE 联合复合麻醉支气管镜活检操作过程

1. 操作开始前分析。

本病例中的患者为一高龄患者,临床病史提示左下肺肿瘤可能性大,并伴有肺内、胸椎椎体转移可能。患者及家属的要求是检查时尽可能减少痛苦,希望单次活检就能够明确诊断并进行治疗,主要是解决患者肩背疼痛不适。为此,我们采用复合麻醉支气管镜操作,配合进行 ROSE。术者需在显微镜下寻找核异质细胞,帮助黏膜活检准确定位,保证取得有效且足够量的标本。

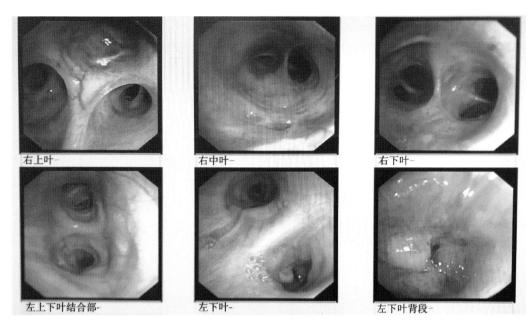

图 15-13 支气管镜检查

注：左下叶背段新生物。

2. 操作过程。

（1）介入者首先在左下叶背段支气管开口病变处活检 1 块组织（图 15-13），送印片。显微镜下见细胞核浆比超过 1∶2，细胞大小不一，排列呈葡萄样，细胞整体呈类圆形，判读结果倾向于腺癌（图 15-14）。告知介入者结果。此时结合患者病史和家属要求，患者活检取的标本除送常规病理检查以外，尽可能多取标本送 EGFR 基因检测，以确定能否进行肿瘤靶向治疗。

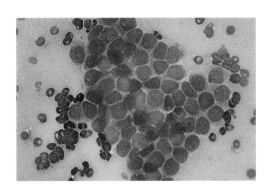

图 15-14 ROSE 印片 4

（2）病变处取活检后局部渗血明显，介入者镜下止血后在其他部位取活检 2 次，送印片。显微镜下见核异质细胞较少（图 15-15）。告知介入者结果，建议介入者仍在病变处取活检。在该部位镜下取活检与止血交替操作 2 次，待 ROSE 确定活检量足够，终止操作。

（三）治疗及转归

支气管镜术后病理检查提示：符合肺腺癌，EGFR 基因外显子 19 序列缺失突变。患者

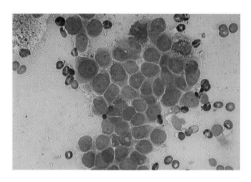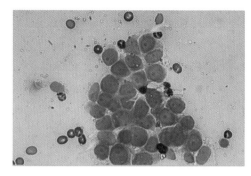

图 15-15　ROSE 印片 5

接受吉非替尼靶向治疗,1 天 1 次。1 周后患者肩背疼痛基本改善,可以不再使用止痛药物。治疗 6 个月后复查胸部 CT,肺部病灶较前有所缩小(图 15-16)。目前患者仍在服用靶向药物,定期复诊。

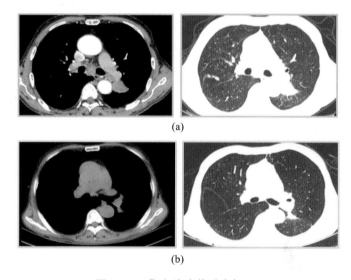

(a)

(b)

图 15-16　靶向治疗前后胸部 CT

(a)靶向治疗前;(b)靶向治疗 6 个月后

注:治疗后胸部 CT 与治疗前相比,病灶有所缩小。

三、ROSE 联合 EBUS 应用于肿大的纵隔淋巴结(病例 15-3)

(一) 病史介绍

患者,男,73 岁,因"咳嗽、气喘半个月余"入院。

患者半个月前出现咳嗽,干咳,伴气喘,无发热。至当地医院行胸部增强 CT 检查发现右上肺及右肺门多发结节灶,纵隔多发肿大淋巴结,考虑为中央型肺癌、肺内及纵隔淋巴结转移。查肿瘤标志物提示:NSE 19.33 ng/mL↑。门诊以"肺占位性病变"收住入院。

患者起病以来,精神、饮食、睡眠尚可,体力、体重下降不明显,大小便正常。

既往史:吸烟史 20 余年,否认高血压、冠心病、糖尿病病史,否认药物过敏史。

入院时体格检查:浅表淋巴结未见肿大,双肺呼吸音可,未闻及干、湿啰音。

　　辅助检查资料:胸部增强CT(图15-17)提示右上肺及右肺门多发结节灶,纵隔多发肿大淋巴结,尤其是4R组淋巴结肿大(见箭头所指)。常规支气管镜下未见异常,EBUS在气管旁4R组发现淋巴结肿大,直径约1.9 cm(图15-18)。

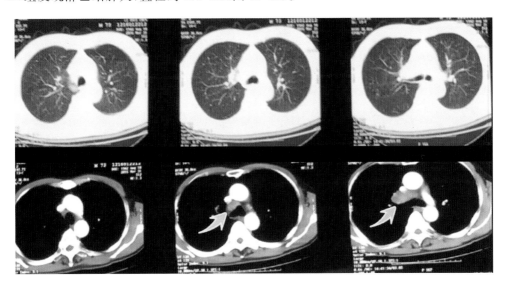

图15-17　胸部增强CT

注:右上肺及右肺门多发结节灶,纵隔多发肿大淋巴结,尤其是4R组淋巴结肿大(见箭头所指)。

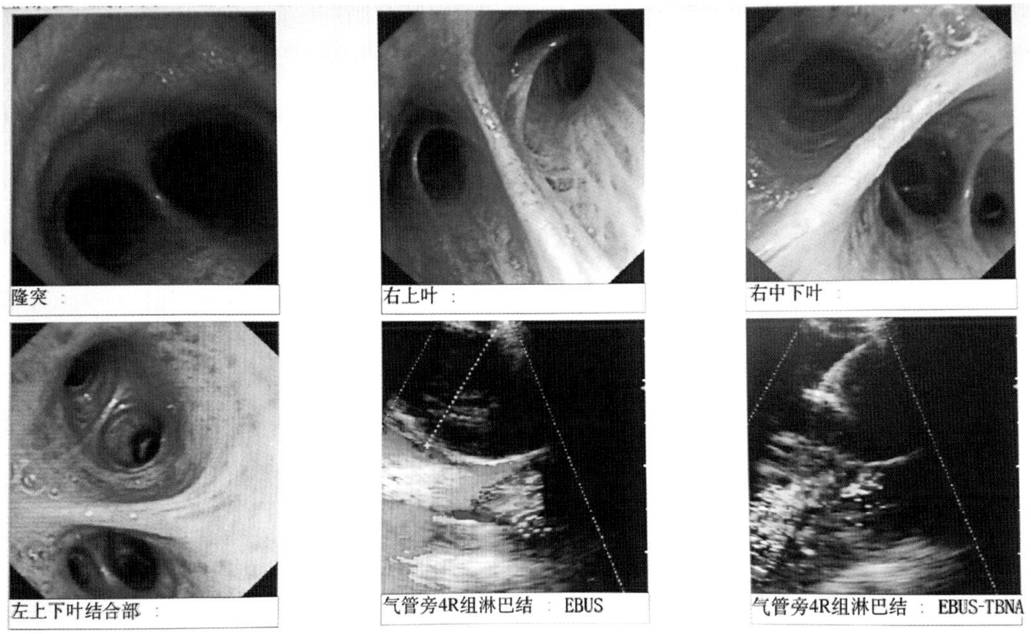

图15-18　支气管镜检查

注:常规支气管镜下未见异常,EBUS在气管旁4R组发现淋巴结肿大,直径约1.9 cm。

（二）ROSE 联合 EBUS 穿刺纵隔肿大淋巴结的操作过程

1. 介入开始前分析。

本病例中的患者为一高龄患者，咳嗽起病，病程较短。CT 检查提示右上肺及右肺门多发结节灶，纵隔多发肿大淋巴结，肿瘤标志物 NSE 19.33 ng/mL↑。结合病史，考虑肿瘤性病变纵隔淋巴结转移可能，需要与结节病、淋巴瘤等其他累及淋巴结的疾病相鉴别。常规支气管镜未见明显病变，需行 EBUS 淋巴结穿刺。ROSE 时，镜下需要寻找典型核异质细胞或多核巨细胞或异常淋巴细胞，帮助确认取材是否有效。

2. 操作过程。

（1）介入者行 EBUS，发现气管旁 4R 组淋巴结肿大，测量直径约 1.9 cm，于该处行 EBUS-TBNA 穿刺，送 ROSE。显微镜下见较多细胞，体积小，无浆，裸核，无仁，细胞密集成团，相互挤压，呈站队或"镶嵌"样，镜下判读提示穿刺标本阳性，提示小细胞肺癌可能（图 15-19）。告知介入者 ROSE 判读结果。

（2）介入者继续在该部位行 EBUS-TBNA 穿刺，送 ROSE。三次穿刺 ROSE 均可见较多核异质细胞（图 15-20），提示标本量足够，应告知介入者，终止操作。

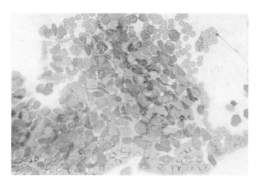

图 15-19　ROSE 印片 6

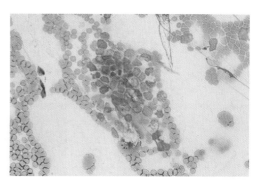

图 15-20　ROSE 印片 7

（三）治疗及转归

支气管术后病理检查提示：转移性神经内分泌癌（小细胞），符合肺来源。临床诊断分期：右肺小细胞肺癌 cT1N2M0。予以化疗。

四、ROSE 联合 TBLB 应用于结节病（病例 15-4）

（一）病史介绍

患者，男，41 岁，因"咳嗽 1 个月余"入院。

患者 1 个月前无明显诱因出现咳嗽，呈阵发性干咳，深吸气时明显，咳嗽较剧烈，可自行减轻，自觉夜间闷热，无喘息、无活动后气促，无发热、盗汗、咯血等，当时未就诊。一周前患者"感冒受凉"后感咽痛、咳嗽，于当地诊所输液治疗 2 天，咽痛好转，仍有反复咳嗽。2016 年 11 月 26 日就诊于当地医院，行胸部 CT 检查提示：双肺感染；双侧肺门、纵隔内多发肿大淋巴结。当地医院诊断考虑：①淋巴瘤；②结节病；③单纯淋巴结肿大，建议进行相关检查。今为求进一步治疗来我院，门诊以"纵隔淋巴结肿大待查"收住入院。

患者精神尚可，食欲稍有下降，睡眠、大小便正常，体力下降，体重无明显改变。

　　既往史:吸烟20年,20支/天,未戒烟,偶尔饮酒。否认高血压、心脏病、糖尿病及血液病病史。否认肝炎、结核病病史。否认药物及食物过敏史。否认手术及外伤史。

　　入院时体格检查:生命体征稳定,颈区及双侧锁骨上窝未触及肿大淋巴结。心肺查体均阴性。

　　入院后辅助检查:血管紧张素转换酶(ACE)159 U/L,活性升高;肺癌标志物4项CEA、NSE、SCC、CYFRA211正常;血T-SPOT无反应性;痰涂片抗酸染色×3次均为阴性。B超发现:左肾上部3.1 cm×2.6 cm实质性病灶,甲状腺右叶1.2 cm×0.9 cm实质性病灶并钙化。胸部CT提示双肺弥漫性病变,双侧肺门、纵隔内淋巴结增多增大(图15-21)。支气管镜下见:双侧支气管可见范围未见明显异常(图15-22)。

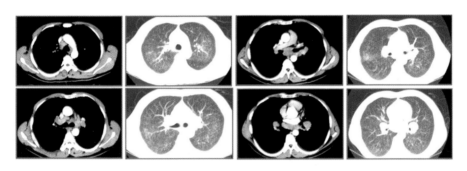

图 15-21　胸部 CT

注:提示双肺弥漫性病变,双侧肺门、纵隔内淋巴结增多增大。

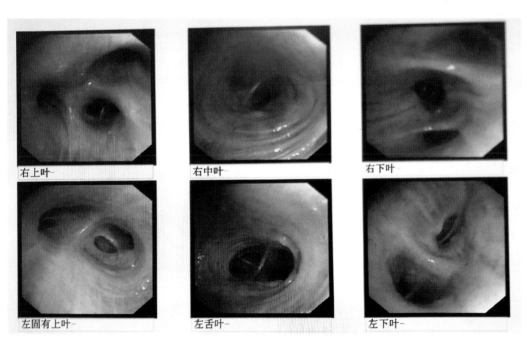

图 15-22　支气管镜检查

注:双侧支气管可见范围未见明显异常。

（二）ROSE 联合 TBLB 操作过程

1. 介入开始前分析。

患者以咳嗽起病，病程较短。CT 检查提示双肺弥漫性病变，伴有纵隔内多发、对称肿大淋巴结，肿瘤标志物均正常，而血管紧张素转换酶活性升高，结核病相关指标阴性。结合病史，考虑结节病可能性大，还需要与肿瘤性病变纵隔淋巴结转移、淋巴瘤、结核病等其他累及淋巴结的疾病相鉴别。常规支气管镜所见阴性，下一步可以行 EBUS 穿刺淋巴结或者 TBLB 明确病变性质。该患者当时于某医院住院，该院区尚未配置 EBUS，只有常规支气管镜设备，可以行 TBLB 明确。ROSE 镜下需要寻找典型类上皮细胞，或多核巨细胞，或核异质细胞，或异常淋巴细胞，以便协助取得有效标本。

2. 操作过程。

（1）介入者于右上叶后段和右下叶外基底段支气管分别行 TBLB 术，送 ROSE。ROSE 镜下（图 15-23）见巨噬细胞（→），胞浆内可见被吞噬物，并可见类上皮细胞（＋），核呈狭长杆状、肾状，未见明显核异质细胞。判读提示活检取得阳性标本，肉芽肿性病变可能。告知介入者判读结果。

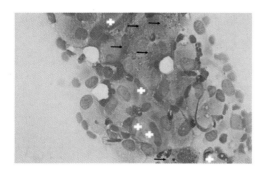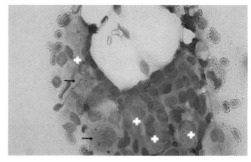

图 15-23　ROSE 印片 8

（2）介入者继续在该部位行肺活检，送 ROSE。ROSE 印片（图 15-24）见多个核相互融合，核呈环状排列，胞浆丰富，为多核巨细胞（×）。进一步支持肉芽肿性病变的判读结果。告知介入者，终止操作。

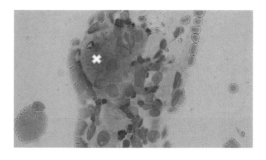

图 15-24　ROSE 印片 9

（三）治疗及转归

支气管镜术后病理检查提示：呼吸道黏膜呈慢性炎症改变，黏膜固有层内可见疑似肉芽肿样结构。临床诊断：肺结节病可能性大。按照 0.5 mg/（kg·d）服用强的松，每 2 周减

5 mg。4周后复查胸部CT，双肺病变基本吸收，纵隔淋巴结开始缩小。之后继续减量服用强的松，3个月后复查胸部CT提示肺内病变完全吸收，纵隔淋巴结未见明显肿大（图15-25）。复诊期间，患者强的松先减量至10 mg，1天1次，口服1个月，再减量至5 mg，1天1次，口服1个月后完全停药。目前随诊观察中，无复发。

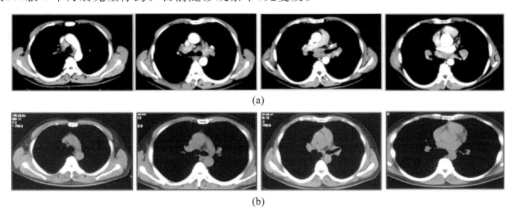

(a)

(b)

图15-25　治疗3个月胸部CT与治疗前相比

(a)治疗前；(b)治疗后

注：提示肺内病变完全吸收，纵隔淋巴结未见明显肿大。

五、ROSE联合环形超声应用于肺部真菌感染（病例15-5）

（一）病史介绍

患者，女，51岁，因"发热、咳嗽、咳痰6个月"入院。

患者6个月前因"受凉"后出现发热，夜间多发，最高40 ℃，伴咳嗽、咳痰，咳少量白痰，在当地医院治疗后好转。1个月前受凉后再次发热，咳嗽、咳痰，伴有头痛、头晕，可自行缓解，伴活动后气短。查胸部CT提示左下肺感染性病变。患者为求进一步诊治，在门诊检查后住院。

患者起病以来，精神、饮食、睡眠可，体力下降，体重无明显改变，大小便正常。

既往史：患者近2年多次发热，多诊断为"感冒"，具体不详。20岁时行慢性盆腔炎手术；40岁时行肠粘连手术。否认结核病病史，否认糖尿病、高血压病史。否认食物药物过敏史。

入院时体格检查：双下肺可闻及湿啰音，以左下肺明显。

辅助检查资料：当地医院2016年1月24日胸部CT与2016年1月18日相比（图15-26），提示左下叶病灶有所吸收，考虑炎症好转可能，左侧胸腔新发少量积液，右上叶及左上叶少量陈旧性病灶，肺内淋巴结轻度增大、钙化。支气管镜下见：常规支气管镜未见明显异常（图15-27）。

（二）ROSE联合环形超声操作过程

1. 介入开始前分析。

患者有"发热、咳嗽、咳痰"等呼吸道症状，病程半年左右，而且既往似乎有反复"发热"情况，肺部影像学检查提示治疗前后病变有所吸收。综合考虑病史和影像学检查结果，考虑肺部感染可能性大。下一步拟行ROSE联合环形超声对左下肺病变活检。ROSE镜下需要重点关注炎症细胞的类别和特点，帮助介入者准确定位。

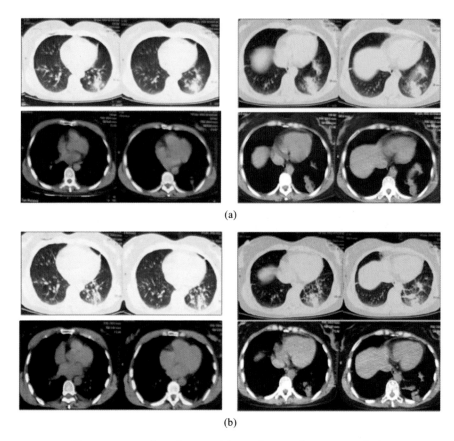

(a)

(b)

图 15-26   2016 年 1 月 24 日胸部 CT 与 2016 年 1 月 18 日相比

(a)2016 年 1 月 18 日胸部 CT；(b)2016 年 1 月 24 日胸部 CT

注：提示左下叶病灶有所吸收，考虑炎症好转可能，左侧胸腔新发少量积液，
右上叶及左上叶少量陈旧性病灶，肺内淋巴结轻度增大、钙化。

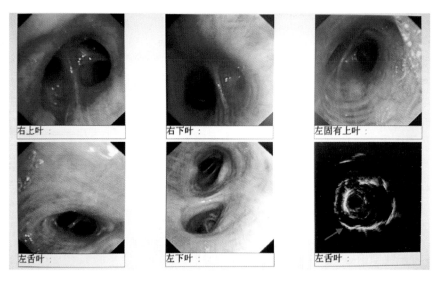

图 15-27   支气管镜检查

注：常规支气管镜未见明显异常。

2.操作过程。

（1）于左下叶支气管放入环形超声探头,距离外基底段支气管口4～5 cm处见边界清晰的低回声区。于此处活检,送ROSE。镜下见较多巨噬细胞,胞浆丰富,部分含有空泡(图15-28)。提示活检部位到达肺实质内,告知介入者判读结果。

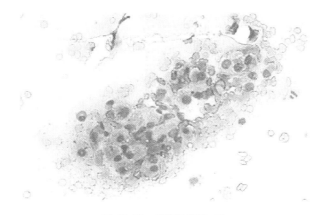

图 15-28　ROSE 印片 10

（2）介入者在定位处继续活检,送ROSE。镜下见大量细胞坏死变性,见较多激活的巨噬细胞,见大量分枝状、丝状菌丝,有明显折光,其间夹杂坏死物碎屑和碎粒(图15-29)。提示霉菌菌丝可能,告知介入者判读结果。若肺活检量足够,应终止操作。

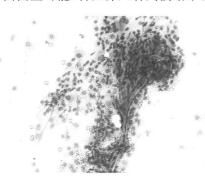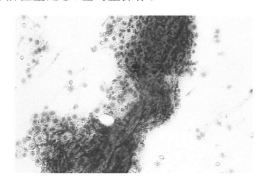

图 15-29　ROSE 印片 11

（三）治疗及转归

支气管镜术后病理检查:肺纤维组织增生伴散在炎症细胞浸润,未见肉芽肿性病变及坏死。患者因经济原因,要求医生予以伊曲康唑口服液门诊治疗,后失访。

参 考 文 献

［1］　国家卫计委海峡两岸医药卫生交流协会呼吸病学专业委员会,中华医学会结核病学分会呼吸内镜专业委员会,中国医师协会儿科学分会内镜专业委员会(筹),等.诊断性介入肺脏病学快速现场评价临床实施指南[J].天津医药,2017,45(4):337-344.
［2］　冯靖,周国武,李雯,等.基于快速现场评价的诊断性介入肺脏病学标准取材技术[J].天津医药,2017,45(6):638-642.

［3］ Bonifazi M,Sediari M,Ferretti M,et al. The role of the pulmonologist in rapid on-site cytologic evaluation of transbronchial needle aspiration：a prospective study［J］. Chest,2014,145(1):60-65.

（周　敏）

（校核：尚进）

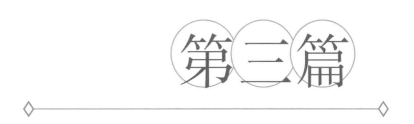

第三篇

提高篇
Tigaopian

第十六章　电子胸腔镜

胸腔镜检查是一项侵入性操作技术,主要用于经无创方法无法明确病因的胸腔积液患者的诊治。通过胸腔镜能够在直视下观察胸腔的变化并可在胸膜各层进行取材,活检获得病理诊断,这项技术的临床推广应用对肺胸膜疾病的诊治具有非常重要的意义。

第一节　胸腔镜的发展史

1910 年,瑞典斯德哥尔摩内科医生 Jacobaeus 在局部麻醉下,使用胸腔镜对一例胸膜炎患者进行诊断性检查,这就是最早的"诊断性胸腔镜"。进入 20 世纪 70 年代,老式的胸腔镜就被新的胸腔镜取代,这种内镜使用 Hopkins 玻璃探头,是一种硬质内镜。由于这种内镜没有工作通道,所以操作者需要在患者胸壁上插入另外一个套管操作各种手术器械。随着胸腔镜进一步发展,器械生产厂家对胸腔镜设备也不断进行完善。1989 年氙气灯取代了白炽灯泡,使得视频照相技术的应用成为现实。氙气灯的使用,使手术区域能够清晰地显示在监控屏幕上,使胸腔镜下的操作更易完成。

1991 年在美国胸外科学会的年会上日本学者 Wakabayashi 报道了胸腔镜检查的经验。Ralpha Lewis 医生报道了肺癌的电视辅助肺叶切除术,同时他引入了一个新的术语——电视辅助胸腔镜手术(VATS)。这标志着硬质胸腔镜(rigid thoracoscope)使用的开始。外科胸腔镜的应用使得更多的呼吸内科医生了解和使用"内科胸腔镜"。据美国 1994 年的一项对 1000 名肺科医生的调查显示,大约 5% 的美国肺科医生使用内科胸腔镜技术诊治肺胸膜疾病 。在欧洲国家,肺科培训计划中包括胸腔镜技术。在中国,也有多家医院采用硬质胸腔镜或支气管镜替代胸腔镜诊断肺胸膜疾病。目前,一种新型软硬结合的胸腔镜已出现,它是由可弯曲的前端与硬质的操作杆部组成的,比传统的硬质胸腔镜更易于操作。越来越多的临床医生已开始在临床上应用这种尖端可弯曲的半硬质胸腔镜(semi-rigid thoracoscope,又称为内科胸腔镜)。

胸腔镜检查为临床医生提供了直接看见胸腔内病变的机会,并使对胸腔内病变进行活检和治疗成为可能。内、外科胸腔镜的区别如下。

操作场地不同:内科胸腔镜由肺科医生或呼吸内科医生在胸腔镜室完成,而外科胸腔镜由外科医生在手术室完成。

麻醉方式不同:内科胸腔镜采取局部麻醉,在单一切口完成对胸腔内病灶的活检及治疗,患者更容易耐受,外科胸腔镜需在全身麻醉气管插管下操作。

适应证不同:内科胸腔镜由于视野小,主要用于胸腔积液病因的诊断、粘连松解术和气胸胸膜固定术,而在外科胸腔镜下可完成病灶切除和粘连严重的胸膜松解术等治疗。

第二节　检查指征及方法

一、适应证

1. 诊断：

（1）常规方法不能明确诊断的胸腔积液。

（2）胸膜占位性病变。

（3）弥漫性或局限性靠近胸膜的病变。

（4）间皮瘤和肺癌分期。

2. 治疗：

（1）良、恶性顽固性胸腔积液的胸膜固定术。

（2）急性脓胸。

（3）气胸的治疗。

（4）支气管胸膜瘘。

二、禁忌证

1. 绝对禁忌证：广泛的胸膜粘连；胸膜闭锁；肺包虫、囊虫病。

2. 相对禁忌证：凝血功能障碍；严重心肺功能不全；严重肺动脉高压（平均大于 4.67 kPa）；全身衰竭不能耐受手术。

三、术前准备

1. 仪器准备：Olympus LTF-240 型内科电子胸腔镜、胸腔穿刺套管、活检钳、胸腔闭式引流等相关设备（图 16-1、图 16-2、图 16-3）。

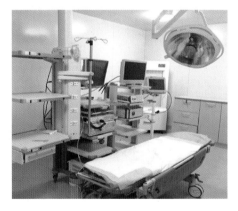

图 16-1　操作室

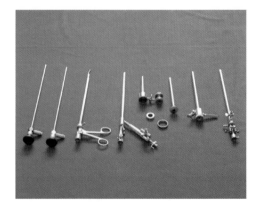

图 16-2　相关配件

2. 患者准备：

（1）完善血常规、凝血功能、肝肾功能、电解质、心肺功能、输血全套、免疫全套检查，并进行手术可行性评估。

（2）若进行胸腔积液检查，术前 24 h 内应通过 B 超检查定位，了解胸腔积液情况，若胸

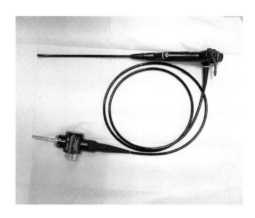

图 16-3　内科电子胸腔镜

腔积液少不能定位可建立人工气胸或往胸腔内注入生理盐水 500 mL 左右。

（3）若行气胸治疗,则需行胸片或 CT 检查,了解气胸情况,选择最佳切开部位。

（4）术前半小时肌内注射哌替啶 50～100 mg,对精神紧张的患者术前 30 min 肌内注射异丙嗪 25 mg 或地西泮 5～10 mg 镇静。

（5）术前指导患者进行缓慢深呼吸及腹式呼吸、咳嗽及吹气球等呼吸功能锻炼。告诉患者术后放置胸腔闭式引流管后如何配合咳嗽、呼吸。

（6）大部分患者缺乏手术相关知识,存在不同程度的焦虑、抑郁,医护人员应做好患者的心理护理,详细告知患者手术基本情况、操作方法和目的及注意事项。耐心解答患者的疑问,同时向患者讲解成功的病例,减轻患者的顾虑,使其积极配合手术。

四、胸腔积液的术中操作方法

患者取健侧卧位,以 B 超定点处为手术切口,一般选择腋中线或腋后线第 5～7 肋间为进镜部位,常规消毒、铺巾,用 2% 利多卡因 5～10 mL 逐层浸润麻醉达胸膜,切开皮肤 1.0～1.5 cm,用止血钳钝性分离至胸膜,将 Trocar 穿刺导管沿肋骨上缘垂直刺入,有突破感时表示穿刺导管进入胸腔,拔出内芯,沿套管插入胸腔镜并缓慢间断地抽出胸腔积液,间断期间空气自动进入胸腔,防止复张性肺水肿(图 16-4、图 16-5);操作胸腔镜时,从近到远有序地对壁层和脏层胸膜、横膈和纵隔面进行全面检查,若有纤维条索及包膜形成,应用活检钳进行分离,较粗的纤维可用电刀进行分割,一般采用电凝,防止出血,若发现异常,应判断异常组织的位置、大小、数目、侵及范围、硬度、有无搏动、与周围有无粘连、有无大血管,如无血管搏动,取 4～6 块组织送病理检查,部分患者胸膜未见明显结节,可在肋膈角处壁层胸膜取活检,活检时若有较多出血,局部注入冰正肾盐水(去甲肾上腺素加生理盐水)或喷撒凝血酶(图 16-6)。检查完毕,留置引流管行闭式引流,并缝合切口,通过胸腔闭式引流管引流剩余积液及气体,同时观察有无出血。根据引流情况,复查胸片,胸腔无气体及积液基本排净可拔管;术中密切观察患者神志并采用多功能监护仪监测患者血压、呼吸、心率和血氧饱和度,同时询问患者感受。

患者在局麻下意识清醒,可能会因为紧张导致血压增高、心律失常等意外情况发生,要注意安抚患者,并指导患者有效呼吸。

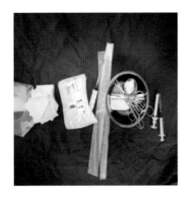
图 16-4　胸腔积液手术准备

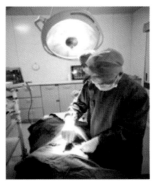
图 16-5　胸腔积液术中 1

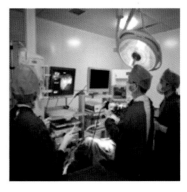
图 16-6　胸腔积液术中 2

五、胸腔镜检查常见并发症及处理

胸腔镜检查是一项安全的侵入性检查,并发症较少,病死率罕见。严格选择适应证患者,常规监测生命体征,密切观察病情变化,严格的无菌操作和熟练的器械操作等可减少并发症的发生。

1. 术前并发症。

(1) 麻醉反应。术前麻醉后出现嗜睡、恶心、呕吐,肌内注射麻醉药后需观察数分钟,监测生命体征,对症处理。患者取卧位可减少此类并发症的发生。

(2) 栓塞。行人工气胸造成的最危险的并发症是气体栓塞。气体栓塞多在空气进入血管后迅速产生相应症状和体征,为了避免发生气体栓塞,行人工气胸时应确保穿刺针位于胸腔,若人工气胸术后影像学检查显示胸腔粘连严重,则不宜行胸腔镜术。出现气体栓塞时应积极给予高压氧、减压治疗及对症处理,必要时进行心肺复苏。

2. 术中并发症。

(1) 胸膜反应。套管刺激迷走神经时可发生胸膜反应(如心率减慢、血压下降、出冷汗、面色苍白等),局麻时壁层胸膜麻醉应充分,动作要轻柔;取活检时,特别是对壁层胸膜取活检时,极易出现胸膜反应,取活检时尽量避开神经分布区,分离条索时动作要轻柔。

(2) 局部疼痛。置入胸腔镜或取活检时可出现一过性疼痛,可用止痛药,术前使用止痛药及麻醉药可缓解疼痛。

(3) 出血。取活检时应避开血管,减少出血的发生,取活检后多数可以自行止血,对于相对微小的持续出血,可以采用电凝固来止血。镜下见粘连组织较厚或有血管生成时,不宜分离。最少见而严重的并发症是血管损伤造成的出血,也是引起死亡的主要原因,需要进行紧急开胸手术止血治疗,但这一并发症极其罕见。选择安全的切口,熟练掌握检查和治疗技术是防止和减少并发症的关键。

(4) 复张性肺水肿。胸腔积液被吸出后复张性肺水肿发生危险很小,即使几千毫升胸腔积液在胸腔镜手术期间完全被吸出,由于胸腔与大气相通,等量的气体也很快会从胸壁穿刺套管中进入胸腔,使肺部不能完全复张。吸引胸腔积液时,速度不宜过快,如患者术中胸腔积液引流较多,术后应夹闭引流管。再次打开引流管时要密切观察引流液或气体放出的速度。防止引流过快,如出现呼吸困难等严重并发症时,可给予正压通气。

（5）其他脏层胸膜有明显病灶时，活检动作要轻，禁止硬拉；在膈肌处活检时，需屏气，以防膈肌移动（损伤膈肌）；一过性胸闷及心悸、良性心律失常、轻度高血压或低氧血症的并发症，多能够通过吸氧完全纠正。

3. 术后并发症。

（1）穿刺。伤口或胸腔内感染较少见，一般发生在术后 48 h，患者出现高热，或伤口出现较多分泌物，多与器械或术前皮肤消毒不当有关，及时给予引流及合适的抗生素治疗，如果出现脓胸需冲洗，必要时行外科手术治疗。术后，伤口应及时换药，伤口敷料保持干燥可减少此并发症的发生。

（2）皮下或纵隔气肿。多与胸腔引流管不通畅及手术切口皮下组织层缝合不良有关，应观察引流管的引流情况，保持引流管通畅，缝切口时切莫缝合过紧。出现皮下或纵隔气肿后通过引流及皮下挤压多可恢复正常。严重时可经皮下切口排气或者行外科纵隔引流。

（3）持续性漏气、支气管胸膜瘘较少见，表现为肺不能复张，多发生于肺活检患者，选择安全的穿刺点（尽量避开脏层胸膜）和小心活检可以避免这一并发症。

（4）肿瘤在胸部的种植转移。多发生在肿瘤活检后，如发现胸壁包块等可对穿刺部位行局部放疗，据报道曾发生一例确诊为肺腺癌的胸腔积液患者，术后半个月胸腔镜穿刺部位形成包块，生长较快，行局部放疗后病灶消失。对于间皮瘤患者，胸部种植转移发生率较高，可在胸腔镜手术后 10~12 天进行局部放疗预防穿刺点肿瘤种植转移。

（5）发热。少数结核性胸膜炎患者胸腔镜术后出现发热，对症处理及治疗原发病可缓解。30%胸膜固定患者术后会出现发热，可对症处理。

六、注意事项

1. 人工气胸术后若影像学检查显示胸腔粘连严重，则不宜行胸腔镜术。
2. 选择安全的切口。
3. 镜下见粘连组织较厚或有血管生成时，不宜分离。
4. 脏层胸膜有明显病灶时，活检动作要轻，禁止硬拉。
5. 在膈肌处活检时，需屏气，以防膈肌移动（损伤膈肌）。
6. 活检时应避开血管，减少出血的发生。
7. 吸出胸腔积液时，速度不宜过快，以防肺复张后肺水肿。

七、术后护理

1. 一般护理：患者取半卧位，有利于术后胸腔闭式引流，有利于呼吸运动，减少通气不足的危险。

2. 疼痛护理：在胸腔镜检查及取活检、留置胸腔引流管后患者均可出现不同程度的手术部位及胸部疼痛，应向患者解释疼痛的原因，必要时可给予双氯芬酸钠栓塞肛。

3. 发热护理：术后部分患者有一过性发热，很少超过 39 ℃，2~3 天可自行下降，多不需要处理。如体温较高可对症降温。若考虑合并感染可给予抗感染治疗。

4. 呼吸道护理：对于呼吸道有分泌物的患者，在必要的止痛的基础上鼓励患者进行有效咳嗽,做深呼吸。每2~4 h协助翻身拍背,必要时可行雾化祛痰,促进痰液排出,以防肺不张及肺部感染的发生。

5. 引流管的护理:术后常规留置单侧胸腔引流管,保持引流管通畅,注意引流管内水柱波动情况,避免引流管受压、折曲、堵塞、滑脱,定时挤压引流管,以免管口堵塞。体位改变时注意防止引流管牵拉、滑脱。密切观察引流量并记录,若引流量逐渐减少,无气泡逸出,复查胸片示肺复张情况良好,无胸腔积液者,可尽早拔除胸腔引流管。

第三节　常见的胸膜疾病的镜下表现

一、结核性胸膜炎

结核性胸膜炎是我国的常见病和多发病,近几年发病率有上升趋势。据2010年我国结核病流行病学调查,结核病年发生100万例,结核性胸腔积液是肺外结核中常见的形式,发病率约为5%。为明确诊断,临床上常行结核病相关辅助检查、胸腔积液细胞学和生化检查及胸膜活检等。但胸腔积液中结核分枝杆菌培养阳性率不足20%;一项回顾性分析中,常规胸膜活检诊断阳性率大约为38%,且其取材部位局限并受操作者技术熟练程度影响,特别是对膈肌和纵隔胸膜等盲区部位。胸膜活检在我国应用并不广泛;酶联免疫斑点试验在判断活动性结核病感染和既往感染中存在困难。利用胸腔镜可在直视下行胸膜活检,安全性高、并发症少,诊断率明显提高。Sakuraba等报道胸腔镜检查诊断阳性率为93.8%;Keper和Bergqvist等人的研究中,胸腔镜检查在结核性胸腔积液中的诊断阳性率分别为96%和98%。有研究者对690例胸腔积液患者的回顾性分析表明胸腔镜检查的诊断阳性率达95.6%,其中结核性胸腔积液328例,占47.5%。

结核性胸膜炎镜下见胸腔积液多为淡黄色、少许为淡红色或血性。镜下可呈现出以下几种表现。

1. 典型的干酪样坏死(图16-7至图16-11)。干酪样坏死可和弥漫性结节并存,如图16-7、图16-8所示;也可单独存在,如图16-9、图16-10所示。

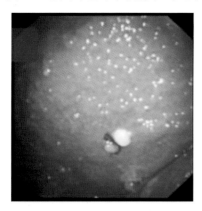

图16-7　干酪样坏死1

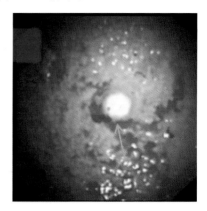

图16-8　干酪样坏死2

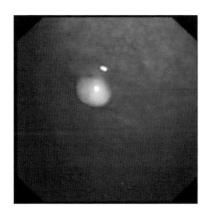
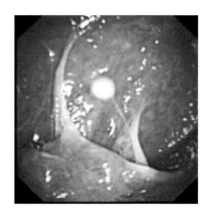

图 16-9　干酪样坏死 3　　　　　　　图 16-10　干酪样坏死 4

图 16-11　干酪样坏死 5

2. 膈肌、壁层胸膜上均可见弥漫性粟粒样结节病变(图 16-12 至图 16-16)。

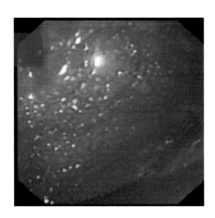
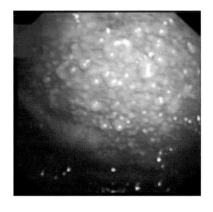

图 16-12　弥漫性粟粒样结节病变 1　　图 16-13　弥漫性粟粒样结节病变 2(膈肌)
　　　　(壁层胸膜)

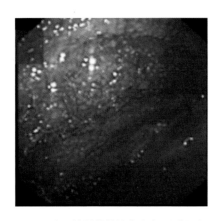 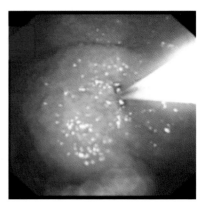

图 16-14　弥漫性粟粒样结节病变 3(肋膈角处)　　图 16-15　弥漫性粟粒样结节病变 4(膈肌)

图 16-16　粟粒样结节病变病理检查

3. 纤维条索、包裹样病变(图 16-17 至图 16-22)。多见于病程数周的患者,初期轻微包裹(图 16-17、图 16-18);后期包裹较严重(图 16-19、图 16-20),处理较费时和困难,但尽量分离条索,有时分离包裹后见干酪样结节(图 16-21、图 16-22)。术中通过胸腔镜吸尽可见胸腔积液,从而避免包裹影响肺复张和留下胸膜肥厚等并发症,术后也可向胸腔注入尿激酶进行溶解以利于胸腔积液引出。

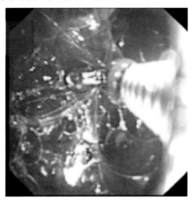 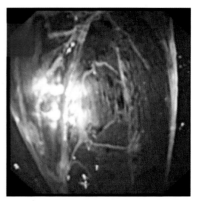

图 16-17　轻微包裹 1　　　　　　　　　　图 16-18　轻微包裹 2

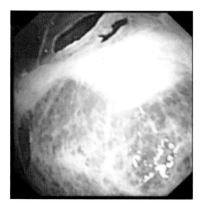

图 16-19 严重包裹 1

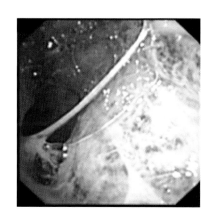

图 16-20 严重包裹 2

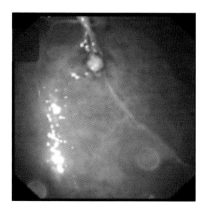

图 16-21 分离包裹后见干酪样结节 1

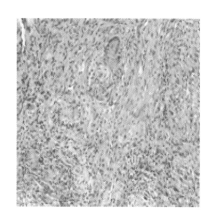

图 16-22 干酪样结节病理检查

4. 急性渗出性病变(图 16-23 至图 16-25)。胸膜无光泽、充血水肿,无肉眼可见的结节,此时可在胸膜上盲夹活检。病理检查(图 16-26)提示肉芽肿性改变,结合病史也可诊断结核病。

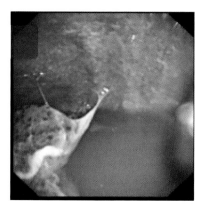

图 16-23 急性渗出性病变 1

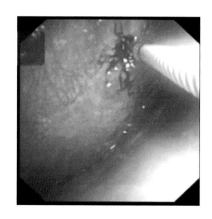

图 16-24 急性渗出性病变 2

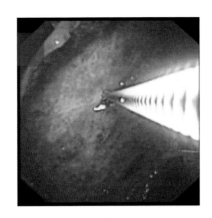

图 16-25 急性渗出性病变 3

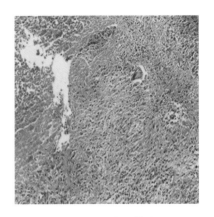

图 16-26 病理检查

5. 瘤样病变(图 16-27 至图 16-30)。有时结节较大,甚至融合,肉眼观疑似转移性肿瘤表现。

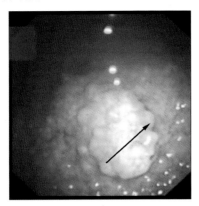

图 16-27 瘤样病变 1

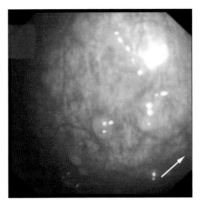

图 16-28 瘤样病变 2

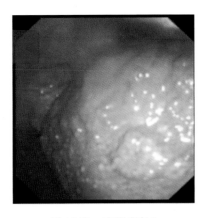

图 16-29 瘤样病变 3

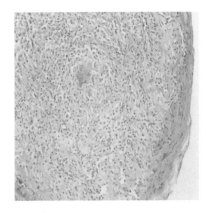

图 16-30 瘤样病变病理检查

二、脓胸

脓胸的治疗原则是积极充分抗感染和早期引流,特别是脓胸早期渗出期。对于中晚期胸腔纤维条索包裹、粘连及脓液黏稠(图 16-31 至图 16-34),常规引流常常不彻底。可镜下分离胸腔,使胸腔由多房变成单腔,镜下也可冲洗胸腔、尽量吸出黏稠脓液,术后再置入胸腔闭式引流管,便于冲洗和吸引,有利于炎症的控制,可以缩短病程,减少胸膜粘连和肥厚,保护肺功能。但对于胸腔严重粘连、机化或瘘道形成的病变,需尽早行外科手术治疗。

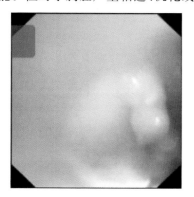
图 16-31　黏稠的脓液 1

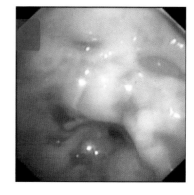
图 16-32　黏稠的脓液 2

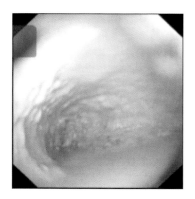
图 16-33　包裹的胸腔

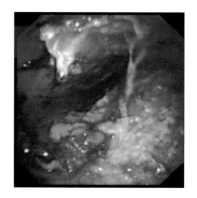
图 16-34　纤维条索粘连

三、胸膜非特异性改变

可见于慢性心力衰竭(图 16-35)、肝硬化(图 16-36)和非特异性炎症(图 16-37)患者。

可表现为正常的胸膜:光滑、粉红色、有光泽;也可表现为胸膜呈片状或弥漫性充血水肿、血管模糊伴少量纤维素沉着,表面粗糙。此时活检常无特异性表现,确诊病因需要结合其他临床结果。

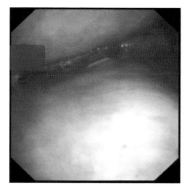
图 16-35　慢性心力衰竭患者胸膜表现

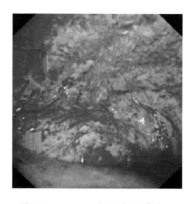
图 16-36　肝硬化患者胸膜表现

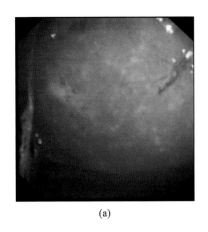
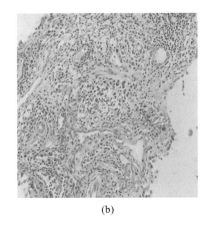

(a)　　　　　　　　　　　　　　　　(b)

图 16-37　非特异性炎症

(a)胸膜表现;(b)病理检查

四、胸腔镜胸膜转移肿瘤的特点

某医院十余年来共实行胸腔镜检查 1128 例,确诊 1078 例,确诊率达到 95.6%。其中恶性肿瘤 431 例,转移性腺癌 271 例,肺鳞癌 85 例,小细胞肺癌 1 例(图 16-52),恶性间皮瘤 63例,淋巴瘤 2 例,恶性未分化型肿瘤 9 例,转移性肺腺癌最多,这也可能与肺腺癌容易早期转移有关,但胸腔镜下小细胞肺癌胸膜转移罕见,也很少有相关报道,具体原因不明。统计显示转移性肿瘤在胸腔镜下表现各异,但对于分型并没有特异性,同一种肿瘤在镜下显示多种形态,同一种表现也可为多种疾病,所以单从病史特点、临床表现、影像学检查、胸腔积液性状、肿瘤形态不能明确诊断,最终仍需要通过病理检查来确诊。胸腔镜手术操作简单,损伤小,费用低,诊断阳性率高,易于在临床工作中开展,不失为对胸腔积液患者诊断的一种有效方法。现大致归纳出胸腔镜下肿瘤转移的几种表现。

1. 胸膜充血水肿,增厚,未见明显结节:以下几例均通过壁层胸膜活检明确。如图 16-38至图 16-40 所示。

病例 16-1

患者,女,78 岁,"咳嗽、胸闷一周"入院,胸腔镜下见大量草黄色胸腔积液,胸膜充血水肿。病理检查:腺癌。

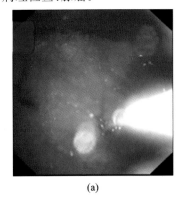
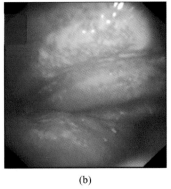
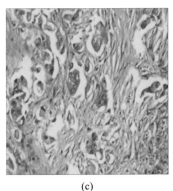

(a)　　　　　　　　　　(b)　　　　　　　　　　(c)

图 16-38　病例 16-1 图

(a)胸腔积液;(b)胸膜充血水肿;(c)病理检查

病例 16-2

患者,男,76 岁,"胸闷、喘气 3 个月"入院,胸腔镜下见大量血性胸腔积液,膈肌及壁层胸膜未见明显结节,随机活检。病理检查:鳞癌。

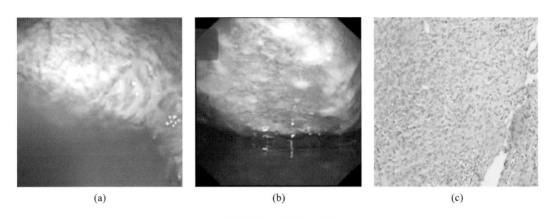

(a) (b) (c)

图 16-39 病例 16-2 图

(a)膈肌未见明显结节;(b)壁层胸膜未见明显结节;(c)病理检查

病例 16-3

患者,女,46 岁,"间断左侧胸痛一年余"入院,胸腔镜下见少量黄色胸腔积液,肋膈角处有少许纤维条索,壁层胸膜增厚,未见肿块结节,行胸膜活检。病理检查:鳞癌。

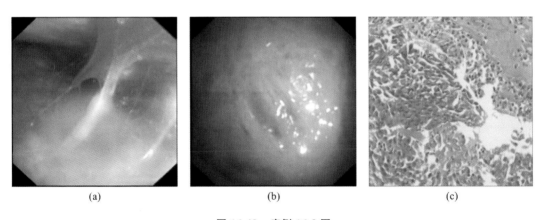

(a) (b) (c)

图 16-40 病例 16-3 图

(a)纤维条索;(b)壁层胸膜增厚;(c)病理检查

2. 胸膜花斑样病变:在花斑处活检可确诊。如图 16-41、图 16-42 所示。

病例 16-4

患者,男,66 岁,"发热、胸闷、喘气十余天"入院,胸腔镜下见大量草黄色胸腔积液,膈肌可见白色斑片状影,壁层胸膜上可见花斑伴小结节。病理检查:腺癌。

病例 16-5

患者,男,68 岁,"胸闷十余天",胸腔镜下见大量血性胸腔积液,膈肌及壁层胸膜可见红白相间花斑样改变,未见结节。病理检查:鳞癌。

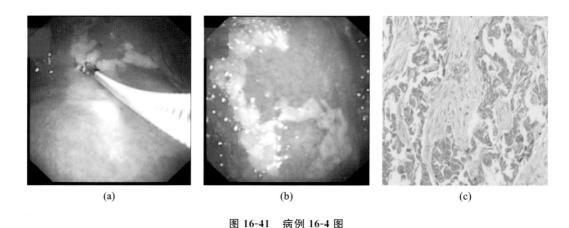

图 16-41　病例 16-4 图

(a)膈肌上白色斑片状影;(b)壁层胸膜上花斑伴小结节;(c)病理检查

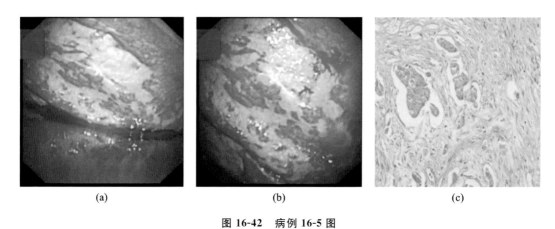

图 16-42　病例 16-5 图

(a)膈肌上红白相间花斑样改变 1;(b)膈肌上红白相间花斑样改变 2;(c)病理检查

3. 纤维条索包裹伴结节形成:既往通常认为纤维条索主要见于结核性胸膜炎或是胸腔注射药物后形成,现发现转移性腺癌、鳞癌部分病例也可见少许纤维条索或形成包裹。如图 16-43 至图 16-45 所示。

病例 16-6

患者,男,63 岁,"咳嗽十天"入院,胸腔镜下见大量黄色胸腔积液,脏层胸膜及壁层胸膜之间可见少许纤维条索,膈肌及壁层胸膜可见弥漫性白色小结节。病理检查:腺癌。

病例 16-7

患者,男,58 岁,"胸闷、喘气二十天"入院,胸腔镜下见大量血性胸腔积液,膈肌与壁层胸膜之间见纤维条索包裹,分离后可见膈肌上融合呈块状肿物。病理检查:鳞癌。

病例 16-8

患者,女,49 岁,"胸闷、喘气二十天"入院,胸腔镜下见大量血性胸腔积液,胸膜之间有纤维条索包裹,膈肌及壁层胸膜可见弥漫性结节。病理检查:鳞癌。

4. 单发或多发大小不等,乳头状,息肉状结节,白色、红色或灰色不等,此类最为常见。如图 16-46 至图 16-63 所示。

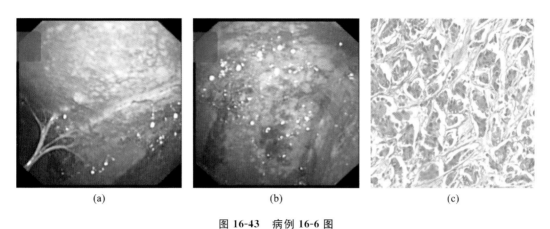

图 16-43　病例 16-6 图

(a)纤维条索；(b)膈肌上弥漫性白色小结节；(c)病理检查

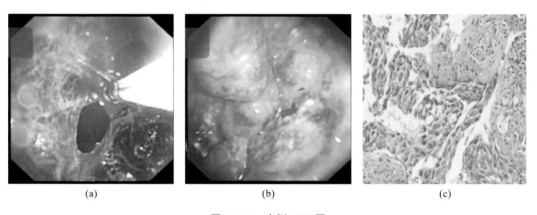

图 16-44　病例 16-7 图

(a)纤维条索包裹；(b)膈肌上块状肿物；(c)病理检查

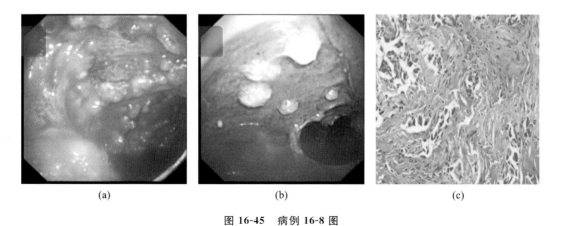

图 16-45　病例 16-8 图

(a)壁层胸膜上弥漫性结节 1；(b)壁层胸膜上弥漫性结节 2；(c)病理检查

病例 16-9

患者，女，37 岁，"咳嗽、胸闷半个月"入院，胸腔镜下见大量草黄色胸腔积液，膈肌及壁层胸膜可见串珠样结节。病理检查：腺癌。

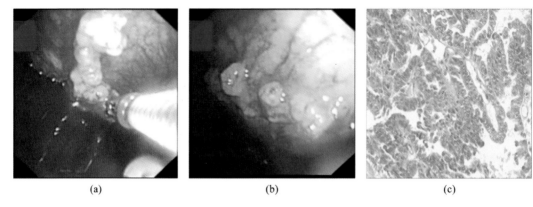

图 16-46　病例 16-9 图

(a)膈肌上串珠样结节 1；(b)膈肌上串珠样结节 2；(c)病理检查

病例 16-10

患者，男，63 岁，"咳嗽、胸闷、喘气二十天"入院，胸腔镜下见大量血性胸腔积液，膈肌及壁层胸膜可见弥漫性大小不一的白色结节。病理检查：腺癌。

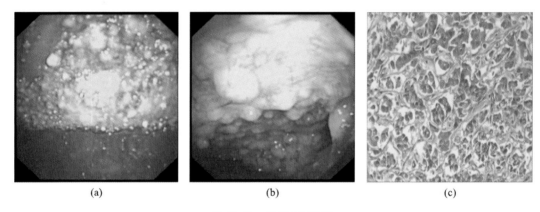

图 16-47　病例 16-10 图

(a)膈肌上弥漫性大小不一的白色结节；(b)壁层胸膜上弥漫性大小不一的白色结节；(c)病理检查

病例 16-11

患者，男，62 岁，"间断右侧胸痛 2 个月余"入院，胸腔镜下见大量草黄色胸腔积液，膈肌及壁层胸膜可见散在乳头状红色结节。病理检查：腺癌。

病例 16-12

患者，男，72 岁，"咳嗽、咳痰、喘气半个月"入院，胸腔镜下见血性胸腔积液，膈肌及壁层胸膜可见散在大小不一的红色结节。病理检查：腺癌。

病例 16-13

患者，女，70 岁，"胸闷、乏力十余天"入院，胸腔镜下见中等量血性胸腔积液，膈肌及壁层胸膜可见多发透明小结节。病理检查：腺癌。

病例 16-14

患者，女，45 岁，"间断咳嗽 3 个月余"入院，胸腔镜下见中等量草黄色胸腔积液，膈肌及壁层胸膜可见散在小结节。病理检查：腺癌。

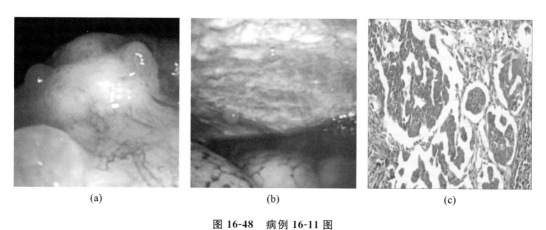

图 16-48　病例 16-11 图

（a）膈肌上散在乳头状红色结节；（b）壁层胸膜上散在乳头状红色结节；（c）病理检查

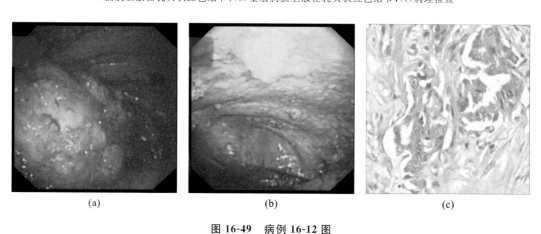

图 16-49　病例 16-12 图

（a）膈肌上散在大小不一的红色结节；（b）壁层胸膜上散在大小不一的红色结节；（c）病理检查

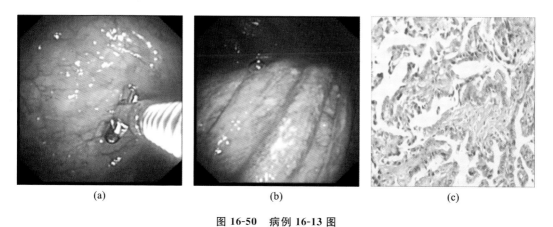

图 16-50　病例 16-13 图

（a）膈肌上多发透明小结节；（b）壁层胸膜上多发透明小结节；（c）病理检查

病例 16-15

患者，男，74 岁，"咳嗽、咳痰十余天"入院，胸腔镜下见大量黄色胸腔积液，胸膜之间未见纤维条索，脏层胸膜未见明显结节，壁层胸膜可见多发大小不一的红色结节。病理检查：小细胞肺癌。

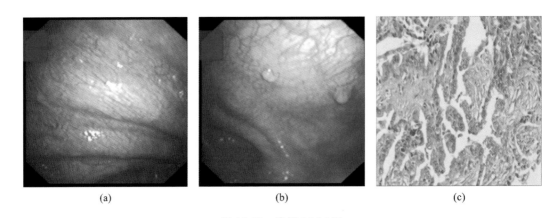

(a)   (b)   (c)

图 16-51　病例 16-14 图

(a)壁层胸膜上散在小结节 1；(b)壁层胸膜上散在小结节 2；(c)病理检查

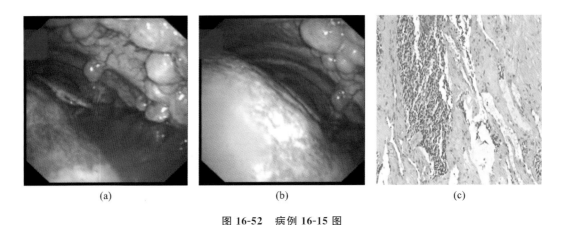

(a)   (b)   (c)

图 16-52　病例 16-15 图

(a)壁层胸膜上大小不一的红色结节 1；(b)壁层胸膜上大小不一的红色结节 2；(c)病理检查

病例 16-16

患者,女,63 岁,"咳嗽伴右侧胸痛二十余天"入院,胸腔镜下见大量咖啡色血性胸腔积液,膈肌及壁层胸膜可见散在红色结节。病理检查:腺癌。

病例 16-17

患者,女,66 岁,"胸闷、呼吸困难半个月"入院,胸腔镜下见大量黄色胸腔积液,膈肌及壁层胸膜可见散在大小不一的红色结节。病理检查:腺癌。

病例 16-18

患者,男,56 岁,"右侧胸痛 4 个月余"入院,胸腔镜下见中等量血性胸腔积液,膈肌及壁层胸膜可见散在乳头状大结节。病理检查:转移性腺癌。

病例 16-19

患者,女,38 岁,"胸闷一周"入院,胸腔镜下见大量血性胸腔积液,黏膜充血水肿,膈肌及壁层胸膜可见散在白色结节,部分融合成片。病理检查:腺癌。

病例 16-20

患者,男,63 岁,"反复胸闷一年余"入院,胸腔镜下见大量血性胸腔积液,膈肌及壁层胸膜上可见弥漫性大小不一结节,肺表面可见一白色结节。病理检查:鳞癌。

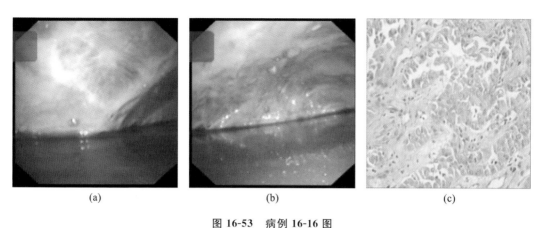

图 16-53 病例 16-16 图

(a)壁层胸膜上散在红色结节 1；(b)壁层胸膜上散在红色结节 2；(c)病理检查

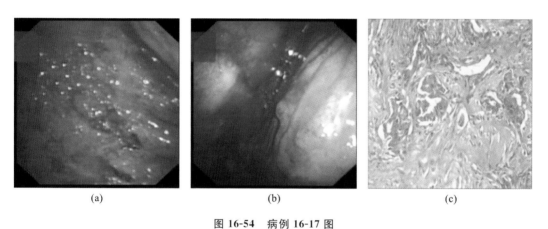

图 16-54 病例 16-17 图

(a)壁层胸膜上散在大小不一的红色结节 1；(b)壁层胸膜上散在大小不一的红色结节 2；(c)病理检查

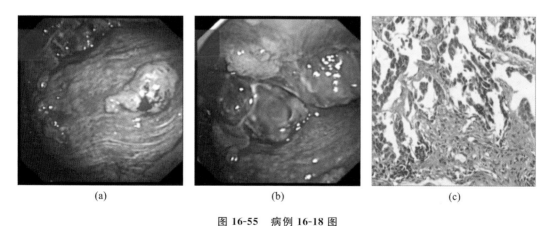

图 16-55 病例 16-18 图

(a)膈肌上散在乳头状大结节；(b)壁层胸膜上散在乳头状大结节；(c)病理检查

病例 16-21

患者，男，73 岁，"左侧胸闷胸痛一个月余"入院，胸腔镜下见大量血性胸腔积液，膈肌及壁层胸膜可见弥漫性大小不一结节。病理检查：鳞癌。

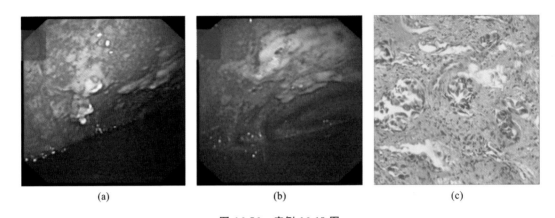

图 16-56　病例 16-19 图

(a)膈肌上散在白色结节；(b)壁层胸膜上白色结节融合成片；(c)病理检查

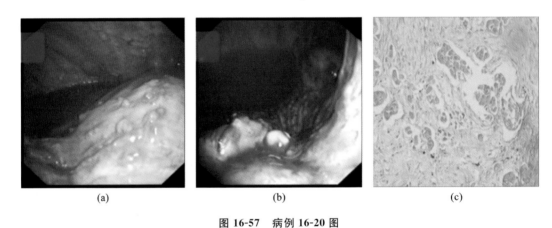

图 16-57　病例 16-20 图

(a)壁层胸膜上弥漫性大小不一结节；(b)肺表面一白色结节；(c)病理检查

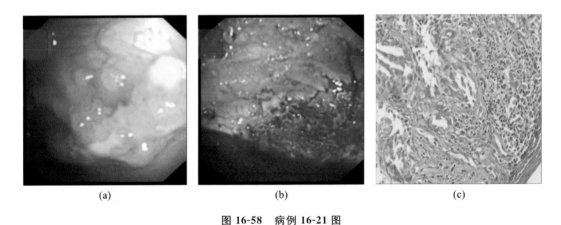

图 16-58　病例 16-21 图

(a)膈肌上弥漫性大小不一结节；(b)壁层胸膜上弥漫性大小不一结节；(c)病理检查

病例 16-22

患者,男,77 岁,"咳嗽、咳痰十余天"入院,胸腔镜下见大量血性胸腔积液,壁层胸膜及脏层胸膜可见散在大小不一结节。病理检查:鳞癌。

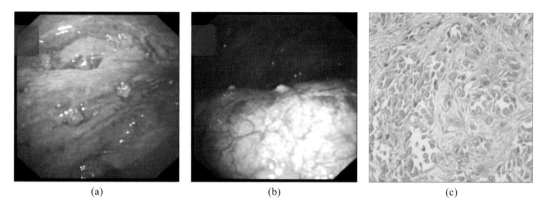

图 16-59　病例 16-22 图

(a)壁层胸膜上散在大小不一结节;(b)脏层胸膜上散在大小不一结节;(c)病理检查

病例 16-23

患者,女,60 岁,"咳嗽、胸闷十余天"入院,胸腔镜下见大量黄色胸腔积液,壁层胸膜充血水肿,未见明显结节,脏层胸膜见一白色结节。病理检查:鳞癌。

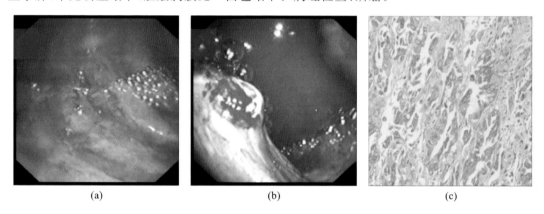

图 16-60　病例 16-23 图

(a)壁层胸膜充血水肿;(b)脏层胸膜上一白色结节;(c)病理检查

病例 16-24

患者,男,55 岁,"胸闷两个月,发热两天"入院,胸腔镜下见大量血性胸腔积液,膈肌及壁层胸膜可见弥漫性大小不一结节。病理检查:鳞癌。

病例 16-25

患者,男,74 岁,"咳嗽、胸闷半个月"入院,胸腔镜下见大量血性胸腔积液,膈肌及壁层胸膜可见散在褐色结节。病理检查:鳞癌。

病例 16-26

患者,男,75 岁,"咳嗽、胸闷一周"入院,胸腔镜下见大量淡黄色胸腔积液,膈肌有一块状新生物,表面黑色坏死灶,壁层胸膜有一白色结节。病理检查:淋巴瘤。

5. 融合成块状、菜花样。如图 16-64、图 16-65 所示。

病例 16-27

患者,男,77 岁,"间断胸闷,喘气半年"入院,胸腔镜下见中等量血性胸腔积液,膈肌上融合呈菜花样肿块,壁层胸膜上一红色结节。病理检查:腺癌。

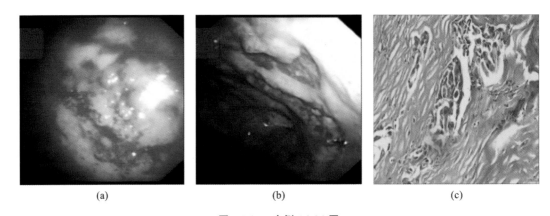

图 16-61　病例 16-24 图

(a)膈肌上弥漫性结节;(b)壁层胸膜上弥漫性结节;(c)病理检查

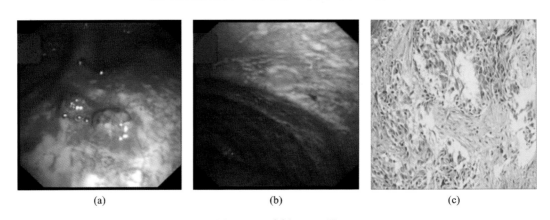

图 16-62　病例 16-25 图

(a)壁层胸膜上散在褐色结节 1;(b)壁层胸膜上散在褐色结节 2;(c)病理检查

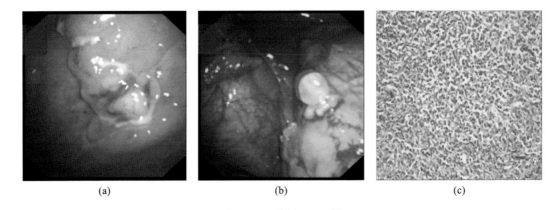

图 16-63　病例 16-26 图

(a)膈肌上一新生物;(b)壁层胸膜上一白色结节;(c)病理检查

病例 16-28

患者,男,62 岁,"胸闷、喘气 1 个月"入院,胸腔镜下见大量血性胸腔积液,膈肌上结节融合成肿块,壁层胸膜上较多结节。病理检查:鳞癌。

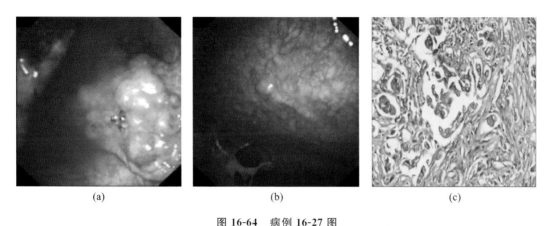

图 16-64　病例 16-27 图

(a)膈肌上融合呈菜花样肿块；(b)壁层胸膜上一红色结节；(c)病理检查

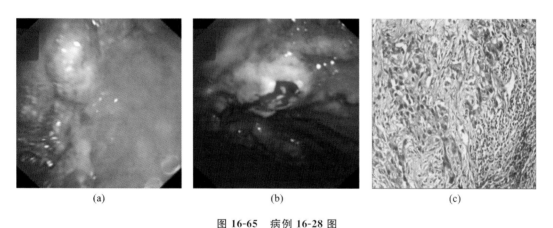

图 16-65　病例 16-28 图

(a)膈肌上结节融合成肿块；(b)壁层胸膜上较多结节；(c)病理检查

6.铺路石样均匀大小结节。如图 16-66、图 16-67 所示。

病例 16-29

患者,女,64 岁,"咳嗽、胸闷 1 个月"入院,胸腔镜下见中等量黄色胸腔积液,膈肌及壁层胸膜可见弥漫性鹅卵石样红色结节。病理检查:腺癌。

病例 16-30

患者,男,82 岁,"胸闷、喘气 2 天"入院,胸腔镜下见大量黄色胸腔积液,膈肌及壁层胸膜可见鹅卵石样结节,膈肌上结节部分融合成菜花样。病理检查:鳞癌。

五、恶性间皮瘤

恶性间皮瘤是恶性程度极高的一种恶性肿瘤,起源于胸腔间皮组织,一般发生于脏层胸膜或壁层胸膜,为胸膜原发肿瘤中最多见的类型,其发病比较隐匿,临床症状不典型,早期诊断较困难,预后差。恶性间皮瘤在我国发病率较低,0.02%～0.04%,其好发年龄为 50～70 岁,发病率随患者年龄增加而升高,男性发病率较高,为女性的 2～3 倍。恶性间皮瘤发病原因目前尚未明确,可能与以下因素有关:①长期接触石棉可诱发恶性间皮瘤。恶性间皮瘤病

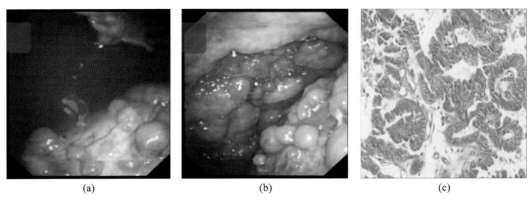

图 16-66　病例 16-29 图

(a)壁层胸膜上弥漫性鹅卵石样红色结节 1;(b)壁层胸膜上弥漫性鹅卵石样红色结节 2;(c)病理检查

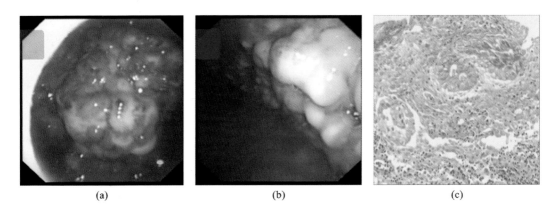

图 16-67　病例 16-30 图

(a)膈肌上结节部分融合成菜花样;(b)壁层胸膜上鹅卵石样结节;(c)病理检查

灶中也可以发现石棉纤维,在工人尸检中发现有长期石棉暴露史的恶性间皮瘤发病率高达 3.1%。②接触天然矿物纤维、亚硝胺、玻璃纤维、放射线等物质,或患有肺部疾病如胸腔慢性感染(结核性胸膜炎)、反复的肺部感染等可能致该病。③猿猴病毒 40(SV40)感染,从恶性间皮瘤患者体内分离出 SV40 片段,给大鼠胸腔内注射 SV40 后也可以成功地诱发恶性间皮瘤。恶性间皮瘤患者的临床表现与侵犯范围有关,通常局部侵犯胸腔及周围结构。典型临床表现包括胸痛、呼吸困难、干咳,偶伴发热和夜间盗汗。早中期病变一般会局限在单侧胸腔,晚期可以向身体其他部位转移。最常见的转移部位是纵隔和肺门淋巴结,肝、骨、脑转移较少见。临床症状常较隐蔽,并且缺乏特异性。如果不治疗,中位生存期为 4~12 个月,经过积极治疗后中位生存期可达到 17~24 个月。临床上进行胸部 X 线或 CT 检查,对于影像学资料可见病灶的患者,可选择性进行 CT 引导下经皮肺穿刺,将获取的活体组织学标本送病理检查,但恶性间皮瘤组织中的胶原纤维多、质地较硬,较难进行穿刺,活检取材标本获取往往不甚理想,且早期病变多生长于肋膈窦、膈胸膜等难发现、难穿刺的部位,穿刺活检敏感性差,这些都增加了确诊的难度,通过这一途径确诊率只有 26%~45%。而针对影像学资料上不可见,但临床上多考虑为恶性间皮瘤的患者,有时选择进行胸膜盲穿活检来明确诊断,但是受盲穿概率的影响,取不到病变组织或者活检标本质量不理想,导致恶性间皮瘤患者检出阳性率较低。对于合并胸腔积液的患者进行肿瘤标志物的检测来辅助诊断。肿瘤标志物的水平可辅助区分胸腔积液良、恶性,但敏感性和特异性不高,且无法进行具体的肿瘤细胞分型。另外,开胸手术获取标本虽确诊率高,但创伤大、经济负担重,患者接受困难,通常作为最后选择的检查手段。因此,胸腔镜活检结合免疫组化是诊断恶性间皮瘤的可靠方法。

据统计某医院十余年来 63 例恶性间皮瘤患者中,最小年龄 17 岁,最大 74 岁,平均年龄约 50 岁,主要分布在 50～70 岁,与流行病学数据基本相符,但患者以女性居多,女性患者与男性患者的比例接近 2∶1,与流行病学不符,除一例有明显石棉接触史(家中猪圈盖的是石棉瓦,搭建在房子旁边),其余均无明显石棉及放射线等接触史。症状主要为咳嗽、胸闷、胸痛、发热等,并无特异性。在胸腔镜下显示血性胸腔积液、黄色胸腔积液均常见,病灶大多分布于壁层胸膜,脏层胸膜少见,表现为花斑样、孤立或多发结节,伴或不伴纤维条索包裹,结节呈乳头状、息肉状、桑葚状,或融合成巨大肿块、菜花样,与转移瘤、腺癌、鳞癌相比并没有明显特异性,最终还需病理检查结合免疫组化确诊。现将部分病例归纳如下。

1. 胸膜花斑样病变。此类病变质地坚韧,取材困难,需多次夹取。如图 16-68 至图 16-70 所示。

病例 16-31

患者,女,38 岁,"左侧胸痛一周"入院,胸腔镜下见大量黄色胸腔积液,膈肌及壁层胸膜可见白色花斑样病变,未见明显结节。病理检查:恶性间皮瘤。

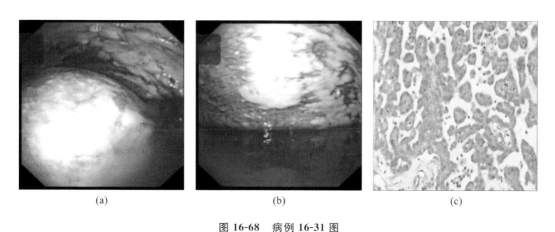

(a)　　　　　　　　　　(b)　　　　　　　　　　(c)

图 16-68　病例 16-31 图

(a)膈肌上花斑样病变;(b)壁层胸膜上花斑样病变;(c)病理检查

病例 16-32

患者,女,68 岁,"咳嗽、胸闷两天"入院,胸腔镜下见大量黄色浑浊胸腔积液,膈肌及壁层胸膜未见明显结节,整个胸膜呈红白相间的花斑样病变。病理检查:恶性间皮瘤。

病例 16-33

患者,女,67 岁,"咳嗽五十天"入院,胸腔镜下见大量血性胸腔积液,膈肌及壁层胸膜未见明显结节,整个胸膜呈红白相间的花斑样病变。病理检查:恶性间皮瘤。

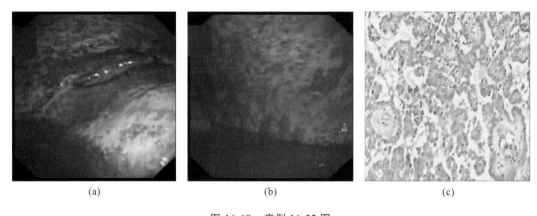

图 16-69 病例 16-32 图

(a)膈肌上红白相间花斑样病变;(b)壁层胸膜上红白相间花斑样病变;(c)病理检查

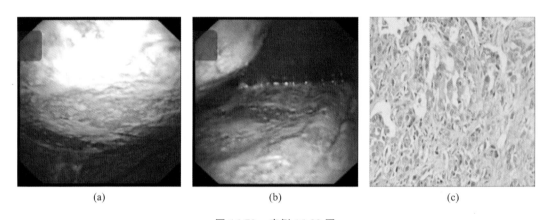

图 16-70 病例 16-33 图

(a)膈肌上红白相间花斑样病变;(b)壁层胸膜上红白相间花斑样病变;(c)病理检查

2. 孤立性结节。如图 16-71、图 16-72 所示。

病例 16-34

患者,男,59 岁,"咳嗽 1 个月余"入院,胸腔镜下见淡黄色胸腔积液,膈肌上一孤立白色小结节。病理检查:恶性间皮瘤。

病例 16-35

患者,男,17 岁,"右侧胸痛、胸闷伴发热半个月"入院,胸腔镜下见大量黄色胸腔积液,膈肌上一孤立白色结节,壁层胸膜和脏层胸膜表面未见明显结节。病理检查:恶性间皮瘤。

3. 大小不等多发性结节。此类病变一般质地较脆,易于取材。如图 16-73 至图 16-75 所示。

病例 16-36

患者,女,54 岁,"咯血伴胸闷两天"入院,胸腔镜下见大量血性胸腔积液,膈肌及壁层胸膜可见弥漫性大小不一白色结节。病理检查:恶性间皮瘤。

病例 16-37

患者,男,68 岁,"左侧胸闷、胸痛一周"入院,胸腔镜下见大量黄色胸腔积液,壁层胸膜可见散在大小不一结节。病理检查:恶性间皮瘤。

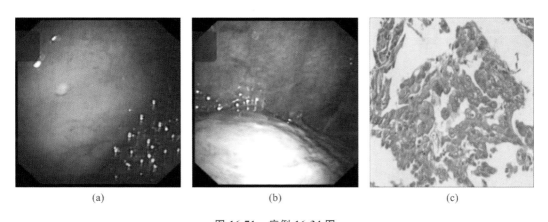

图 16-71　病例 16-34 图

(a)膈肌上孤立白色小结节 1;(b)膈肌上孤立白色小结节 2;(c)病理检查

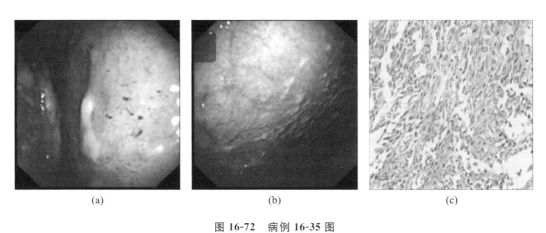

图 16-72　病例 16-35 图

(a)膈肌上孤立白色结节;(b)脏层胸膜;(c)病理检查

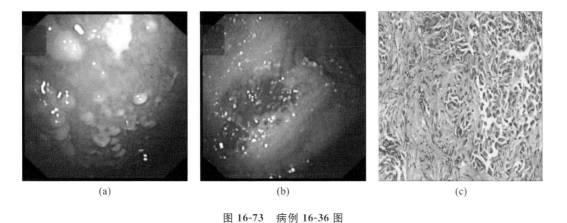

图 16-73　病例 16-36 图

(a)膈肌上弥漫性结节;(b)壁层胸膜上弥漫性结节;(c)病理检查

病例 16-38

患者,女,52 岁,"胸闷、喘气四天"入院,胸腔镜下见大量血性胸腔积液,膈肌及壁层胸膜可见弥漫性息肉样红色结节。病理检查:恶性间皮瘤。

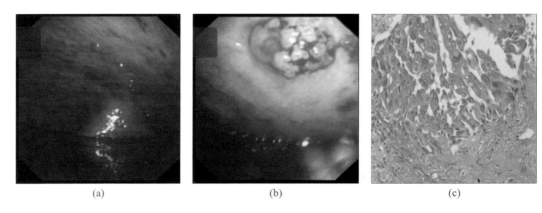

(a)   (b)   (c)

图 16-74   病例 16-37 图

(a)壁层胸膜上散在结节 1;(b)壁层胸膜上散在结节 2;(c)病理检查

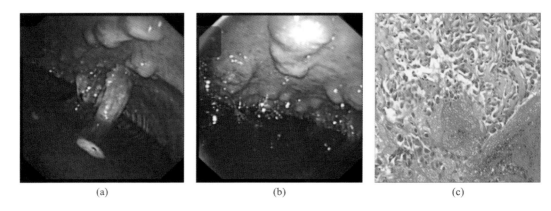

(a)   (b)   (c)

图 16-75   病例 16-38 图

(a)壁层胸膜上弥漫性息肉样红色结节 1;(b)壁层胸膜上弥漫性息肉样红色结节 2;(c)病理检查

4. 纤维条索伴结节。如图 16-76、图 16-77 所示。

病例 16-39

患者,女,61 岁,"咳嗽、胸闷十余天"入院,胸腔镜下见大量血性胸腔积液,膈肌及壁层胸膜之间有纤维条索包裹,分离后膈肌上可见融合成块状的新生物,有出血。病理检查:恶性间皮瘤。

病例 16-40

患者,女,51 岁,"胸闷、喘气一周"入院,胸腔镜下见大量黄色胸腔积液,膈肌及壁层胸膜之间有纤维条索包裹,分离后膈肌上可见散在乳头状红色结节。病理检查:恶性间皮瘤。

5. 融合成巨大肿块、菜花样结节。此类病变质地坚硬。如图 16-78、图 16-79 所示。

病例 16-41

患者,女,26 岁,"右侧胸痛两个月余"入院,胸腔镜下见大量黄色胸腔积液,膈肌及壁层胸膜可见多发融合成块状、菜花样新生物。病理检查:恶性间皮瘤。

病例 16-42

患者,女,63 岁,"胸闷半个月"入院,胸腔镜下见大量黄色胸腔积液,壁层胸膜及脏层胸膜上可见块状新生物。病理检查:恶性间皮瘤。

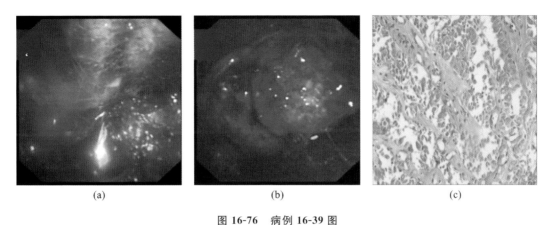

(a)　　　　　　　　(b)　　　　　　　　(c)

图 16-76　病例 16-39 图

(a)纤维条索包裹;(b)膈肌上融合成块状的新生物;(c)病理检查

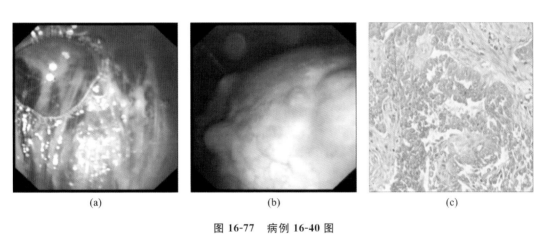

(a)　　　　　　　　(b)　　　　　　　　(c)

图 16-77　病例 16-40 图

(a)纤维条索包裹;(b)膈肌上散在乳头状红色结节;(c)病理检查

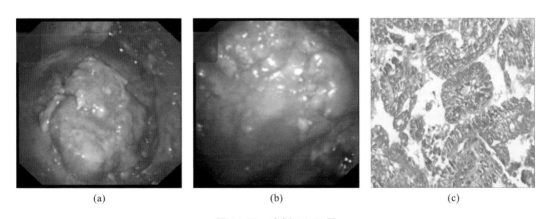

(a)　　　　　　　　(b)　　　　　　　　(c)

图 16-78　病例 16-41 图

(a)膈肌上菜花样新生物 1;(b)膈肌上菜花样新生物 2;(c)病理检查

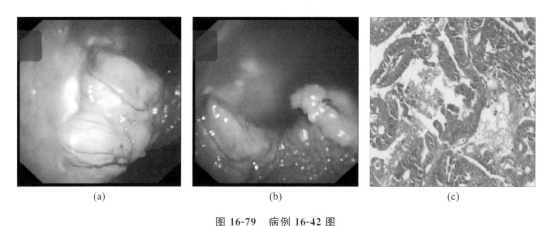

图 16-79　病例 16-42 图

（a）脏层胸膜上块状新生物；（b）壁层胸膜上块状新生物；（c）病理检查

第四节　内科胸腔镜在自发性气胸中的应用

一、概述

自从 1803 年 Itard 首先报道了一例突然发生的特发性气胸以来，人们发现气体异常存在于胸腔已经有几个世纪了，"气胸"一词也一直被沿用至今。1819 年 Laennce、Bell 和 Trousseau 进一步对本病进行了描述，较准确和完整地叙述了自发性气胸及其发病过程。1901 年，Martin 描述了第一例气胸的放射性图像。20 世纪，气胸的研究取得了许多进展，研究者们逐步弄清了肺结核、肺大疱和气胸的关系。气胸在治疗上可以采用胸腔闭式引流术、胸膜固定术和针对病因的开胸手术等方法。自 1910 年瑞典内科学教授 Jacobaeus 首次介绍了使用胸腔镜对胸膜炎患者进行检查以来，胸腔镜逐步在临床普及。20 世纪 90 年代胸腔镜手术治疗自发性气胸也逐步开展，现在已成为难治性气胸最常用的治疗手段。如今许多呼吸内科医生也把内科胸腔镜融入他们治疗自发性气胸的措施中，使一些患者受益。

二、内科胸腔镜检查的适应证和禁忌证

内科胸腔镜检查是一项可在局麻下在胸腔镜室内进行的侵入性操作技术。患者保持清醒、自主呼吸。呼吸内镜医生一般取胸壁单一切口即可完成。但由于视野相对外科手术小，又在局麻情况下，因此不能完成外科胸腔镜可以完成的较复杂的手术，如病灶切除和粘连严重的胸膜松解术。

内科胸腔镜手术适应证和禁忌证主要如下。

1. 适应证。

（1）复发性气胸。

（2）胸腔闭式引流 72 h 仍持续漏气者。

（3）从事特殊职业的初发气胸患者，如飞行员、潜水员、野外作业者。

（4）双侧气胸患者。

（5）不适合行开胸手术或不适合行全麻下外科胸腔镜手术的患者。

（6）患者不愿行外科手术者。

2. 禁忌证。

（1）凝血功能障碍的患者。

（2）严重的心脏病史,如冠心病、急性心肌梗死、严重心律失常者。

（3）心肺功能显著减退的患者。

（4）广泛的胸膜粘连者。

（5）胸部 CT 提示数量较多、较大的肺大疱,采用内科胸腔镜难以处理者。

三、内科胸腔镜治疗自发性气胸的具体步骤和方法

1. 设备及药品。

Olympus LTF-240 型内科电子胸腔镜、Trocar 套管、高频电刀或激光、滑石粉喷撒管（医用常见为喷洒管）、医用生物蛋白胶、一次性生物蛋白胶注射针、灭菌无碘滑石粉、活检钳、水封瓶、手术包等。

2. 手术方法。

所有患者术前常规行胸部 X 线或 CT、血常规、凝血功能、心电图检查。术前 30 min 肌内注射地西泮 5～10 mg 、盐酸哌替啶 50～100 mg。术中行吸氧（2～3 L/min）及心电监护。根据影像学检查结果,患者可取平卧位或健侧卧位。平卧位时,常选患侧锁骨中线第 2、3 肋间;健侧卧位时,一般选腋前线第 4、5 肋间。常规消毒铺洞巾,2% 利多卡因 5～10 mL 逐层局麻后,用手术刀沿肋间走向切开皮肤 1.0～1.5 cm,血管钳钝性分离皮下组织和肌层后,从切口处插入 Trocar 套管,拔出针芯后置入胸腔镜。使用胸腔镜探查胸腔时应全面、仔细,并遵循自上而下、从后到前的顺序,特别是肺大疱好发部位如肺尖部以免遗漏,同时注意脏层胸膜和壁层胸膜之间有无纤维条索。根据镜下观察,选择治疗方案。目前依据 Vanderscheren 对胸腔镜下肺泡病变与胸膜粘连的情况,将自发性气胸在临床上分为 4 期。Ⅰ期：特发性,胸腔镜检查正常,占 40%。胸片或 CT 检查未发现病变,治疗手段即胸腔镜检查＋胸膜粘连术。Ⅱ期：伴发胸膜粘连者（图 16-80 至图 16-82）,占 12%。可以通过胸腔镜观察,使用高频电刀或激光切断粘连带（图 16-83、图 16-84）,同时应用生物胶封闭或应用激光凝固破裂口,再用一次性喷撒管喷撒滑石粉行胸膜粘连（图 16-85）。Ⅲ期：肺大疱（图 16-86 至图16-88）,直径小于 2 cm,占 31%。其中肺大疱的直径在 1 mm 左右时,为较小的病变。对于直径小于1.5 cm的肺大疱,一般壁薄带蒂,术中可先通过胸腔镜活检通道送入一次性生物蛋白胶注射针,在胸腔镜直视引导下将针尖刺入肺大疱内,然后由助手向肺大疱内注入生物蛋白胶 2～5 mL,观察肺大疱萎缩情况（图 16-89 至图 16-91）。若仍可见肺大疱,可再用高频电刀进行烧灼凝固,若术中见脏层胸膜和壁层胸膜之间也有纤维条索粘连者,则使用高频电刀或激光切断粘连带,处理完毕肺大疱及纤维条索后,再用一次性喷撒管喷撒滑石粉,重点喷撒肺大疱和肺尖部位。Ⅳ期：肺大疱（图 16-92 至图 16-94）,直径大于 2 cm,占 17%。最好的方法为开胸手术或外科胸腔镜治疗,内科胸腔镜由于条件限制,处理起来比较困难,效果不佳。所有患者处理完毕后常规行胸腔闭式引流。

3. 常见不良反应、并发症及处理。

（1）胸痛：主要为注入生物蛋白胶时和喷撒滑石粉后出现胸痛,术中可局部加用 2% 利多卡因,胸痛较剧烈时予以镇痛处理。

（2）发热：喷撒滑石粉后常有发热,体温不超过 38.5 ℃,不行特别处理多于 72 h 内缓解。

（3）胸膜反应：较少见，多发生在喷撒滑石粉时，可以在喷撒滑石粉前先用2％利多卡因麻醉。

（4）复张性肺水肿：检查时和术后引流时不宜太快。

（5）其他：皮下气肿、出血、良性心律失常、轻度高血压或低氧血症、切口局部感染等并发症，一般较轻微，自行缓解或对症处理后可以缓解。

总之，内科胸腔镜为一项较为安全的侵入性检查，其并发症发生率据报道为3％～22.6％，但严重并发症少见，目前报道的死亡率为0.01％～0.6％。熟练掌握检查和治疗技术是防止和减少并发症的关键。

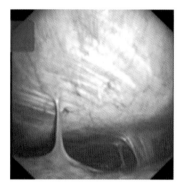

图 16-80　胸膜粘连带 1

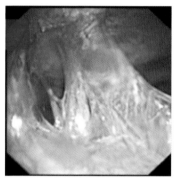

图 16-81　胸膜粘连带 2

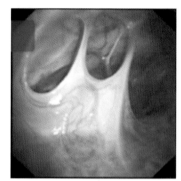

图 16-82　胸膜粘连带 3

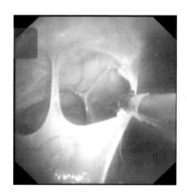

图 16-83　高频电刀切断粘连带 1

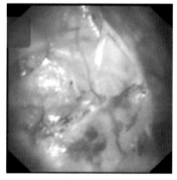

图 16-84　高频电刀切断粘连带 2

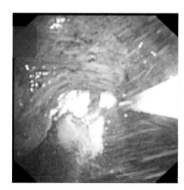

图 16-85　病灶处喷撒滑石粉

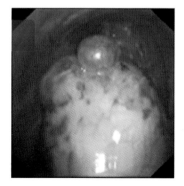

图 16-86　肺尖孤立肺大疱

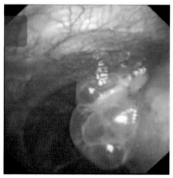

图 16-87　肺尖融合肺大疱 1

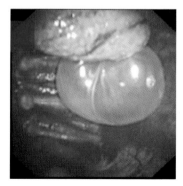

图 16-88　肺尖融合肺大疱 2

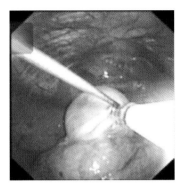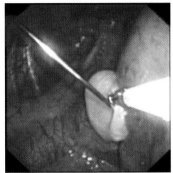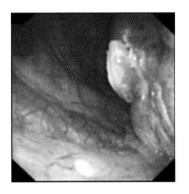

图 16-89　向肺大疱内注入　　　图 16-90　向肺大疱内注入　　　图 16-91　注入后肺大疱萎缩
　　　　　生物蛋白胶 1　　　　　　　　　　生物蛋白胶 2

病例 16-43

患者,男,80 岁,于 2014 年 7 月 19 日因"突发胸闷、气短两天"入院,入院后诊断为 COPD 并发自发性气胸,行胸腔闭式引流一周无好转,因年龄大、肺功能差不能行外科手术,遂行内科胸腔镜手术,术中见肺大疱约 2 cm 大小(图 16-95),并可见纤维条索(图 16-96),术中考虑到肺大疱较大,遂先予以生物蛋白胶,注入肺大疱中(图 16-97、图 16-98),后再予以高频电刀切开纤维条索,最后喷撒滑石粉治疗,术后患者未再漏气,3 天后出院,随访 3 年未再出现气胸。

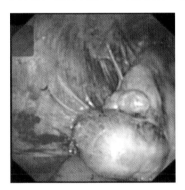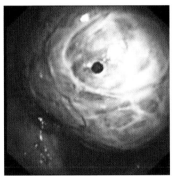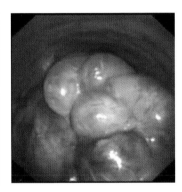

图 16-92　Ⅳ期肺大疱 1　　　图 16-93　Ⅳ期肺大疱 2　　　图 16-94　Ⅳ期肺大疱 3

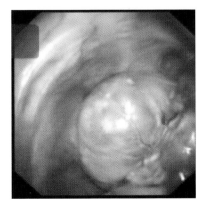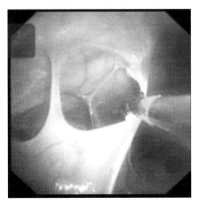

图 16-95　约 2 cm 肺大疱　　　图 16-96　纤维条索

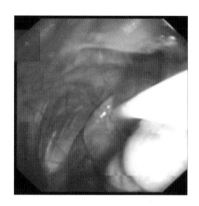
图 16-97　注入生物蛋白胶

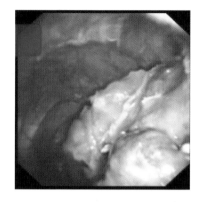
图 16-98　治疗后肺大疱萎缩

病例 16-44

患者,男,16 岁,于 2010 年 1 月 23 日因"突发胸闷 2 天"入院,入院后予以胸腔闭式引流约一周无效后,遂行内科胸腔镜手术,术中见肺尖处一约 1.5 cm 肺大疱(图 16-99)及纤维条索(图 16-100),先予以高频电刀切开纤维条索,再电凝肺大疱(图 16-101),术后常规胸腔闭式引流,手术后 3 天患者出院,随访 5 年未再出现气胸。

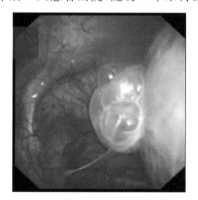
图 16-99　约 1.5 cm 肺大疱

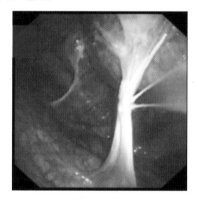
图 16-100　纤维条索

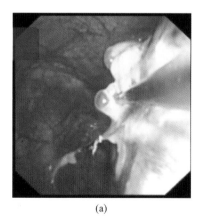
(a)

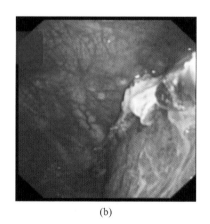
(b)

图 16-101　电切和电凝

(a)电切纤维条索;(b)电凝肺大疱

参 考 文 献

[1] Loddenkemper R. Thoracoscopy：state of the art[J]. European Respiratory Journal，1998，11(1)：213-221.

[2] 厉银平，彭清臻，黄文军，等.内科胸腔镜检术在不明原因胸腔积液中的应用分析[J].内科急危重症杂志，2006，12(6)：275-276.

[3] 谢志斌，彭清臻，钟敏华，等.内科胸腔镜联合高频电治疗自发性气胸 20 例[J].实用医学杂志，2008，24(7)：1201-1202.

[4] van Zandwijk N，Clarke C，Henderson D，et al. Guidelines for the diagnosis and treatment of malignant pleural mesothelioma[J]. J Thorac Dis，2013，5(6)：E254-E307.

[5] 姚小鹏，李强，白冲，等. 224 例胸腔积液胸腔镜检查术分析[J].中国内镜杂志，2006，12(2)：191-193，196.

[6] 刘汉忠，肖静，涂珍，等.胸腔镜胸膜活组织检查联合免疫组织化学诊断恶性胸腔间皮瘤[J].临床与病理杂志，2013，33(6)：486-490.

[7] 厉银平，刘桂霞，彭清臻，等.内科胸腔镜结合尿激酶治疗结核性包裹性胸腔积液的临床应用[J].临床肺科杂志，2012，17(9)：1621-1623.

[8] 厉银平，彭清臻，钟敏华，等.内科胸腔镜治疗自发性气胸的临床应用[J].临床内科杂志，2015，32(6)：409-410.

（彭清臻　厉银平　刘桂霞　彭春燕　胡小飞

袁　曼　谢志斌　钟敏华　邓科兰　魏　光）

（校核：王美佳）

第十七章 超声支气管镜(轴向超声)

第一节 概　　述

超声支气管镜(endobronchial ultrasound,EBUS)术,又称支气管内超声,是用超声支气管镜或将微型超声探头(ultrasonic probe,USP)通过支气管镜送入气管、支气管管腔,通过实时超声扫描,获得气管、支气管管壁各层次以及周围相邻组织的超声图像,从而进一步提高肺部及纵隔病变的诊断水平。目前临床上应用的有2种类型,一种是径向超声(环形超声)支气管镜(RP-EBUS),另一种是凸阵扫描超声(轴向超声)支气管镜(CP-EBUS)。

支气管镜检查由于受气道表面和管腔结构的限制,对于管壁内或管腔外的病灶,往往只能根据间接征象来判断,腔内超声技术一直是重要的发展方向,由于气道内超声检查远比其他器官超声检查复杂,直到1989年才开始应用微型超声探头进入气道进行超声检查。1990年,Olympus公司生产出直径2 mm,可实时产生垂直于轴线的360°图像的频率为12 MHz和20 MHz的高频探头,可通过支气管镜的活检工作通道进行气道内超声检查,且分辨率明显提高。1992年,Hurter首次报道了应用带球囊的微探头通过支气管镜进行气道内超声检查并肯定了其临床应用价值。2002年,Olympus公司研发出了可用于支气管镜的凸阵扫描探头。2004年,Yasufuku应用该设备首次实现了在气道内超声引导下经支气管镜针吸活检术(EBUS-TBNA)。同年,Kurimoto首次报道了在气道内超声引导下成功定位肺外周病灶。目前超声支气管镜越来越广泛地应用于各类气道病变的诊断及指导治疗。本章重点介绍CP-EBUS。

第二节 适 应 证

经支气管镜腔内超声是一种无创伤性的检查方法,一般来说,凡适合于常规支气管镜检查的病变都适合于腔内超声检查,但由于费用高,不能作为常规首选检查。常见的适应证如下。

1. 纵隔和肺门病变,包括肿大淋巴结等的鉴别。
2. 肺癌的纵隔淋巴结分期。
3. 气管纵隔囊肿的抽吸减压治疗。
4. 气管、支气管黏膜下病灶。
5. 气管、支气管狭窄。
6. 黏膜表面正常但怀疑有管壁或管外浸润性病变者。

7. 纵隔、气管、支气管病变需穿刺定位者。

8. 气管、支气管病变治疗后诊断与疗效评估。

第三节　禁忌证和并发症

一、禁忌证

1. 不适合于常规支气管镜检查者均为 EBUS 检查的禁忌证。

2. 严重的气管狭窄在行腔内超声检查时可能引起窒息,应该极为慎重。

二、并发症

1. 窒息:主要由于水囊内注水过多导致大气道阻塞。对于一侧主支气管明显狭窄者,在另一侧主支气管内不宜使用水囊。

2. 器械损伤。

3. 出血:对于黏膜表面病变严重、触之易出血的患者,慎行 EBUS 检查。

4. 心血管意外:可能与水囊压迫支气管管壁,进而通过神经反射引起心律失常有关。应立刻终止操作,及时抢救。

第四节　仪 器 设 备

一、凸阵探头

目前临床上常用的 CP-EBUS 是一种超声穿刺支气管镜,其前端有一枚 7.5 MHz 的凸阵探头,其扫描的方向与支气管镜走行方向平行。直接将探头接触组织或在前端附加水囊即可获得图像(图 17-1)。CP-EBUS 工作通道的内径为 2.2 mm,21G 或 22G 穿刺针用于 EBUS-TBNA 操作(图 17-2)。

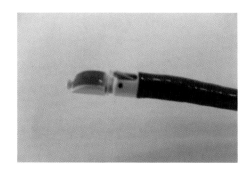

图 17-1　凸阵探头

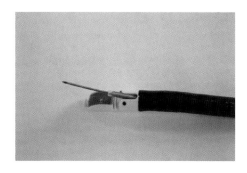

图 17-2　穿刺针用于 EBUS-TBNA 操作

二、超声处理器(图 17-3)

超声图像是由连接了 CP-EBUS 的专用超声处理器生成的,该处理器可兼容RP-EBUS,

图像质量很好。超声图像可被截取,通过游标可测出病变组织的二维大小。

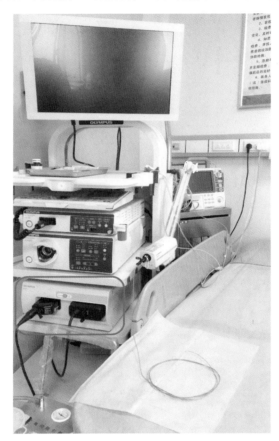

图 17-3　超声处理器

三、专用 TBNA 穿刺针(图 17-4)

EBUS-TBNA 的穿刺针有 21G 和 22G 两种规格,可经 2.2 mm 的工作通道行实时 EBUS-TBNA。这种穿刺针有多种旋钮,最大穿刺深度为 4 cm,在 2 cm 螺纹处有安全装置可以防止穿刺针过度伸出。穿刺针备有内芯,可防止 TBNA 过程中造成污染,在刺入支气管壁后还能用于清理针尖。穿刺针在光镜下及超声图像中均可见。

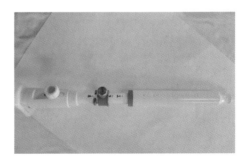

图 17-4　专用 TBNA 穿刺针

第五节　操　作　方　法

一、准备工作

1. 患者准备：按常规支气管镜检查前准备，包括复习患者的肺部影像学资料(胸片/肺部CT)，了解病变的情况，同时完善心电图、出凝血时间、血气分析、肺功能等检查。

2. 局麻、清醒镇静或全麻。

3. 仪器准备：确定使用CP-EBUS后，于探头前端安装水囊，反复注入、吸引蒸馏水，检查是否漏水、有无膨胀、变色及橡胶老化现象。如有漏水需立即更换；如水囊有偏心状态需轻压水囊予以纠正；如水囊内有气泡，应反复吸、注水以将囊内气泡吸尽。确定水囊可用后用纱布涂抹少量润滑剂于探头表面。

二、操作步骤

1. CP-EBUS支气管镜经鼻腔或口腔插入气管。

2. 支气管镜到达需要取得EBUS图像的位置后，将水囊内充入生理盐水充当透超声波的液体连接介质，以便与目标组织最大面积接触。

3. CP-EBUS支气管镜前端弯曲贴近气道壁，寻找目标病灶，确认后在光镜下图像同时可见，以确认进针位置。

4. 将专用TBNA穿刺针插入并固定于支气管镜的工作通道内，松开外鞘调整器，调整穿刺鞘长度，使其前端刚好在内镜图像上显示。

5. 将CP-EBUS支气管镜前端贴近气道壁，可以在超声图像上再次看到淋巴结或病变组织，通过游标测出病变组织的二维大小，进而调节穿刺针手柄，确定进针深度。

6. 用突刺法或推进法将穿刺针穿透气道壁进入淋巴结或病变组织。穿刺时要避开软骨环。

7. 一旦穿刺针进入淋巴结或病变组织内，即用内芯清理针腔，然后拔出内芯，连接注射器，带负压反复穿刺。如果淋巴结或病变组织内血管丰富，负压可导致出现血性标本，此类情况可以不带负压操作。

8. 穿刺针反复进出淋巴结或病变组织以获取标本。最后将穿刺针收入外鞘，从支气管镜拔出整套系统。

9. 一般情况下目标病灶平均操作3~4次，7次针吸活检时会达到诊断平台期，再增加针吸活检次数，对提高诊断阳性率无帮助。

三、标本处理

1. 用内芯将穿刺针内组织标本推出，最初的几滴标本置于玻片上，制成涂片用于快速现场评价(ROSE)。

2. 将成形的组织标本放入固定液中送病理检查。

3. 剩余的标本根据所在单位的条件，可用于固定化细胞(病理)的制备、液基细胞学检查、流式细胞学检查等。

第六节 病 例 分 享

病例 17-1

患者,男,66 岁。咳嗽、咳痰伴咯血 4 天。

CP-EBUS 检查示:4R 组淋巴结多发肿大,其中 1 个大小约 2.8 cm,于此行 EBUS-TBNA 操作 4 次(图 17-5、图 17-6、图 17-7)。

细胞学结果:血细胞背景下,可见肺癌细胞(多为小细胞肺癌)。

组织病理学:镜下主见血凝块,夹杂少许核深染圆形/梭形小细胞,未见明显淋巴结结构,结合免疫组化,符合小细胞肺癌,考虑来源于肺。

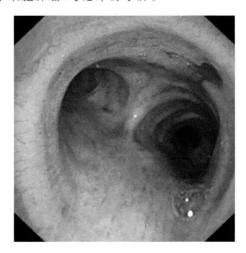

图 17-5 常规支气管镜检查

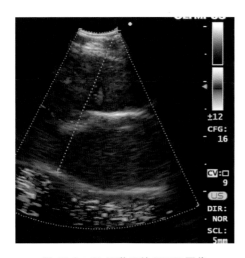

图 17-6 4R 组淋巴结 EBUS 图像

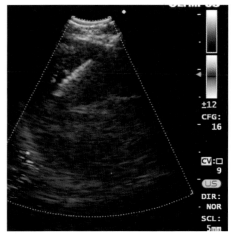

图 17-7 4R 组淋巴结 EBUS-TBNA

病例 17-2

患者,男,24 岁。咳嗽伴发热 3 个月余。

胸部增强 CT 示:纵隔及肺门淋巴结肿大(图 17-8)。

常规支气管镜检查:气管及双侧支气管可见范围(段及亚段)未见明显异常(图 17-9)。

CP-EBUS 检查示:2R 组、4R 组、右肺门淋巴结多发肿大,其中 1 个直径 4 cm 左右,于此行 EBUS-TBNA 操作 5 次(图 17-10、图 17-11)。

组织病理学:镜下主见干酪样坏死物,周围可见少许上皮细胞和朗格汉斯细胞,结核病可能性大;抗酸染色(一)(图 17-12)。

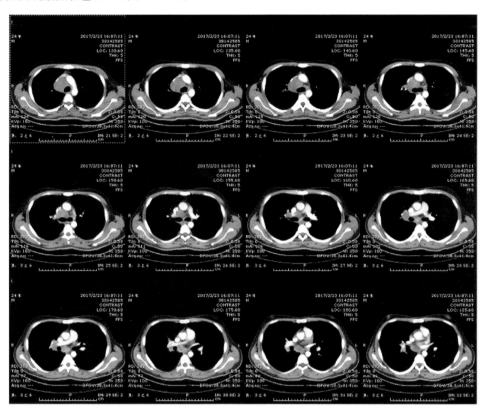

图 17-8　胸部增强 CT(纵隔窗)

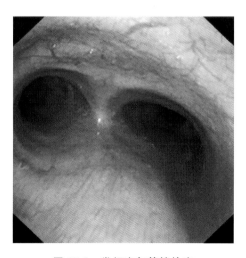

图 17-9　常规支气管镜检查

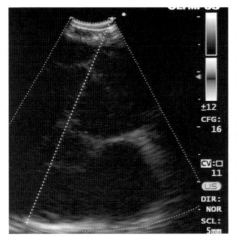

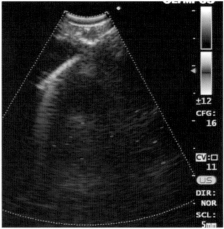

图 17-10　4R 组淋巴结 EBUS 图像　　　　图 17-11　4R 组淋巴结 EBUS-TBNA

病 理 检 查 报 告 单

病 理 号：██████

姓　　名：████　　　性　别：男　年　龄：24岁　　送检医院：本院

门 诊 号：　　　　　住 院 号：████████　　床　　号：207

送检科室：胸外科病房2　　内 镜 号：　　　　　送检日期：2017-03-02

送检材料：　快速送检，纵隔肿瘤　常规送检，纵隔肿块

临床诊断：　纵隔肿块，性质不明

镜下所见：

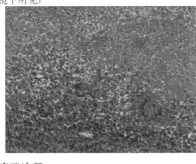

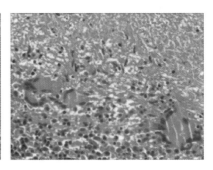

病理诊断：

　　（纵隔肿块）镜下主见干酪样坏死物，周围可见少许上皮细胞和朗格汉斯细胞，结核病可能性大，请结合临床。
　　抗酸染色　（一）

图 17-12　组织病理学

病例 17-3

　　患者，女，51 岁。体检发现肺部影像学异常。血管紧张素转换酶 138 U/L，T-SPOT 无反应性。

胸部增强 CT 示:纵隔、双侧肺门多发淋巴结肿大(图 17-13)。

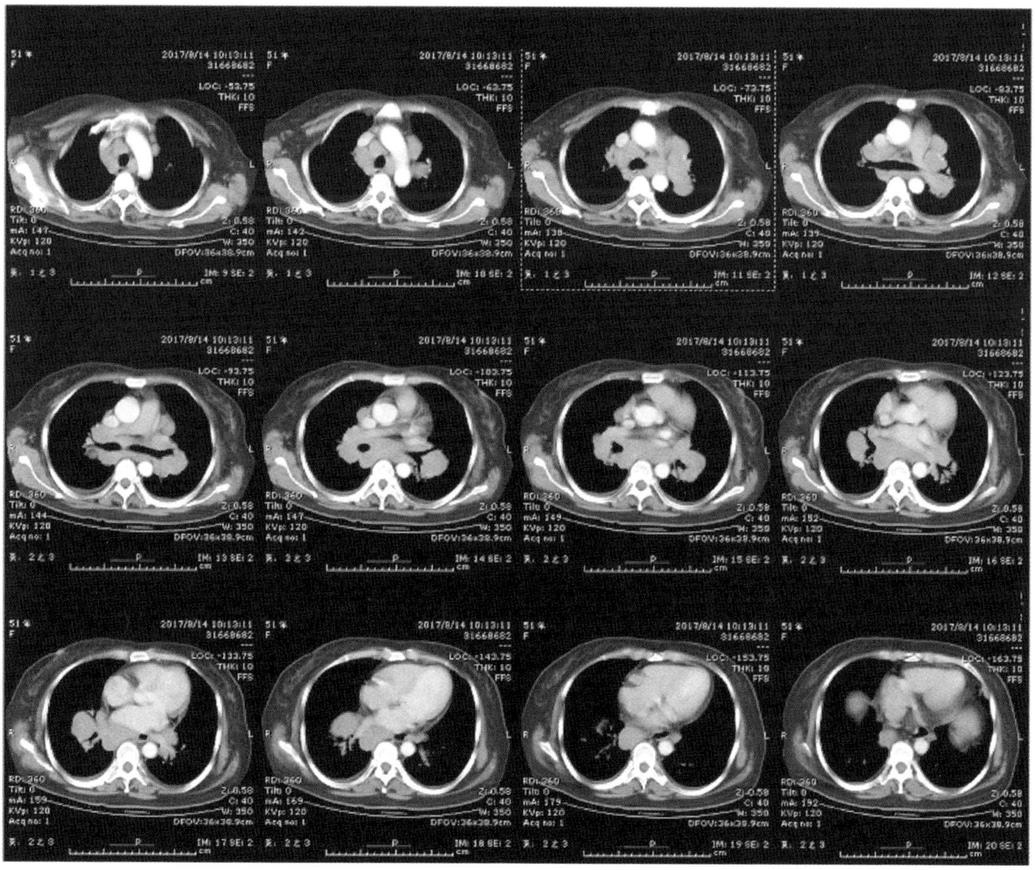

图 17-13　胸部增强 CT(纵隔窗)

常规支气管镜检查:气管及双侧支气管可见范围(段及亚段)未见明显异常(图 17-14)。

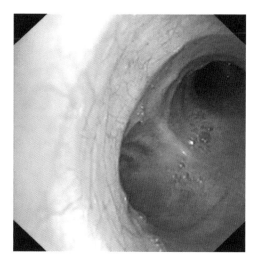

图 17-14　常规支气管镜检查

CP-EBUS检查:4R组、7组、10R组、11R组、12R组、10L组、11L组淋巴结多发肿大,其中4R组淋巴结最大直径3.2 cm,7组淋巴结最大直径约3.6 cm,于此两处行EBUS-TBNA操作5次(图17-15至图17-18)。

组织病理学:镜下见血凝块中夹杂少许淋巴组织及可疑上皮样细胞,肉芽肿性病变不能排除,请结合临床考虑(图17-19)。

综合患者临床资料考虑为结节病,予以糖皮质激素治疗。

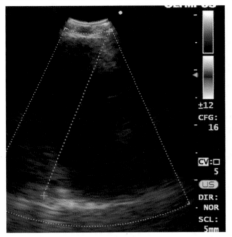

图17-15 4R组淋巴结EBUS图像	图17-16 7组淋巴结EBUS图像

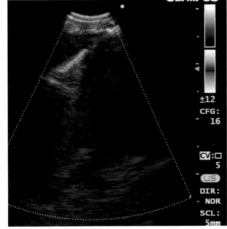

图17-17 4R组淋巴结EBUS-TBNA   图17-18 7组淋巴结EBUS-TBNA

病例17-4

患者,男,67岁,胸背痛2个月,加重10天。

胸部增强CT:双肺上叶及右肺中叶多发结节状、条片状及结片状高密度影,双侧锁骨下、纵隔淋巴结增多肿大伴强化。心包少许积液,双侧胸膜局部增厚粘连(图17-20至图17-22)。

常规支气管镜检查:气管及双侧支气管(段及亚段)可见范围未见明显异常(图17-23)。

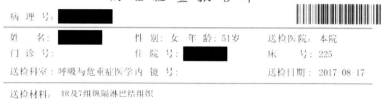

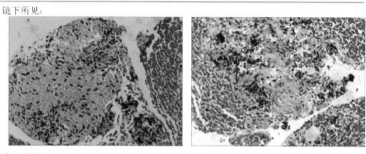

病理诊断：

　　(4R及7组纵隔淋巴结穿刺组织)镜下见血凝块中夹杂少许淋巴组织及可疑上皮样细胞，肉芽肿性病变不能排除，请结合临床，如有必要可再次取材活检。

图 17-19　组织病理学

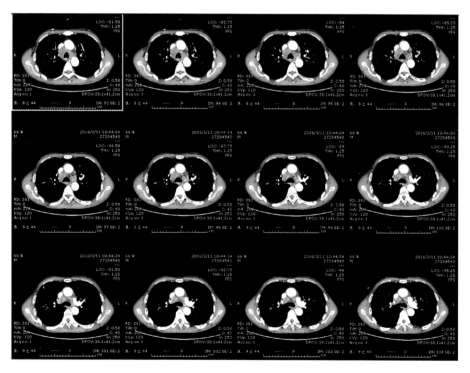

图 17-20　胸部增强 CT(纵隔窗 1)

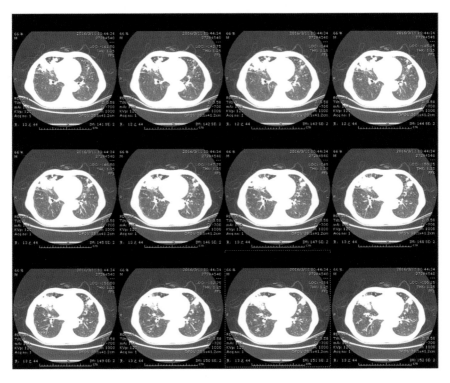

图 17-21 胸部 CT(肺窗)

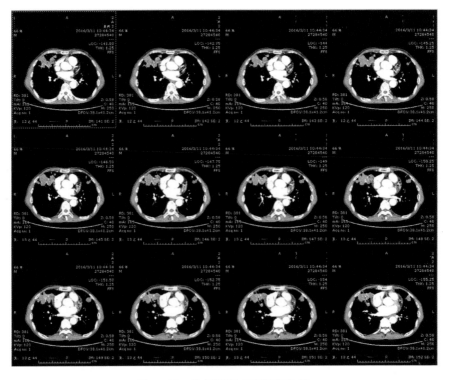

图 17-22 胸部增强 CT(纵隔窗 2)

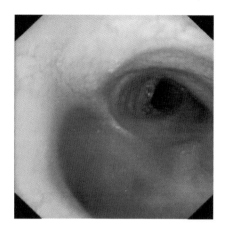

图 17-23　常规支气管镜检查

CP-EBUS 检查:2R 组及 4R 组淋巴结肿大,其中 1 个大小 2.5 cm 左右,于此 2 处行 EBUS-TBNA 数次(图 17-24、图 17-25)。

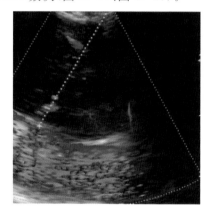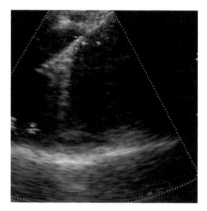

图 17-24　2R 组淋巴结 EBUS 图像　　　**图 17-25　4R 组淋巴结 EBUS-TBNA**

穿刺标本流式细胞学:单克隆性异常 B 淋巴细胞可能性大。

TBNA 组织病理学:镜下仅见极少量出血及炎性渗出物,其间散在分布极少淋巴组织样成分,组织有挤压,细胞形态难以进一步确认,请结合临床考虑(图 17-26)。

右中叶病灶经皮穿刺肺活检组织病理学(图 17-27):非霍奇金 B 细胞淋巴瘤,考虑为弥漫大 B 细胞淋巴瘤。

病例 17-5

患者,男,36 岁。

胸部 CT 发现:右上叶尖段间隔旁型肺气肿,胸廓入口处甲状腺左侧叶下方囊性占位(如箭头所示),考虑为前肠囊肿、支气管囊肿可能(图 17-28)。

常规支气管镜检查:气管及双侧支气管可见范围(段及亚段)未见明显异常(图 17-29)。

CP-EBUS 检查:气管上段 9 点至 11 点方向管壁外均匀密度的低回声区(液性暗区),直径最大处 30.4 mm(图 17-30),于此区域行 EBUS-TBNA＋负压吸引 3 次(图 17-31),抽吸出浅黄色透明清亮的液体约 25 mL(图 17-32)。负压吸引后液性暗区范围明显缩小,穿刺部位附近的液性暗区直径仅 3.4 mm(图 17-33)。

病 理 检 查 报 告 单

病 理 号： ███████

姓　名： ████　　　性　别：男　年　龄：67岁　　　送检医院：本院

门 诊 号：　　　　　　　住 院 号：██████　　　床　号：306

送检科室：呼吸与危重症医学内　镜　号：0478　　　送检日期：2016-03-14

送检材料：L1, L2

临床诊断：　纵隔淋巴结肿大性质待查

肉眼所见：L1，碎组织一堆0.3cm×0.2cm×0.2cm
　　　　　L2，碎线样组织一堆0.3cm×0.2cm×0.2cm

镜下所见：

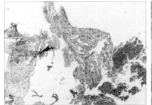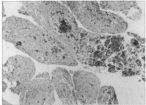

病理诊断：
　　送检组织（L1，L2）全包制片，镜下仅见极少量出血及炎性渗出物，其间散在分布极少淋巴组织样成分，组织有挤压，细胞形态难以进一步辨认，请结合临床考虑。

图 17-26　4R 组淋巴结 TBNA 组织病理学

病 理 检 查 报 告 单

病 理 号： ████████

姓　名： █████　　　性　别：男　年　龄：67岁　　　送检医院：本院

门 诊 号：　　　　　　　住 院 号：██████　　　床　号：306

送检科室：呼吸与危重症医学内　镜　号：　　　送检日期：2016-03-21

送检材料：肺组织

临床诊断：　1．双肺病变待查（肿瘤性病变？其他待排）2．淋巴瘤可能。

肉眼所见：线样物3条，一条1.3cm，一条0.7cm，一条0.3cm

镜下所见：

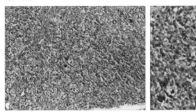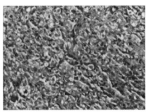

病理诊断：
　　（肺穿刺组织）非霍奇金B细胞淋巴瘤，考虑为弥漫大B细胞淋巴瘤
　　免疫组化：CD20、CD79a、PAX-5（+）；Ki-67（LI约60%）；CD3、CD5、CD7、CD43、PCK、CK8/18、P40、TTF-1（-）。

图 17-27　右肺中叶病灶经皮穿刺肺活检组织病理学

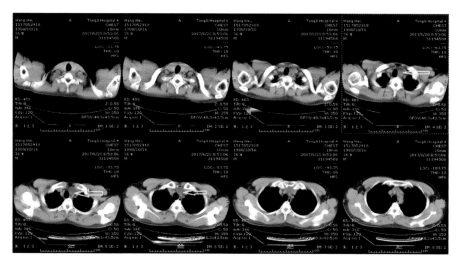

图 17-28　胸部 CT(纵隔窗)

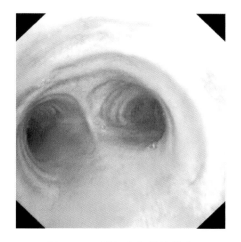

图 17-29　常规支气管镜检查

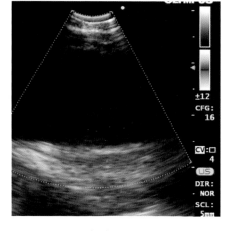

图 17-30　气管上段 9 点至 11 点
方向 EBUS 图像

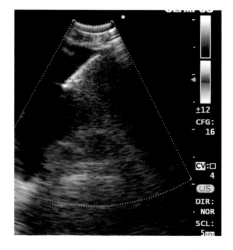

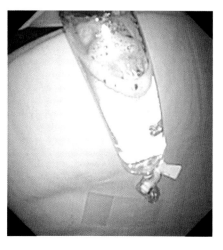

图 17-31　气管上段 9 点至 11 点方向 EBUS-TBNA＋负压吸引

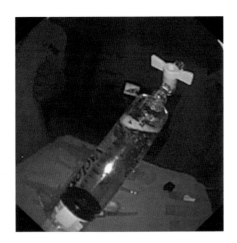

图 17-32　TBNA 负压吸引出的液体标本（总量约 25 mL）

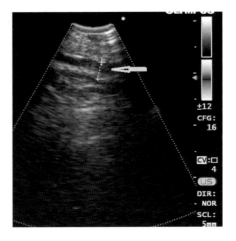

图 17-33　气管上段 9 点至 11 点方向 EBUS-TBNA＋负压吸引后的图像

注：液性暗区范围明显缩小，如箭头所示。

参 考 文 献

［1］　陈正贤. 气道内超声技术应用的现状和未来［J］. 中华结核和呼吸杂志，2010，33（1）：12-14.

［2］　Yasufuku K，Chiyo M，Sekine Y，et al. Real-time endobronchial ultrasound-guided transbronchial needle aspiration of mediastinal and hilar lymph nodes［J］. Chest，2004，126（1）：122-128.

［3］　Kurimoto N，Miyazawa T，Okimasa S，et al. Endobronchial ultrasonography using a guide sheath increases the ability to diagnose peripheral pulmonary lesions endoscopically［J］. Chest，2004，126（3）：959-965.

［4］　李强. 呼吸内镜学［M］. 上海：上海科学技术出版社，2003.

［5］　白冲，李强. 经支气管镜腔内超声应用进展［J］. 中国呼吸与危重监护杂志，2009，8（1）：85-88.

［6］　阿曼·恩斯特，菲力克斯·J. F. 赫斯. 介入呼吸病学理论与实践［M］. 李强，译. 天津：天津科技翻译出版有限公司，2017.

（左　鹏）

（校核：尚　进）

第十八章 超声支气管镜(径向超声)

第一节 概 述

超声内镜是一项将超声成像和内镜检查结合起来的技术。超声支气管镜的出现是呼吸道内镜技术的一个里程碑式发展,将超声成像与支气管镜技术结合,对气道进行扫描成像,可以探测管壁、管腔外邻近肺组织、淋巴结和纵隔组织结构的改变。

超声应用于支气管腔内始于 1992 年,此后数十年,随着技术难题被逐渐解决,EBUS 的应用指征及对呼吸系统疾病的诊断价值已经十分明确。EBUS 可以弥补常规支气管镜检查气管、支气管行盲式活检和刷检的不足,将微型超声探头经支气管送入,通过对病变部位的超声扫描,获得管壁及管腔周围结构的超声图像,从而提高常规支气管镜诊断效率。根据目前临床使用的超声产品,总体上可以分为两种形式的 EBUS 即径向超声(环形超声)支气管镜(RP-EBUS)和凸阵扫描超声(轴向超声)支气管镜(CP-EBUS)。这两种形式都有一个传感器和一个处理器,传感器产生和接收声波,处理器集成了反射回来的声波,根据对组织的吸收和分散产生超声图像。本章重点介绍环形超声。

环形超声的成像机制和 B 超不同,B 超的图像信息主要来自经生物组织反射回来的超声信号,而环形超声的图像信息包括反射和投射回来的超声信号。与 B 超相比,环形超声的图像信息显得更为全面、更为丰富。正是由于环形超声的成像特点,决定了 RP-EBUS 超声图像质量很好,可以清楚地显示气道分层结构等特点。RP-EBUS 探头通过支气管镜的工作通道进入气管腔内进行 360°扫描成像,超声探头直径 1.7~2.6 mm,工作频率可选 12~30 MHz(通常采用 20 MHz),其轴向分辨率为 0.1 mm,组织穿透深度为 4~5 cm,可进入小气道(亚段以下支气管)检查肺外周病变。如今,环形超声的微型探头经标准支气管镜的操作通道插入,支气管镜医师可前后移动探头,以获得周围组织的影像,这样医师可以评估病灶的内部结构,以及病灶的大小、位置和浸润深度。

由于软组织间阻抗不同,超声成像得以应用于临床诊断,但超声应用于气道的主要问题是,如何将超声探头紧贴于气管、支气管壁。叶及小的外周支气管可以通过灌满水或生理盐水来解决,然而对于中央气道,裸探头仅能获得有限的断层视野。为了更好地将支气管腔内超声应用于中央气道,1999 年日本 Olympus 公司首先研发出尖端带水囊的探头,一旦球囊被注满水,便可填满气道,环形超声即可提供 360°的气道及纵隔图像(图 18-1(a)、图 18-1(b)),这些水同时还可作为超声波的增强介质。但使用环形超声的缺点是,活检前需要从支气管镜操作通道移除超声探头以插入其他活检工具,因此,活检时操作者不能同时看见支气管镜和超声图像,不能进行实时引导 TBNA 和多普勒超声诊断鉴别血管。2002 年日本 Olympus 公司又研制出用于外周气道的微型辐射探头(图 18-1(c)),由于外周气道比较纤细,这种探头顶端不带水囊,微型探头附在导管的顶端用来检查肺外周结节病变,这种微型探头也不可能附带穿刺针,因此在探测到外周病变的部位后,需要拔出超声探头,然后进行穿刺针吸活检。虽然轴向超声的成功研制实现了 EBUS-TBNA,但是轴向超声支气管镜的外径很粗,达到了 6.7 mm,并且其图像与常规支气管镜图像比较,清晰度较差,因此环形超声在一些呼吸系统疾病(尤其是周围肺结节)的诊断中仍有不可替代的作用。

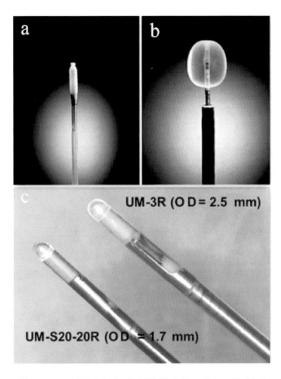

图 18-1 置于可充水球囊鞘管内的 RP-EBUS 探头

(a)未充无菌水;(b)充满无菌水;(c)微型辐射探头

(引自:Ernst,2013.)

第二节 环 形 超 声

一、操作方法

(一)术前准备

1.患者准备:采用局麻即可,但需要加用镇静药物,可预先静脉给予咪达唑仑 1～2 mg 及芬太尼 25～50 μg。必要时需要给患者吸入氧气。一般建议采用局麻联合镇静的方法,以避免穿刺时患者咳嗽影响操作。

2.器械准备:首先准备好 RP-EBUS 探头、活检钳和细胞刷等,同时检查超声设备是否连接完好,其他准备同常规支气管镜检查。

(二)穿刺操作

术前准备好后,先进行常规支气管镜检查,根据影像学检查结果及通向病灶处的支气管情况,经活检通道将超声探头送入检查部位,直至术者感觉有明显阻力时开始超声扫描,同时缓慢、匀速将探头往外抽出,观察超声图像的变化,出现病灶图像时估测探头从开始扫描到出现病灶图像过程中的移动距离,并在相邻的细支气管行 EBUS 检查以争取采集到病灶最佳的超声图像,同时确定探头与病灶的位置关系。退出超声探头后,沿着超声探头插入的路径及此 EBUS 获得的病灶图向病变部位伸入活检钳,直至术者感觉有明显阻力时,缓慢、匀速将活检钳往外抽出,保证抽出距离与此前探头移动距离一致,再对病灶反复进行盲检,直到获得合适的病理标本,活检取出组织后固定、送检。

二、RP-EBUS 在呼吸系统疾病介入诊断中的应用及应用病例

(一)气管肿瘤

与 CT 图像不同的是,EBUS 可检测到小至毫米的肿瘤,并可区分良恶性病灶(图 18-2)。对于普通白光支气管镜(WLB)检查阴性而自发荧光支气管镜(AFB)检查阳性的小病灶,联合 RP-EBUS 和 AFB 可显著地将诊断特异性(预测恶性肿瘤)从 50% 提高至 90%。前瞻性研究证实,EBUS 联合 AFB 是有效的,目前已成为一些医疗机构制订恶性肿瘤腔内根治性治疗方案的基础。大多数专家认为 RP-EBUS 是原发性气道肿瘤分期的重要手段。

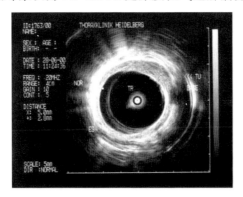

图 18-2　气管 2 点钟方向可见一小肿瘤

注:NOR 代表正常大小气道壁;ES 代表食管。

(引自:Ernst,2013.)

(二)周围型肺结节的诊断

周围型肺结节病灶范围较小,距离主支气管较远,常见的活检方式有 CT 引导下经皮肺穿刺、支气管镜下常规活检等。CT 引导下经皮肺穿刺需要 X 线设备或与影像科协作,增加了患者及工作人员的辐射暴露,并且易导致气胸、咯血或使原有咯血症状加重。常规支气管镜盲式活检具有假阳性率高、可视范围有限的缺陷。RP-EBUS 探头直径小,可进入亚段及以下支气管,超声引导下经支气管镜肺活检术(EBUS-TBLB)具有损伤小、安全性高、阳性率

高的特点。

病例 18-1 如图 18-3 所示,女性患者,CT 示右上叶肿块(a、b);常规支气管镜下右上叶、右上叶尖段未见明显异常(c、d);于右上叶尖段支气管插入环形超声支气管镜(e),距离管口 2～3 cm 处可见边界较清晰的回声区,在距离管口约 3 cm 处,大小约 1.5 cm×1.4 cm。于此处活检组织数块,病理结果示肺腺癌。

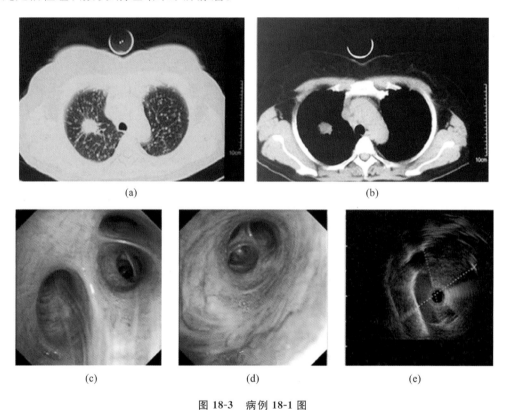

(a)　　　　　　　　　　　　　　　(b)

(c)　　　　　　　(d)　　　　　　　(e)

图 18-3　病例 18-1 图

(a)胸部 CT(肺窗);(b)胸部 CT(纵隔窗);(c)常规支气管镜下右上叶图像;

(d)常规支气管镜下右上叶尖段图像;(e)RP-EBUS 下右上叶尖段图像

病例 18-2 如图 18-4 所示,老年男性患者,入院 CT(a)可见左肺大面积片状影,给予抗生素治疗,未见好转;行常规支气管镜检查,左上叶(b)、左下叶(c)未见明显异常;于左下叶外基底段插入环形超声支气管镜(d),可见边界较清晰的回声区,于此处取活检组织,病理结果示慢性炎症改变。停用抗生素,给予口服糖皮质激素治疗后,复查 CT(图 18-5)示:片状阴影明显被吸收。由此可见,RP-EBUS 可以较好地帮助明确肺结节病变的性质(尤其是周围型肺结节),并且可以进一步用于指导治疗。

随着环形超声在呼吸系统疾病介入诊断中的广泛应用,单纯的超声支气管镜引导定位后活检,活检钳容易误入其他亚段,不易对病变组织进行活检和刷检,或活检和刷检的组织中含病变组织较少,造成漏检;此外,在对病变组织活检的同时,对不需活检的正常组织损害过多,致使肺组织防御屏障被破坏,易造成出血和感染。为了克服 RP-EBUS 肺穿刺活检设备定位能力的缺陷,提高 RP-EBUS 肺穿刺活检的诊断阳性率和安全性,可将带引导鞘的活检装置应用于临床诊疗中。最早应用的是来自日本的活检套装,熊维宁教授及其介入团队

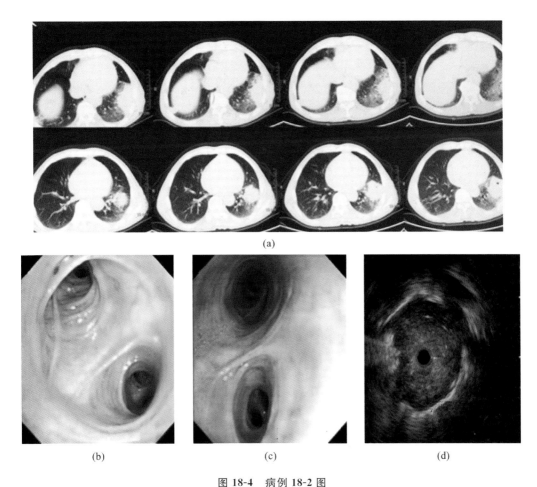

(a)

(b)　　　　　　　　(c)　　　　　　　　(d)

图 18-4　病例 18-2 图

(a)胸部 CT(肺窗);(b)常规支气管镜下左上叶图像;

(c)常规支气管镜下左下叶图像;(d)RP-EBUS下左下叶外基底段图像

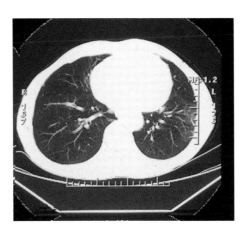

图 18-5　治疗后胸部 CT 结果

在日本活检套装的基础上进行改良并申请了专利。下面即以"支气管镜肺外周病变综合活检装置"这项专利为例(申请号:CN201521137393.7),简单阐述 RP-EBUS 带引导鞘肺穿刺活检在临床上的应用。

    病例 18-3 如图 18-6 所示,周围型肺结节影患者,胸片(a)和胸部 CT(b)可见右上叶肿块,常规支气管镜下右上叶图像未见明显异常(c),RP-EBUS 下可见片状异常回声(d),在 RP-EBUS 引导下放置好引导鞘,由于该综合装置带有准确刻度,活检钳、细胞刷和灌洗液均可在引导鞘内穿行,进而可准确到达病灶部位进行活检和灌洗(e、f)。

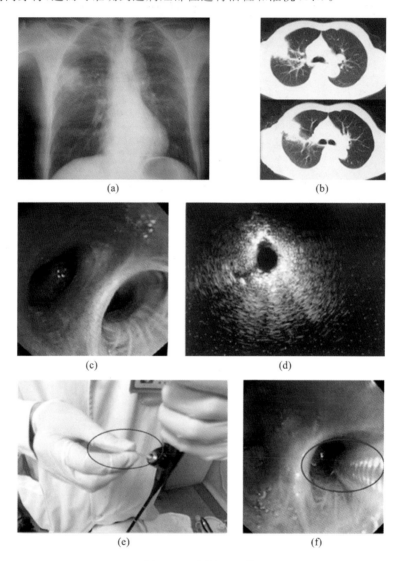

图 18-6 病例 18-3 图

(a)胸片;(b)胸部 CT;(c)常规支气管镜下右上叶图像;(d)RP-EBUS 下右上叶图像;(e)活检;(f)灌洗

三、观察气道及其周围组织的结构以指导腔内的介入治疗

    中央气道壁具有 7 层结构,分别是黏膜层、黏膜下层、软骨层,外层相邻的是疏松和致密结缔组织层。环形超声可清晰显示气道分层(图 18-7、图 18-8)。RP-EBUS 可以确定肿瘤侵犯气管/支气管的深度,正如 Kurimoto 等所证实的,RP-EBUS 诊断的肿瘤侵犯支气管深度

与病理结果一致性达95%以上;同时,RP-EBUS也可分析气道壁结构,为一些气道疾病提供诊断价值,如气管-支气管软化症。

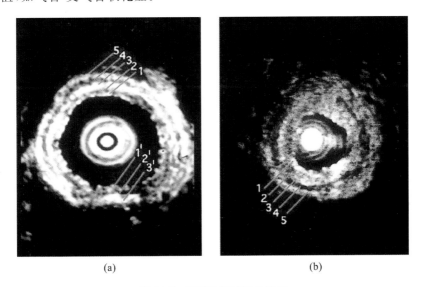

(a)   (b)

图18-7 EBUS气道壁的结果

(a)气管的软骨部分和肺外支气管;(b)肺内支气管

(引自:Kurimoto,2013.)

注:气管的软骨部分和肺外支气管被形象化为五层,膜部分三层(左)。第一层(高回声)是边缘回声,第二层(低回声)是平滑肌,第三层(高回声)是支气管软骨内侧的边缘回声,第四层(低回声)是软骨,第五层(高回声)是软骨外侧的边缘回声。在肺外支气管的膜质部分,第一层(高回声)是边缘回声,第二层(低回声)是平滑肌,第三层(高回声)是外膜。肺内支气管可视为五层(右)。第一层(高回声)是边缘回声,第二层(低回声)是黏膜下组织,第三层(高回声)是支气管软骨内侧的边缘回声,第四层(低回声)是软骨,第五层(高回声)是软骨外侧的边缘回声。

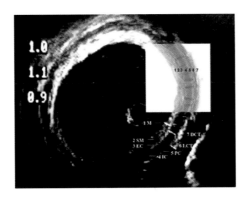

图18-8 层状结构细节

(引自:Ernst,2013.)

软骨环的3层结构包括内层软骨膜(EC)、外层软骨膜(PC)以及海绵状内层结构(IC),软骨环内层与黏膜(MC)和黏膜下层(SM)相连,外层与疏松层(LCT)和致密结缔组织层(DCT)相连。HE染色显示其对应的结构。

总之,RP-EBUS对肺内周围结节的诊断具有重要意义,这种检查方法相对其他检查方式可以更好地获得周围型肺结节组织,同时由于其成像清晰,检查者可以更好地描述结节的结构,判断结节的性质。此外,通过带水囊的 RP-EBUS 探头还可以准确判断腔外肿瘤对管壁的侵犯情况,可以为治疗提供更多的信息。

参 考 文 献

[1] Kurimoto N. Radial Probe Endobronchial Ultrasound[M]. New Jersey:Humana Press,2013.

[2] Kurimoto N,Murayama M,Yoshioka S,et al. Assessment of Usefulness of Endobronchial Ultrasonography in Determination of Depth of Tracheobronchial Tumor Invasion[J]. Chest,1999,115(6):1500-1506.

[3] Ali M S,Trick W,Mba B I,et al. Radial endobronchial ultrasound for the diagnosis of peripheral pulmonary lesions:A systematic review and meta-analysis[J]. Respirology,2017,22(3):443-453.

[4] Ernst A,Herth F J. Principles and Practice of Interventional Pulmonology[M]. Berlin:Springer,2013.

[5] Shirakawa T,Imamura F,Hamamoto J,et al. Usefulness of endobronchial ultrasonography for transbronchial lung biopsies of peripheral lung lesions[J]. Respiration,2004,71(3):260-268.

[6] Herth F,Hecker E,Hoffmann H,et al. Endobronchial ultrasound for local tumour and lymph node staging in patients with centrally growing lung cancer[J]. Ultraschall in Der Medizin,2002,23(4):251-255.

(谢　敏　刘先胜)

(校核:尚　进)

第十九章　硬质支气管镜

第一节　概　　述

硬质支气管镜(简称硬镜)检查是诊治气道内疾病最有效的技术之一。近年来,随着电子硬镜的兴起,其图像更加清晰,也便于保存。操作硬镜时,除能保持气道通畅外,在操作端还有侧孔与呼吸机相连,并有许多介入通道,便于支气管镜(软镜)及其他器械进入气道内,大大拓宽了其应用范围,可在直视下进行热消融、冷冻、电切、放置内支架和取异物等操作。因此,硬镜是现代介入肺病学的主要工具,是呼吸内科医生应当掌握的一项技术,具有广阔的应用前景。

第二节　硬镜检查的适应证和禁忌证

一、硬镜检查的适应证

1. 大气道管内或管壁病变:窄蒂的良性肿瘤,在内镜下切除不会复发,是很好的适应证;对于大气道内的宽蒂的良性肿瘤、低度恶性肿瘤或可切除的恶性肿瘤,清除腔内肿瘤后再进行气管插管,气道环形切除端端吻合、隆突成形或各种支气管袖式切除,可有效保证手术安全,降低麻醉风险。

2. 气道内异物是硬镜检查的最佳适应证,特别是复杂气道异物的取出。

3. 操作难度大或风险高的各种气道良恶性病变的治疗:不能切除的恶性肿瘤、恶性肿瘤复发或外压性病变;复杂中心气道狭窄的处理等。治疗原则就是恢复气道的通畅,改善患者的症状。

4. 气道外病变在诊断上的应用:经气道、食管超声检查等。

5. 支架(硅酮、不锈钢、钛记忆合金及 Ultraflex 支架)的放置与取出。

6. 气道大出血。

7. 儿童的支气管镜检查。

8. 经硬镜及其配套器械的介入治疗:硬镜推送器置入支架、硬质探头进行热消融或冷冻、协助放置 T 形管等。

9. 经硬镜镜管的软镜下介入治疗:高频电刀、激光、冷冻、球囊扩张、放置支架、注药、清除分泌物等,操作更为安全、快捷。

二、硬镜检查的禁忌证

硬镜检查最首要的是不能由未经正规训练和没有操作经验的内镜医生、麻醉医师或工作组进行操作。

1. 血流动力学不稳定。

2. 致死性心律失常。

3. 难以纠正的低氧血症。

4. 颈椎关节活动过度或受限。因硬镜操作期间患者颈部的活动度加大,会导致生命危险。

5. 颌骨和面部创伤或任何限制上下颌骨活动的疾病,以致影响镜体,使之不能进入气道。

6. 喉部狭窄或阻塞性喉癌影响镜体通过,可先行气管切开,经气管套管进行硬镜检查。

第三节　硬镜的构造和原理

电子硬镜可分为 3 个部分:不锈钢管及其配件,光导系统和电视系统。目前国内应用的硬镜系统大多为德国产的 STORZ 系统和 WOLF 系统。现以 STORZ 系统为例进行说明。

现代硬镜为一空心不锈钢管,管径均一,管壁厚 2 mm。成人硬镜可分几种规格,直径 8.5～12 mm,长度 33～43 cm;远端是斜面,以便通过声门和气道狭窄区域,同时也利于铲除气道壁上的肿瘤;远端 1/3 镜体的管壁上带有侧孔,便于镜体进入一侧主支气管时对侧气道保持通气(图 19-1)。

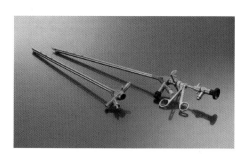

图 19-1　成人硬镜

硬镜的操作端有多个接口,包括呼吸机接口、光源接口、吸引管和光纤接口。接口的近端可被封闭或开放,以利于观察目镜和其他设施通过。观察目镜长 50 cm,外径 4.5 mm,接光源后可通过硬镜管腔做窥视检查。光源一般为冷光源。同时,还配备活检钳、异物钳等(图 19-2)。

现代硬镜的光导系统(图 19-3)是通过管壁引导并反射的远端照明装置,为操作者提供了较清晰的观察视野,可以直接通过管腔观察咽喉乃至气道,以便于插管、吸引和处理异物。最佳的视野则需通过硬镜来获得。通过目镜观察,可以使视野的清晰度大大提高,同时目镜也可连接到电视系统便于集体观察和录像。

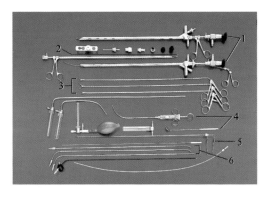

图 19-2　硬镜结构及配备器材

1—硬镜镜体;2—各种接口;3—抓钳;

4—异物篮;5—持棉器;6—吸引冲洗管

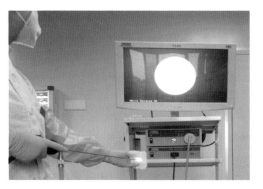

图 19-3　光导系统

第四节　硬镜操作的步骤和方法

一、术前准备

1. 人员配置:操作医师、麻醉医师、助手、内镜护士等。

2. 设备及器材准备:麻醉机/有创呼吸机、喉罩、气管插管、硬镜、软镜、鳄鱼嘴抓钳、直视抓钳、侧钳、各种气道介入治疗设备及器材(热消融设备、冷冻设备、球囊导管)等。

3. 药品及抢救器材准备:0.1%肾上腺素、2%利多卡因、垂体后叶素、凝血酶、5%碳酸氢钠、液体石蜡或者利多卡因胶浆、氧气瓶、吸引器、气管插管导管、简易呼吸气囊、心电监护仪、除颤仪等。

二、术前检查

包括血常规、血生化、凝血功能、心肌酶、肌钙蛋白、D-二聚体、动脉血气分析、心电图、心脏彩超、肺功能、胸部增强 CT,必要时做双下肢静脉彩超、颈部 CT 等检查。

三、术前评估

硬镜的操作通常以全身麻醉为主,所以有必要进行标准的术前评估和麻醉评估。操作者应根据患者的一般情况、年龄、现病史及医院的条件选择相关的检查,评估重要脏器功能,并仔细检查口腔、牙齿、颌骨及颈部的活动度。麻醉医师在术前应与患者交谈,告知有关的技术要点和麻醉危险性。

四、麻醉

诱导麻醉可以经静脉途径给药。大多数患者的静脉诱导麻醉是应用丙泊酚 1～2 mg 和芬太尼 50～100 μg 来达到的,在静脉诱导麻醉时给予面罩吸氧(图 19-4),然后以 0.6 mg/kg 的速度静脉给予速效肌松剂如罗库溴铵,同时继续给氧 5 min。罗库溴铵是一种非去极化的神经肌肉阻滞剂,由于其有效的肌松作用仅 $20\sim30$ min,使其成为较适用于硬镜操作的肌松剂。当足够的氧合及肌松效果达到后,即可开始硬镜的插入。

标准的麻醉监测包括血氧饱和度、心电图、血压及呼吸运动等。硬镜操作要求全身麻醉接呼吸机,还需配合使用局麻药物(如利多卡因等,进行气道内局部麻醉)以及镇静药物。丙泊酚是很好的全身麻醉药;术前应用抗焦虑和有遗忘作用的药物如咪达唑仑,可以避免患者术后对手术经历产生恐惧回忆;术中间歇使用静脉麻醉药如芬太尼,不但可以减少丙泊酚的用量,还可缓解任何疼痛不适感。对于经验丰富的操作者,局麻加上镇静药物也可以进行硬镜的操作,但患者的不适感强烈。

五、通气

通过硬镜的侧孔可以为患者提供高流量的空气或氧气,因此有多种通气方式可供操作者选择。

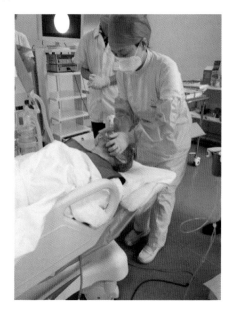 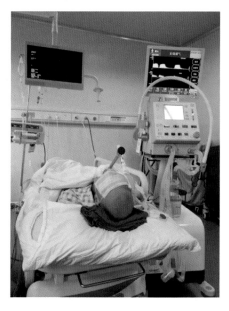

图 19-4　给予面罩吸氧　　　　图 19-5　麻醉机/呼吸机密闭正压通气

1. 麻醉机/呼吸机密闭正压通气(图 19-5)。通气量比较有保证,吸氧浓度可知且可调节,可监测呼气末二氧化碳分压,但术中操作会影响通气,容易导致低氧血症及二氧化碳潴留。

2. 高频喷射通气。为一开放系统,不封闭操作通道,并可在长时间操作期间维持有效的气体交换,避免了正压通气的损害。但通气量没有保证,氧气浓度及通气量未知,容易出现二氧化碳潴留。

3. 呼吸气囊密闭正压通气。通气有保证,但通气量、通气压力及吸氧浓度未知,未能监测二氧化碳分压,一般情况下只短暂应用。

六、操作

1. 直接插入法。现在硬镜插入的常规方法是将硬质内视镜插入硬镜内(图 19-6)或经软镜直视引导(图 19-7)。患者经术前用药、充足供氧后仰卧于手术台上,全麻并给予牙垫、眼睛保护。然后操作医师通过观察视频监视器上放大的清晰的咽腔、声门及气道的结构来插入硬镜。其插入的具体过程如下。

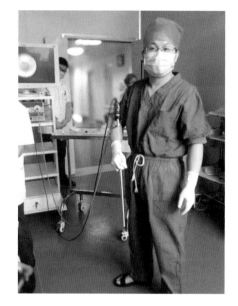

图 19-6　将硬质内视镜插入硬镜内

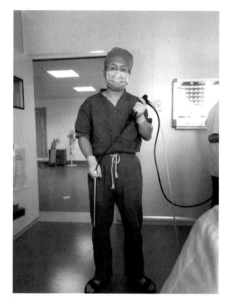

图 19-7　经软镜直视引导

硬镜镜体先用石蜡油润滑,操作者右手握住硬镜近端及插入其内的硬质内视镜(前端略短于硬镜),左手放在患者的唇/牙龈处并将其口尽可能张开(可在下牙齿上垫一纱布,以保护牙齿和打开上下腭),然后稳定地将硬镜远端插入口咽部,硬镜远端斜面朝向前面,与患者成 90°角垂直插入口咽部(图 19-8)。

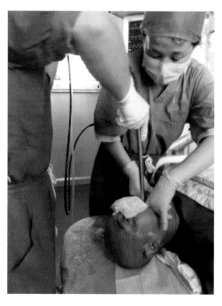

图 19-8　与患者成 90°角垂直插入口咽部

当硬镜远端到达舌根部并看到悬雍垂时(图 19-9),再轻轻地向前推进 1～2 cm,同时右手下压硬镜使之与患者呈平行方向。用硬镜前端斜面挑起会厌的前部(图 19-10),将声门暴露出来,此时将硬镜旋转90°(图19-11),然后缓慢插入近端气管。

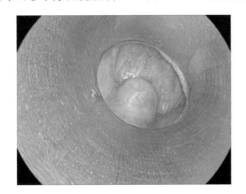
图 19-9　看到悬雍垂

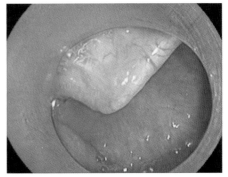
图 19-10　用硬镜前端斜面挑起会厌的前部

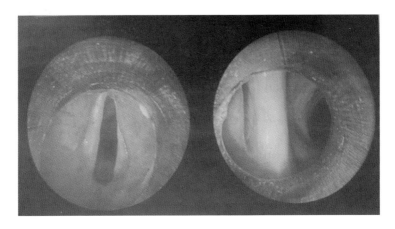
图 19-11　暴露声门,将硬镜旋转90°

进入气管后再回转90°,使硬镜前端斜面朝向气管前壁,再缓慢旋转着将硬镜推向更深的部位,以免损伤气管后壁的膜部(图19-12、图19-13)。

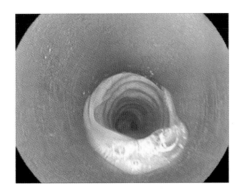
图 19-12　使硬镜前端斜面朝向气管前壁

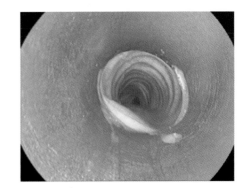
图 19-13　缓慢旋转着将硬镜推向更深的部位

2.直接喉镜引导法。初学者如果用这种方法找不到声门,也可应用直接喉镜技术来协助插入。首先应用喉镜暴露会厌,然后用喉镜的压舌板抬高舌根并轻微带起会厌;同时右手操作硬镜(观察目镜也插入其内),使镜体的尖部在会厌下部通过会厌。此时,操作者转动硬镜观察并将镜体插入声门深处,同时移出喉镜,将镜体旋转90°并缓慢推过声门;进入气管后,将镜体回转90°使斜面保持在原位。以后的操作同直接插入法。

3.进入气道后,通常先接上呼吸机机械通气,以保证患者在全麻状态下有足够的氧供,然后进一步观察左、右主支气管。如需进入右主支气管,则将患者的头向左转,硬镜镜体缓慢旋转推进通过隆突,多数情况下可将硬镜远端推进右中间段支气管;如需进入左主支气管,则将患者的头向右转,多数情况下可观察到上、下叶支气管。完成操作后硬镜的移出也在直视下、旋转移动中进行。

4.注意事项。①用左手手指保护牙齿。②唇及舌不能放在镜管与牙齿中间。③不能用牙齿作支撑点。④动作应轻柔,避免镜管前端切割咽喉、气管、支气管软组织。⑤操作时需穿工作服,戴口罩、眼罩等,避免分泌物污染并造成疾病的传播。

5.硬镜插入困难的处理。①充分肌松。②尽量头后仰,上提下颌关节,压喉结。③利用缺齿。④头侧位。⑤球囊导管引导镜管通过。⑥先插入小号镜管,然后插入大号镜管。⑦特殊情况下的对策:喉部瘢痕时,只能插入小号镜管(支架先装入镜管中)等。

七、常见并发症及预防

硬镜应用引起的并发症与术前用药、麻醉用药、镜体插入气道和气道内活检等操作有关。并发症少见,且可通过充分的术前准备、高效安全的麻醉药品及完善的监测技术来预防和避免。

1.心律失常。操作期间因低氧血症所致的心律失常和心肌缺血,是最危险的并发症。术中应保证充分的氧供,以免引起严重缺氧,继发严重心律失常。

2.口腔损伤。口唇压伤、牙齿脱落、牙龈、喉及声带的擦伤也偶有发生,术中应注意保护,仔细操作。

3.术中还可能发生喉痉挛、术后发生喉头水肿等,应认真做好麻醉工作,严密监测这些并发症的发生。

4.气道损伤。气道扩张或肿瘤组织处理过程中有可能伤及气道壁,引起咯血,严重者造成气道破裂穿孔,引起气胸及纵隔气肿等。

参 考 文 献

[1] 李强.呼吸内镜学[M].上海:上海科学技术出版社,2003.

[2] Bolliger C T,Sutedja T G,Strausz J,et al. Therapeutic bronchoscopy with immediate effect:laser,electrocautery,argon plasma coagulation and stents[J]. Eur Respir J,2006,27(6):1258-1271.

[3] Vergnon J M,Huber R M,Moghissi K. Place of cryotherapy,brachytherapy and photodynamic therapy in therapeutic bronchoscopy of lung cancers[J]. Eur Respir J,2006,28(1):200-218.

[4] Husain S A,Finch D,Ahmed M,et al. Long-term follow-up of ultraflex metallic stents in benign and malignant central airway obstruction[J]. Ann Thorac Surg,2007,83(4):1251-1256.

[5] Ernst A,Majid A,Feller-Kopman D,et al. Airway stabilization with silicone stents

for treating adult tracheobronchomalacia：a prospective observational study［J］. Chest，2007，132(2)：609-616.

［6］ Ryu Y J，Kim H，Yu C M，et al. Use of silicone stents for the management of post-tuberculosis tracheobronchial stenosis［J］. Eur Respir J，2006，28(5)：1029-1035.

（占　明　高宝安）

（校核：尚　进）

第二十章　经支气管镜激光治疗

第一节　概　　述

20 世纪 70 年代中期开始出现了最早的关于激光(介入)治疗气道肿瘤的病例报道,时至今日,介入呼吸病学专家早已将激光治疗作为气管和主支气管病灶的常规治疗手段。激光具有三大基本特性:相干性、方向性和单色性,这些特性与激光介质有关。早期文献报道中使用的多是 CO_2 激光,其主要用于耳鼻喉科上呼吸道病变的治疗。如今,多种类型不同动力学特性的激光平台被研发出来,为激光治疗带来了更多选择。目前,临床上应用最多的是掺钕钇铝石榴石激光疗法。这种激光功率大,能量高度集中,具有可弯曲性,组织穿透性强,能准确定位并有效清除病灶。过去 30 年里,我们已大大加深了对激光治疗适应证、并发症和安全性方面的认识,经支气管镜激光治疗气道阻塞已被证实能够提高生活质量、缓解呼吸道症状和改善功能状态,一些研究还发现其可以延长生存期。本章将对医用激光治疗的工作原理、适应证、禁忌证和并发症进行阐述。

第二节　激光的基本知识及工作原理

激光的发射需要激光介质的激活,这种外源的刺激可以是另一种激光、一个闪光灯或一股高能电流。激光介质被激活后,会导致其内部电子运动达到不稳定的兴奋状态,进而发射出一定频率和波长的光子,这种光子就是激光。在采用激光行气道介入治疗的早期,CO_2 激光使用最多,但由于 CO_2 激光波长长,不能通过石英纤维,不能"弯曲变形",需要使用带有多面镜子的更烦琐的关节臂系统,治疗时需保持密闭通气,进而限制了它在气道介入治疗中的使用。掺钕钇铝石榴石激光可通过可弯曲石英纤维,与血红蛋白和水的亲和力低,因而具有更好的"尖端控制"和较深的穿透性,用于凝固治疗更为有效。

激光对它接触的组织会产生温度、光动力和电磁效应,这些效应是由激光本身的特性(如波长)和提供激光的能量密度决定的。在激光束的直接辐射下,几毫秒就可以使接触组织的局部温度达到 $200 \sim 1000$ ℃,进而使组织出现凝固坏死、碳化甚至汽化而达到有效清除病灶的目的。医用激光引起组织破坏的主要方式是通过热效应消融表面组织,以及光分解效应发射出激发二聚体的激光,产生止血效应。

第三节　激光治疗内镜的选择

目前临床上关于使用支气管镜或者硬镜行激光气道介入治疗还存在争议。支气管镜可帮助医师到达一些硬镜下无法抵达的远端病灶,通过精细控制操控纤维尖端,其适用范围包括治疗肉芽组织增生、远端病灶和反复咯血需要光凝治疗,或需与硬质插管联合使操作过程更可控的非阻塞性病灶,但其存在操作空间小、着火频率高以及不易处理并发症等风险。国内有学者探讨了支气管镜替代硬镜激光治疗气管内肿瘤的可行性,发现其临床疗效及安全性结果满意,可部分替代。而硬镜具有能更好地控制气道、坏死组织容易清除、通气方便、填塞止血、视野大和操作时间短等优点。目前,大多数的共识是尽可能在全身麻醉下使用硬镜进行激光气道介入治疗。

第四节 经支气管镜激光治疗的适应证和禁忌证

经支气管镜激光治疗的主要目的是减少气道阻塞和改善气流受限,从而提高通气功能和缓解症状。阻塞气道的病因包括良性和恶性气道疾病。

一、激光治疗的适应证

1. 良性疾病。包括声门下和气道狭窄、支气管内肉芽组织、支气管结石、支气管内错构瘤、支气管内炎性息肉、骨化性气管-支气管病(图 20-1)、气管食管瘘、血管瘤、气管内异物(比如残留缝线或组织包埋异物,图 20-2)等,特别适合于一些不具备手术条件或者手术风险较大的患者。相比气道的病灶,激光治疗更适宜于声门下区域的狭窄,但两组疾病都需反复治疗。掺钕钇铝石榴石激光用来治疗良性气道狭窄时,使用可产生阳性效果的较低能量即可。

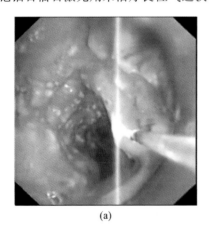 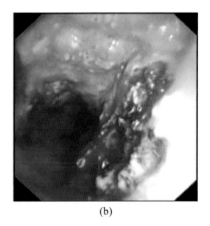

(a)   (b)

图 20-1 激光治疗骨化性气管-支气管病所致中央气道狭窄
(a)激光治疗清除大的骨化结节;(b)激光治疗后气道改变

2. 恶性疾病。包括气道内可见的引起气道阻塞的所有原发或转移性恶性肿瘤。掺钕钇铝石榴石激光在治疗恶性气道狭窄中有独特的优势,远端气道疾病适应证包括阻塞性肺炎和反复或持续咯血。

二、激光治疗的禁忌证

1. 气道外疾病或外压性气道狭窄(如巨大纵隔肿瘤、纵隔纤维化)。
2. 大块肿瘤的气道内广泛受累或多发病灶而导致瞄准定位困难。

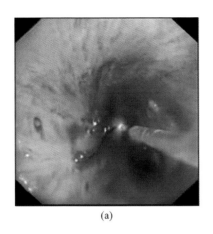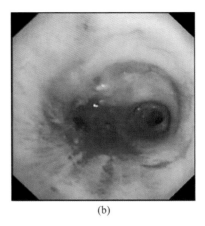

(a)　　　　　　　　　　　　(b)

图 20-2　激光治疗清除气道残端残留缝线

(a)激光清除残留缝线;(b)激光治疗术后改变

3. 远端气道和上叶病灶引起的堵塞,伴有定位不准确、继发穿孔的风险。

4. 复杂和难治性低氧血症、血流动力学不稳定、凝血功能障碍或严重心肺功能衰竭的患者。

第五节　经支气管镜激光治疗的规范操作流程

一、术前准备

同普通支气管镜,通过影像学检查确定病灶部位和病变范围,熟悉激光治疗周围血管的位置和走向,根据病灶的特点选择合适的内镜。气管病灶处于高位和血管丰富时选择硬镜,以便更好地控制气道和降低出血风险,仅在外周和低位病灶时选择支气管镜。如果有可能尽量使用全身麻醉及持续心电监护,使患者得到最佳的控制。

二、操作过程

将支气管镜插入病变处,使用掺钕钇铝石榴石激光机,术中保持最低 FiO_2 在 50% 以下,功率选择在 20～100 W(根据治疗要求选择合适功率,避免使用高功率)。将石英光纤经支气管镜活检通道插入,伸出 0.5～1.0 cm,与气管平行点燃激光,对准病变距离 0.5 cm 时点火,脉冲时间 0.2～2 s(中位值 0.4～0.5 s)。照射一般从外到内环形操作,接近管壁 1～2 mm 时,应停止照射,防止击穿管壁,照射过程中保证有效止血及视野清晰,避免盲打。若出现出血及分泌物较多掩盖视野时,应仔细操作,及时给予止血及清除结痂,尽量避免损伤正常组织。术中严密监测患者的血氧饱和度和心肺功能,低氧血症出现时应暂停治疗,并给予充分氧合。为保证疗效和减少燃烧风险,纤维尖端必须保持清洁,通过接触或非接触式探头破坏组织后,用钳子、圈套器、剪切工具或内镜完成切除工作。除较小病变外,手术次数以 2～3 次为宜,激光照射功率多为 30～70 W,从低功率开始,逐步增加。照射时间通常为 5～10 min,每次治疗间隔 1～2 周。激光治疗完成后,可将患者放在监护室进行过渡观察处理,病情稳定后再转出。

第六节　激光治疗的并发症

1. 大咯血。多由大血管穿孔、组织直接损伤周围血管或肿瘤坏死导致的延迟出血等造成，在无法看清肉芽组织穿透深度时更为常见，这也是造成患者缺氧死亡的主要并发症。

2. 气道穿孔或损伤后气胸。多见于使用高功率（＞80 W）及脉冲时间超过 1 s，较低功率（≤40 W）时较少发生，穿透深度不可预测时风险增加。

3. 气道内着火。功率超过 50 W 和 FiO_2 超过 50% 会增加着火风险，应尽量将脉冲设置为单脉冲，着火可能会导致支架受损或烧伤气道导致气道瘢痕狭窄。

4. 气道塌陷。当两个以上的软骨环被肿瘤或慢性炎症破坏时，治疗后可能引起气道塌陷。

5. 阻塞性炎症或阻塞性肺不张。术后局部组织水肿造成管腔阻塞而继发感染，一般经抗生素治疗可恢复。

6. 接触探头断裂。

7. 视网膜损伤，推荐使用相关护眼措施。

第七节　激光治疗的临床效果

对于良性气道疾病，特别是一些生长缓慢的气道肿瘤，国内外的研究结果都表明激光治疗的效果较好，治疗后患者的症状会得到明显改善。Dumon 等在 1982 年就通过研究发现掺钕钇铝石榴石激光治疗中央型气道狭窄可取得很好的疗效，这与良性气道疾病的特点有关。而对于上叶病灶或合并外源性疾病，由于气道内操作不好控制，疗效略差。另外，对于一些复杂性良性气道疾病的治疗，也可联合使用其他介入治疗手段，如冷冻治疗、球囊扩张以及支架置入等，进而尽可能降低风险，提高疗效（图 20-3）。

对于恶性气道疾病，激光治疗属于局部姑息治疗，大多数患者需要采用联合治疗，比如放疗、化疗以及其他介入治疗方案。激光治疗联合放疗可提高远期治疗效果。若气道内肿瘤呈弥漫性浸润或阻塞严重，激光治疗可与气道内支架置入或粒子支架置入同步进行。对于特殊类型的肿瘤，如类癌，掺钕钇铝石榴石激光治疗已被用于根治性治疗且成功率高。因恶性疾病引起的气道阻塞经激光治疗后，超过 75% 的患者症状得到姑息性改善，包括气急、咳嗽和咯血；改善效果与气道阻塞部位明显相关，中央型病灶的治疗效果明显优于上叶病灶。

Cavalier 等对一组约 1800 例患者应用掺钕钇铝石榴石激光治疗的研究中发现，位于气管、主支气管和右中间段支气管的恶性肿瘤造成的阻塞再通率超过 90%；外周病变或外压性气道狭窄成功率较低，为 0～50%；严重并发症如出血、气胸或心力衰竭、呼吸衰竭发生率小于 3%。国内有学者对 15 例患者共进行了 29 次激光治疗，使患者的气促症状、气道直径都得到明显改善。治疗前患者主支气管、右中间段支气管的直径为（2.3±0.7）mm，治疗后扩大到（6.9±2.1）mm。术后 1 例患者出现窒息并发心功能不全，未见其他严重并发症。近年来国内外关于应用激光治疗恶性气道疾病的研究报道并不多，这可能与激光操作的安全性、偶有的严重并发症的发生，以及恶性肿瘤介入治疗选择方案的多样化有关。

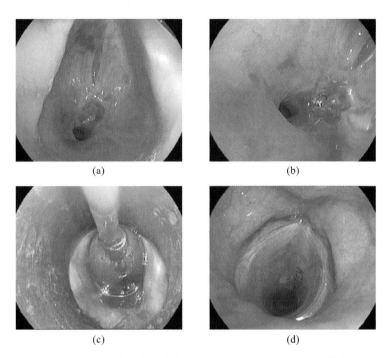

图 20-3　包括激光在内的多种介入手段联合治疗声门下狭窄

(a)高位声门下严重狭窄；(b)激光消融、电刀切开瘢痕组织；

(c)高压球囊扩张狭窄处；(d)硅酮支架(沙漏形支架)置入后

参 考 文 献

[1]　王洪武,金发光,柯明耀.支气管镜介入治疗[M].2 版.北京:人民卫生出版社,2017.

[2]　阿曼·恩斯特,菲力克斯·J.F.赫斯.介入呼吸病学理论与实践[M].李强,译.天津:天津科技翻译出版有限公司,2017.

[3]　赵弘卿,王冬青,冯金萍,等.纤维支气管镜替代硬镜激光治疗气管肿瘤可行性探讨[J].中国内镜杂志,2010,16(9):904-906,911.

[4]　郭纪全,陈正贤,涂海燕,等.经纤维支气管镜激光治疗气道内良性肿瘤 26 例临床分析[J].中国内镜杂志,2005,11(1):19-21.

[5]　陈学信,周宏恩.激光消融术治疗中心气道狭窄(附 15 例报告)[J].中国实用医药,2010,5(25):209-210.

[6]　Hermes A,Heigener D,Gatzemeier U,et al. Efficacy and safety of bronchoscopic laser therapy in patients with tracheal and bronchial obstruction:a retrospective single institution report[J]. Clin Respir J,2012,6(2):67-71.

（张凌云　向光明）

（校核:尚　进）

第二十一章　荧光支气管镜

第一节　荧光支气管镜的原理

与普通白光支气管镜(white light bronchoscope，WLB)工作原理不同，自发荧光支气管镜(autofluorescence bronchoscope，AFB)观察的是支气管黏膜上皮细胞发射出的荧光，根据荧光的不同来判断细胞是否发生了癌变。细胞发射荧光的方式有两种，一种是经光敏剂诱导后细胞发出荧光，另一种是细胞自发荧光。用适当波长的光线照射组织细胞会发出荧光，这就是细胞自发荧光。早在 20 世纪早期就已经发现活体组织自体荧光现象的存在。自体荧光存在的原因是由于组织中存在内源性荧光基团。自体荧光在不同的组织之间可能存在差异。造成组织间自体荧光差异的原因尚未完全明了，可能是由于异常组织上皮厚度增加、血供丰富致内源性荧光基团的浓度降低，也有学者认为与组织中某些物质(如四羟酮醇、胶原蛋白、NADH)浓度变化有关。总之，组织中荧光强弱与荧光基团的浓度和组织间的微环境差异有关。这种自体荧光在可视气道内因病变组织的不同而存在的差异，是自发荧光支气管镜技术在临床应用的基础。

第二节　荧光支气管镜的种类及主要区别

荧光支气管镜一般都包含白光和荧光部分，使用时可以随时更换白光或者荧光，以观察气管黏膜的镜下表现。白光部分的结构和工作原理与普通支气管镜相同，荧光部分的结构根据采用的技术不同可以分为不同的种类。

早期的激光诱导荧光支气管镜是利用肿瘤组织对光敏剂(血卟啉衍生物)的蓄积作用，诱导红色荧光，并在激光照射下加强来发现早期癌变组织。然而，血卟啉衍生物为系统性给药，会使接受者产生严重的光敏反应。另外，费用昂贵、操作复杂，这使它的推广应用受到明显限制。近年来，随着科学技术的进步，发明了用数字技术来提高微弱的自体荧光的方法，使支气管镜操作者用裸眼即能发现荧光变化(图 21-1)。

目前临床应用的自发荧光支气管镜主要有以下四种。

1. LIFE(light induced fluorescence endoscopy)系统。由加拿大学者 Lam 等设计。该系统利用氦-镉激光装置产生蓝色激光，照射支气管产生红色和绿色荧光。临床研究结果显示，LIFE 对中度以上变异病灶的定位敏感性提高，但难以区分良性改变，如支气管炎、黏膜

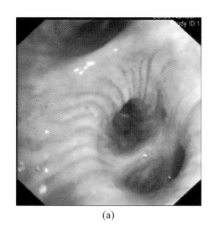 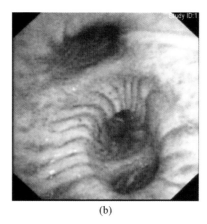

(a)   (b)

图 21-1　普通支气管镜与荧光支气管镜图像的区别

注：(a)普通支气管镜下可见黏膜肥厚增生，见大量纵行皱襞；

(b)荧光支气管镜下可见相对均匀的绿色荧光。

局部的纤维化病变。从而导致活检范围扩大，假阳性率增加，而且还会导致医疗费用增加、检查时间延长、操作相关的感染发生率增加等问题。

2. D-Light 系统。由德国慕尼黑激光研究院设计。光源通过特殊的光学聚光镜，使白光经过液体滤过后，产生普通光和两束蓝光。光强度显著高于 LIFE 系统，并增设一个外源性荧光观测系统，不需要用激光和高分辨率照相机。

3. SAFE 自体荧光系统。由日本 PENTAX 公司设计生产。LX-750 AF 型氙灯光源提供普通白光和激发荧光所需的蓝色光。荧光摄像头、荧光信号放大器及白光摄像头与 PENTAX 纤维支气管镜兼容。实现了同时实时显示内镜下图像和荧光图像。由于可以同时提供病灶的解剖信息，因此特异性也很高。该系统可在更短的操作时间内，在患者更为舒适且安全的情况下对目标病灶进行活检。尤其是在对支气管炎等气道纤维化病灶的辨别中，操作者根据内镜下的表现可以肉眼观测到异常，与病理学检测结果更为接近。

4. Olympus AFI 自发荧光系统。由日本 Olympus 公司研制生产。Olympus 公司在纤维光学技术和自发荧光电视内镜的基础上研发的 AFI 是一种电视可视支气管镜。CV-260SL 型图像处理装置、CLV-260SL 型高辉度光源及 BF-260 型电子荧光支气管镜提供了一套完整的荧光支气管镜系统。通过整合 3 种信号而形成复合图像，分别是激发光产生的自发荧光信号，绿色和红色光各自产生的绿光和红光信号。当用紫光或蓝光照射正常支气管黏膜组织时，支气管黏膜主要发出波长范围在 550 nm 左右的绿色荧光和微弱的波长范围在 610 nm 左右的红色荧光。随着向肿瘤的发展，细胞从正常、增生、化生、轻度不典型增生、中度不典型增生、重度不典型增生(图 21-2)、原位癌(图 21-3)，直到浸润癌(图 21-4)的出现，绿色荧光波谱范围荧光强度逐渐减弱，最终表现为棕色或棕红色荧光。Chiyo 等的研究结果表明，荧光支气管镜的一大优势是可以将原位癌或肿瘤病变与炎症性或增生性病变区别开。另外，荧光支气管镜可以在白光与荧光模式之间自由切换，方便了操作，减轻了患者检查过程的不适感,增加了患者的依从性。

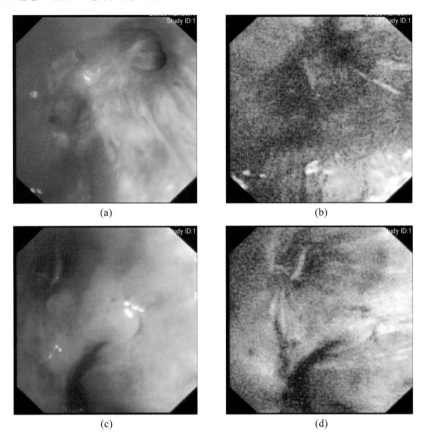

(a)   (b)

(c)   (d)

图 21-2 重度不典型增生

(a)普通支气管镜图像 1;(b)荧光支气管镜图像 1;(c)普通支气管镜图像 2;(d)荧光支气管镜图像 2

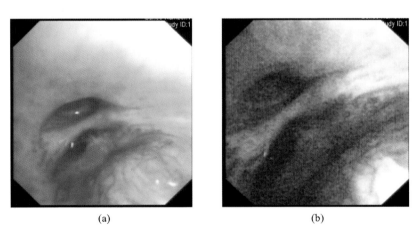

(a)   (b)

图 21-3 原位癌

(a)普通支气管镜图像;(b)荧光支气管镜图像

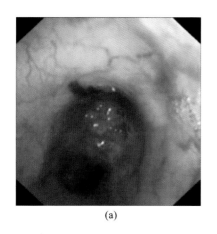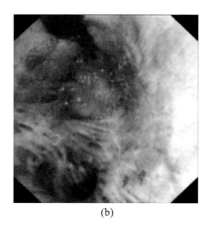

(a)　　　　　　　　　　　(b)

图 21-4　浸润癌

(a)普通支气管镜图像;(b)荧光支气管镜图像

第三节　荧光支气管镜检查的适应证和禁忌证

一、荧光支气管镜检查的适应证

荧光支气管镜主要用于气道早期肿瘤的发现,其可用于以下情况。

1. 痰细胞学发现有中至重度不典型增生,或 6 个月内胸片无病灶但怀疑有癌变者。包括痰查到可疑癌细胞但普通支气管镜检查正常的患者。

2. 吸烟较早,特别是 20 岁前开始吸烟,每天吸烟超过 20 支,吸烟年数超过 20 年,近期发生久治不愈的咳嗽、咯血和胸痛等呼吸系统症状;或无症状的长期吸烟者(每天 20 支,持续吸烟 25 年以上者)。

3. 胸部 CT 等影像学检查高度怀疑肺癌而无病理实证的患者,为确定病变性质或了解病变部位大小,同时指导活检。

4. 早期肺癌术后,怀疑复发。荧光支气管镜不仅在诊断癌前病变及原位癌上敏感性高,且在诊断第二原发肿瘤,肺癌切除后边缘肿瘤残余,肺癌术后的复发(图 21-5)上也有优势。

病例 21-1　患者,男,50 岁。因"肺癌术后 3 个月,来院化疗"入院。既往史:有长期大量吸烟史(20 支/天,25 年,戒烟 5 年);2015 年我院行"肺叶切除术伴淋巴结清扫术"。于 2017 年 6 月复查普通支气管镜,镜下表现同以前复查结果,但荧光支气管镜下有异常荧光表现,病理检查示:低分化鳞状细胞癌。

5. 为监测气管内肿瘤的治疗效果,以指导腔内肿瘤治疗定位,影像学检查有肺癌可能者。

6. 头颈部患有其他肿瘤者。

二、荧光支气管镜检查的禁忌证

荧光支气管镜检查的禁忌证和传统的支气管镜检查的禁忌证基本一致。对于药物诱导的荧光支气管镜检查要考虑药物过敏等相关的禁忌证。

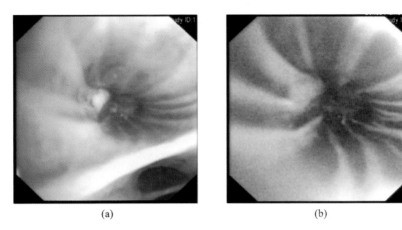

(a)　　　　　　　　　　　(b)

图 21-5　病例 21-1 图

(a)普通支气管镜图像;(b)荧光支气管镜图像

第四节　荧光支气管镜检查流程

一、用物准备

荧光支气管镜、吸引器、冷光源、活检钳、细胞刷;麻醉药、镇静药;抢救药品及物品等。

二、术前准备

1. 患者及家属的告知及知情同意。就荧光支气管镜检查过程中可能出现的问题向患者提供口头或书面指导,可以提高其对操作的耐受性。在所有患者接受检查前须书面告知其相关风险,并请其签署知情同意书。检查过程必须有家属陪同,以便于在不良事件发生时能及时进行医患间的沟通。

2. 检查前需要详细询问患者病史,必要时测量血压及进行心、肺功能检查。

3. 患者携带心电图、胸部影像学检查相关资料。

4. 检查前禁食、禁饮 4 h。

5. 需要静脉应用镇静剂者应在给药前建立静脉通道,并保留至术后恢复期结束。

6. 对于拟行经支气管镜活检的患者,应在检查前检测血小板计数、凝血酶原时间和活化部分凝血活酶时间。

三、操作流程

1. 将荧光支气管镜与显像系统以及吸引器连接好,开启显像系统及冷光源。

2. 麻醉选择:麻醉方式有局部麻醉、局部麻醉联合静脉镇痛镇静和全身麻醉。局部麻醉方式即 2% 利多卡因雾化麻醉咽喉(或 2% 利多卡因 5 mL 滴注鼻咽腔麻醉)。局部麻醉联合静脉镇痛镇静是在局部麻醉的基础上,行支气管镜诊疗前 5~10 min 静脉推注镇痛镇静药物(芬太尼 0.05 mg+咪达唑仑 1~2 mg),稀释推注,速度不宜过快。根据患者情况可在术中追加咪达唑仑,但需要注意总量。全身麻醉需麻醉医师的参与和麻醉管理。

3. 患者一般取仰卧位,术者在窥视下由鼻孔(或口腔)缓慢插入,看清声门,待声门开大时将荧光支气管镜送入气管,徐徐前进。并经支气管镜注入 2% 利多卡因进行气道麻醉,应尽量减少其用量。成人利多卡因的总用量应限制在 6 mg/kg,对于老年患者、肝功能或心功能损害的患者,使用时可适当减量。

4. 顺序观察声门,气管,隆突,左、右主支气管及其所属各肺段支气管管口。原则上先查健侧后查患侧,及时吸出呼吸道分泌物。

5. 在看清病变的部位、范围及形态特征后,按镜身头部 4 号按钮转换为荧光显示(根据不同主机对荧光镜使用按钮的设置,一般设置为 4 号键),采集荧光图像,根据病情需要进行活检、刷检、针吸、冲洗、灌洗等检查。将取出的标本立即送检。

6. 如有出血,则可局部滴注肾上腺素稀释液等药物止血,止血后方可取镜。

7. 密切观察全身状况。

8. 整理用物,出具检查报告。

四、注意事项

1. 术中、术后密切观察呼吸道出血情况。注意观察患者有无发热、声嘶或咽喉疼痛、胸痛等不适症状。

2. 当镜头视野出现完全红色而模糊时,有两种可能:一种是镜面抵在组织上,退一下镜身即可;另一种是血迹污染了镜面,可经操作孔注入生理盐水 1～2 mL 冲洗后吸引,若仍无效,完全退出镜体,擦拭干净再重新插入。

3. 在镜子末端未抵达咽喉部时,找到会厌后,调整镜子的角度,看清声门,可嘱患者做深呼吸,在声带外展时,迅速插入气管。此步操作要轻巧敏捷,避免暴力撞击声带。

4. 吸引痰液或分泌物时不宜过久,以免引起缺氧或黏膜损伤。

5. 检查过程中如患者剧烈咳嗽,可先退镜 1～2 cm 后注入麻醉药。

6. 将调节杆旋钮恢复到自然位置,一边观察一边缓慢退镜。

7. 术后禁食、禁饮 3 h,之后可进温凉流质或半流质食物。

8. 鼓励患者轻轻咳出痰液和血液,如有声嘶或咽喉疼痛,可对症处理。

第五节　荧光支气管镜检查结果判读要点

一、普通白光状态下支气管黏膜镜下表现

分为以下三级。

1. WLB-Ⅰ黏膜色泽正常,不伴有充血水肿(图 21-6、图 21-7)。

2. WLB-Ⅱ黏膜充血水肿、增厚、色泽改变,或单纯解剖结构异常、外压性病变、支气管间嵴增宽、血管聚集或扭曲(图 21-8、图 21-9)。

3. WLB-Ⅲ支气管黏膜局部隆起、颗粒样粗糙不平,或明显结节、息肉样新生物(图 21-10、图 21-11)。

将 WLB-Ⅱ和 WLB-Ⅲ归为普通支气管镜检查的异常表现。

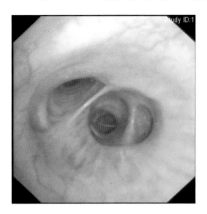

图 21-6　右中下叶支气管正常黏膜像

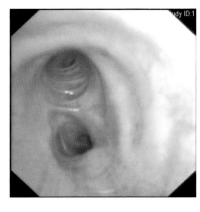

图 21-7　左侧支气管正常黏膜像

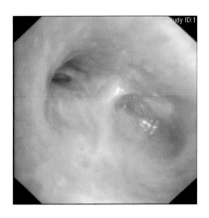

图 21-8　左肺舌叶解剖结构异常

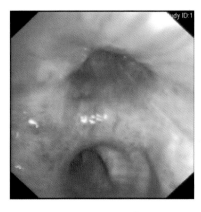

图 21-9　右侧支气管黏膜充血水肿，
　　　　　可见纵行皱襞

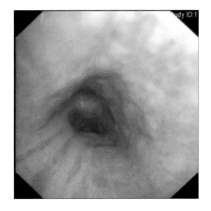

图 21-10　左主支气管黏膜表面粗糙，可见
　　　　　 颗粒状结节增生

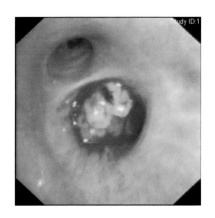

图 21-11　右下叶息肉样新生物

二、荧光状态下支气管黏膜镜下表现

分为以下三级。

1. AFB-Ⅰ黏膜呈亮绿色,为正常荧光(图 21-12)。

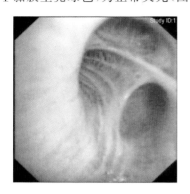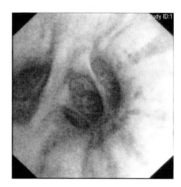

图 21-12 黏膜亮绿色荧光

2. AFB-Ⅱ黏膜呈粉色或淡棕色(边界不清),为荧光减弱(图 21-13、图 21-14),多见于炎症、各种典型或不典型增生,也可见于部分浸润癌。

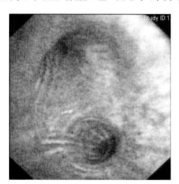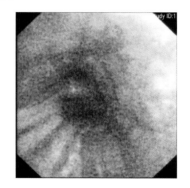

图 21-13 纵行皱襞、黏膜色泽轻度改变 **图 21-14 黏膜棕色改变**

3. AFB-Ⅲ黏膜变成典型的品红色或紫红色(边界比较清楚),见于异常增生、原位癌或者浸润癌(图 21-15、图 21-16)。

将 AFB-Ⅱ和 AFB-Ⅲ定义为荧光支气管镜异常表现。

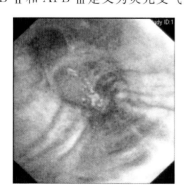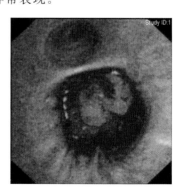

图 21-15 黏膜紫红色改变 **图 21-16 黏膜深紫红色改变**

三、常见中心气道疾病荧光支气管镜下判读要点

干扰荧光强度的因素众多,除了气道黏膜本身的病理改变之外,气道内分泌物包括痰液(图 21-17)、脓性分泌物(图 21-18)、出血(图 21-19)等均可影响镜下黏膜荧光的表现,即绿色荧光变淡,甚至出现品红色改变,或绿色荧光增强,甚至出现墨绿色。因此在进行荧光支气管镜检查时一定要首先清理气道内分泌物。

急性支气管炎普通支气管镜下表现为黏膜充血、肿胀、分泌物增多;荧光支气管镜下则表现为边界不清、相对均匀的紫红色,与正常支气管黏膜表现的均匀荧光绿色有所不同(图21-20)。另外,需要注意的是,普通支气管镜下类似急性支气管炎表现,但荧光支气管镜下表现为不均匀紫色且呈非点状分布的病变,一定要取组织检查排除早期浸润性癌变(图 21-21)。

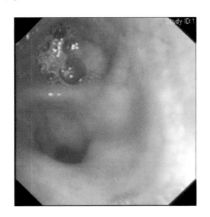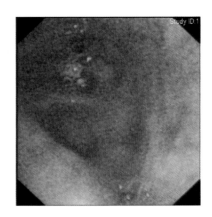

图 21-17　痰液对荧光强度的影响

注:痰液降低荧光强度,镜下表现为不均匀点状分布的紫红色。

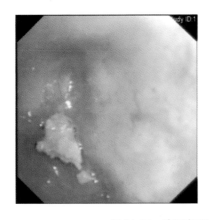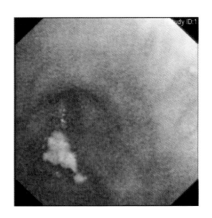

图 21-18　表面坏死物对荧光强度的影响

注:坏死物能增强荧光强度,表现为形状相似的绿色。

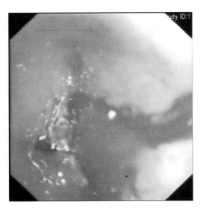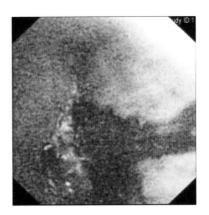

图 21-19　血液对荧光强度的影响

注:血液能增强荧光强度,镜下表现为墨绿色。

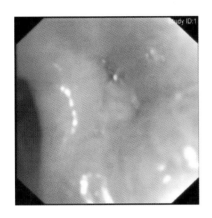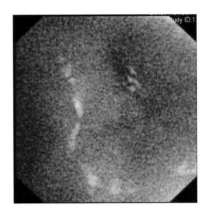

图 21-20　急性支气管炎

注:普通支气管镜下表现为黏膜充血、肿胀;荧光支气管镜下表现为边界不清、相对均匀的紫红色。

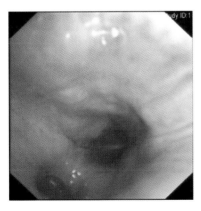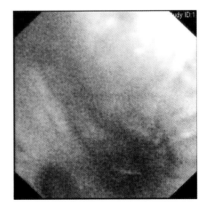

图 21-21　早期浸润性癌变

注:普通支气管镜下表现为黏膜充血水肿、不均匀增厚;荧光支气管镜下表现为不均匀紫色,呈非点状分布,病理检查结果为腺癌。

　　此外,同样是支气管肺癌,即使病理类型相同,荧光支气管镜下的荧光形态和强弱也可能不同(图 21-22 至图 21-26)。

病例 21-2 患者,男,81 岁。因"咳嗽、咳痰 4 个月余,咯血 1 个月余"入院。既往有长期吸烟史(10 支/天,70 余年,未戒)。病理检查:(右主支气管)鳞状细胞癌。

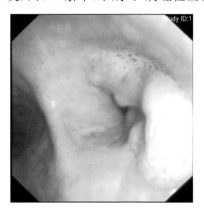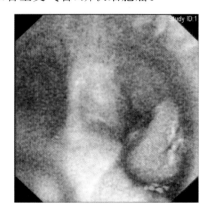

图 21-22 病例 21-2 图

病例 21-3 患者,男,66 岁。因"反复咳嗽、喘息 3 个月,再发加重伴发热 3 天"入院。病理检查:(左肺舌叶支气管)腺癌。

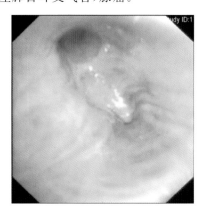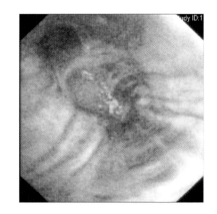

图 21-23 病例 21-3 图

病例 21-4 患者,男,75 岁。因"咳嗽伴痰中带血 1 个月余,发热 2 天"入院。既往有长期吸烟史(20 支/天,20 余年)。病理检查:(右下叶支气管)小细胞癌。

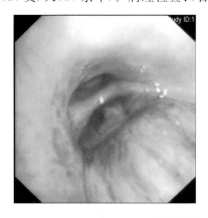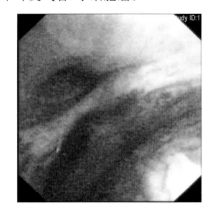

图 21-24 病例 21-4 图

病例 21-5　患者,男,54 岁。因"咳嗽半个月"入院。既往有长期吸烟史(30 支/天,30年)。病理检查:(右下叶背段)小细胞肺癌。

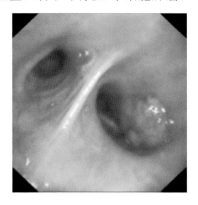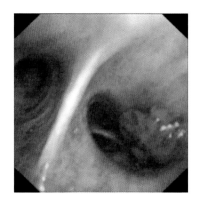

图 21-25　病例 21-5 图

病例 21-6　患者,男,44 岁。因"咳嗽、咳痰、痰中带血半个月余"入院。既往有长期吸烟史(30 支/天,20 余年)。病理检查:(右侧中间段)腺癌。

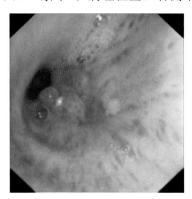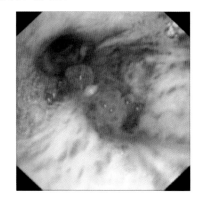

图 21-26　病例 21-6 图

对于其他炎症性病变,在荧光支气管镜下也有其特异性改变(图 21-27、图 21-28)。故在进行荧光支气管镜检查时要注意动作轻柔,以免诱发患者咳嗽导致气道黏膜局部充血或出血,造成荧光支气管镜下的假阳性改变。

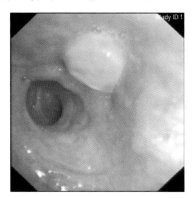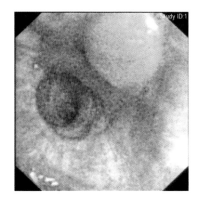

图 21-27　气道黏膜充血水肿伴黏液栓

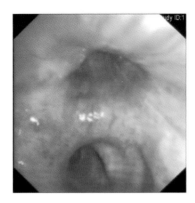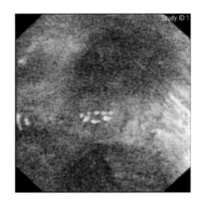

图 21-28　慢性支气管炎

注:气道黏膜充血水肿,可见纵行皱襞,有少许血性黏液。

由于荧光支气管镜下假阳性改变的诊断率高,对于荧光下表现异常的黏膜,其诊断一定要结合病理学、细胞学和细菌学等检查结果。

第六节　荧光支气管镜的临床应用价值

肺癌的病死率在各种恶性肿瘤的病死率中位于前列,患者的 5 年生存率仅为 7％～13％,肺癌患者的预后能否改善关键在于能否早期诊断。根据对吸烟者的尸检结果推测,发生于中央气道的鳞状细胞癌是一个逐步进展的过程。早期为非典型增生,后来再发展到原位癌、侵袭性癌。由于早期中央型肺癌异常表现细微,常规的诊断方法,如 CT 和普通支气管镜检查对其诊断敏感性较低。20 世纪中晚期,Lam 等医学家开始将荧光支气管镜联合普通支气管镜用于临床,并发现荧光支气管镜可提高癌前病变的检出率,可使早期中央型肺癌和癌前病变的诊断敏感性(度)提高约 50％,这是支气管镜检查术的历史性突破。在 2000 年左右开始,美国、日本、加拿大和欧洲等国家陆续核准其在临床应用。

目前对荧光支气管镜的应用价值仍有争议。与普通支气管镜一样,荧光支气管镜只能适用于中央型肺癌,而不能用于周围型肺癌的筛查;另外,荧光支气管镜的敏感性虽然比普通支气管镜要高,但荧光支气管镜的特异性低,假阳性率高。北美洲大型多中心研究发现,荧光支气管镜的阳性预测率仅 33％。过高的假阳性率降低了对其临床价值的评价。尽管荧光支气管镜可较好地用于中度至重度非典型增生及癌变的诊断,但是对增生和化生的诊断价值跟普通支气管镜一样有限。同时,荧光支气管镜设备昂贵,检查时间比普通支气管镜长,增加了患者的痛苦,难以对所有肺癌高危人群进行检查。

尽管荧光支气管镜临床应用存在某些不足,但是与普通支气管镜相比,荧光支气管镜还是有许多应用价值。特别是可以明显提高对不典型增生和原位癌检出的敏感性,使得许多原先被普通支气管镜检查漏诊的早期中央型肺癌患者得到及时诊断和治疗,且可以明确肿瘤侵犯的边界,从而为相应的治疗措施(手术、内照射或其他措施)提供可靠依据。对肺癌高危人群(如长期吸烟或慢性呼吸道感染者)应先行痰脱落细胞筛检(痰检),对痰检可疑或阳性者再行荧光支气管镜定位检查。另外,还可以结合其他新技术,提高肺癌诊断阳性率。例如 Lam 对荧光支气管镜检查怀疑部位进行灌洗,对灌洗液中的支气管上皮脱落细胞做

DNA 染色,然后用全自动细胞图像分析仪进行 DNA 染色后的定量分析。这样的分析比肉眼观察和显微镜下诊断要敏感和客观得多,故可提高早期诊断的准确性和敏感性,还可以将荧光支气管镜检查为阳性,但活检诊断为阴性的组织细胞进行单一细胞或少数细胞的RT-PCR,或原位杂交染色予以确定。对确诊为早期肺癌的患者还可进行局部激光、药物和手术治疗,提高肺癌患者存活率,减少治疗费用。若能采用荧光分光光度计,通过计算红绿信号强度比,对癌前病变和癌变的诊断较肉眼评价将更客观。相信随着相关技术的不断发展,荧光支气管镜极有可能成为早期中央型肺癌诊断的重要手段。这项技术将具有广泛的临床应用价值。

参 考 文 献

[1] Ramsoekh D,Haringsma J,Poley J W,et al. A back-to-back comparison of white light video endoscopy with autofluorescence endoscopy for adenoma detection in high-risk subjects[J]. Gut,2010,59(6):785-793.

[2] Häussinger K,Becker H,Stanzel F,et al. Autofluorescence bronchoscopy with white light bronchoscopy compared with white light bronchoscopy alone for the detection of precancerous lesions:a European randomised controlled multicentre trial[J]. Thorax,2005,60(6):496-503.

[3] Kennedy T C,Miller Y,Prindiville S. Screening for lung cancer revisited and the role of sputum cytology and fluorescence bronchoscopy in a high-risk group[J]. Chest,2000,117(4S1):72-79.

[4] Thiberville L,Moreno-Swirc S,Vercauteren T,et al. In vivo imaging of the bronchial wall microstructure using fibered confocal fluorescence microscopy[J]. Am J Respir Crit Care Med,2007,175(1):22-31.

（唐以军　魏　娜）

（校核:尚　进）

第二十二章　电磁导航支气管镜

电磁导航支气管镜(electromagnetic navigation bronchoscope,ENB)检查是新一代支气管镜检查技术。该技术是现代电磁导航技术、虚拟支气管镜技术和三维 CT 成像技术的结合。它利用体外电磁定位板产生的低频磁场,实时引导带微传感器的探头进行病灶定位和活检,突破了传统支气管镜的外径限制瓶颈,理论上可进入第 17 级支气管,从而显著提高周围型肺部病变的诊断阳性率。同时,由 ENB 搭建的直达肺内病灶的通道,为多种微创介入治疗提供了更大的可能性。

第一节　系　统　介　绍

ENB 系统由术前计划系统和术中导航系统两部分构成,主要如下。

1. 术前计划电脑:安装有术前路径规划软件,用于进行 3D 支气管树的重建、目标标记和通道构建等。

2. 电磁定位板(location board,LB):在进行电磁导航支气管镜检查时,患者平卧于电磁定位板上,在其上方 40 cm×40 cm×33 cm 的胸部范围内产生均匀的低频磁场。

3. 三联体传感器:放置在患者胸部,用于感应定位导管末端的三维位置,同时与患者呼吸同步,消除呼吸造成的偏差。推荐放置于胸骨切迹下两指及双侧腋中线第 8 肋骨水平,使其在冠状位和横断位上形成两个等腰三角形。

4. 定位导管(location guide,LG):直径为 1.9 mm,末端含电磁感应器,可感知三维空间位置及方向,手柄可牵引末端按导航指示 360°转向。

5. 扩张的工作通道(extended working channel,EWC):最小管内直径为 2.0 mm。扩张的工作通道套在定位导管外,到达周边病变目标位置后,把定位导管抽出,扩张的工作通道就变成支气管镜工作通道的伸延,可实现周围型肺部病变的活检及治疗。

6. 电磁导航主机系统:用于电磁导航支气管镜检查,包含电磁导航子系统,可以实时接收和处理电磁导航信号。

7. 电子支气管镜:要求工作通道直径≥2.8 mm,工作通道长度<725 mm。

8. 支气管内超声结合引导鞘、C 形臂 X 光机和床旁 CT 均为选择配备的设备,与 ENB 协同使用进行定位,可提高定位准确性。

第二节　适应证、禁忌证和并发症

一、适应证

SuperDimension™气管内镜定位系统于2013年获CFDA注册，在中国投入使用。目前主要适应证如下。

1. 周围型肺部病变的诊断。
2. 纵隔淋巴结肿大的诊断。
3. 周围型肺部病变手术的辅助定位。
4. 肺部肿瘤立体定向放疗的辅助定位。
5. 周围型肺部病变的微创治疗，包括微波、冷冻、射频消融、放射性粒子植入、局部注药等。

二、禁忌证

ENB的禁忌证与常规支气管镜相似，但需指出以下几点。

1. 未成年人不可使用。
2. 对于已确定或可能怀孕的患者，若ENB过程配合使用C形臂X光机和床旁CT，需谨慎选择。

三、并发症

与ENB检查相关的并发症主要为气道内出血和气胸。

第三节　操作方法

一、CT扫描

SuperDimension inReach系统仅支持患者仰卧位时的CT和/或PET-CT扫描。患者取仰卧位时进行全肺CT扫描，扫描层厚1.0～1.25 mm，层间距0.8～1.0 mm，建议于吸气末屏气进行CT扫描。

二、术前路径规划

1. 加载DICOM格式的患者档案：将CT扫描的DICOM数据导入术前计划系统，可选择从CD、DICOM系统或硬盘中加载患者档案。

2. 标记配准点（registration points）：标记与检查过程中患者解剖学位置相符的配准点。建议标记5个或多于5个的配准点，通常选择隆突、左右主支气管及上下叶支气管之嵴等镜检中容易到达的解剖位置进行标记，系统中以紫色圆圈"●"显示。

3. 标记目标（target）的方位及大小：可在CT的横断面、矢状面和冠状面任意一个截面窗口中标记，可标记命名多个目标部位，系统中以绿色圆圈"●"显示。

4. 构建目标通道：系统将依据患者的DICOM数据自动生成3D支气管树图像。如目标位于3D图像内，点击"Pathway"按钮后，系统将自动生成一条通往目标的通道；如目标位于 3D 图像外,则需手动添加导航点(waypoint)至目标,系统中以蓝色圆圈"●"显示。手动添加导航点时,需首先在 3D 图像上点击所需的出口位置,再在任意一个 CT 截面窗口或虚拟支气管镜检查的窗口中,将十字准线移动至呼吸道上所需的位置标记,重复此过程,直至到达目标部位,完成手动路径规划。

5. 输出术前计划文件并退出:将术前计划文件输出至 CD 光盘或可移动硬盘用于术中导航。

三、麻醉

现多采用气管内插管或喉罩下的全身麻醉,推荐使用 7.5 号或 8 号气管插管及 4 号或 5 号喉罩。另外,部分医院也尝试在患者清醒状态局部麻醉下行电磁导航支气管镜检查。

四、术中路径导航

1. 设备准备。依照操作间布置界面所示(图 22-1),放置并连接电磁导航主机、电子支气管镜及图文报告系统等,确保工作环境磁场稳定。当操作间布局改变时,需重新对仪器进行校准。

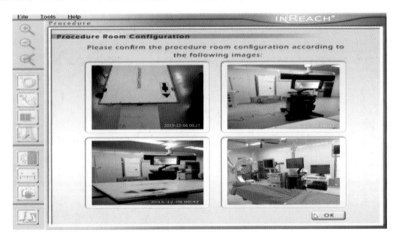

图 22-1 操作间布置图

2. 患者准备。患者平卧于电磁定位板上,肩与电磁定位板上绿色标识平齐,胸前贴三联体传感器,并进行麻醉。

3. 内窥工具的准备。细胞刷、活检钳、穿刺针等检查过程中所需用到的工具均需进行标记。将工具插入扩张的工作通道,使其从扩张的工作通道末端伸出的长度与正式检查时所需的长度相等,于工具近端与扩张的工作通道入口平齐处进行标记。

4. 创建导航程序。包括加载术前计划文件及检查系统设备状态。上方窗口显示可从 CD 光盘、可移动硬盘或本地硬盘将术前计划文件加载至电磁导航主机系统。下方窗口显示系统设备包括电磁定位板、定位放大器、定位导管、定位处理器和三联体传感器等的状态(图 22-2),绿色表示系统组件运行正常,黄色表示系统组件未准备就绪,黑色表示系统组件连接有误或本身存在故障。

5. 调整传感器位置。系统将显示三联体传感器相对于定位板电磁空间的位置(图 22-3),需保证患者胸部位于传感空间范围的中心,保证所有传感器均位于传感空间范围内,根据需要调整患者和传感器位置。若患者体重偏低或目标靠近后胸壁,可于患者身下加垫软垫,以保证电磁导航范围内磁场的稳定。

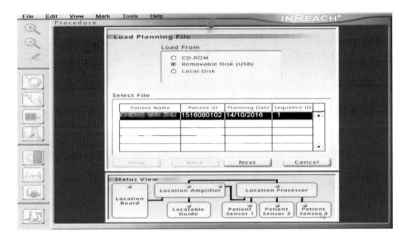

图 22-2　创建导航程序

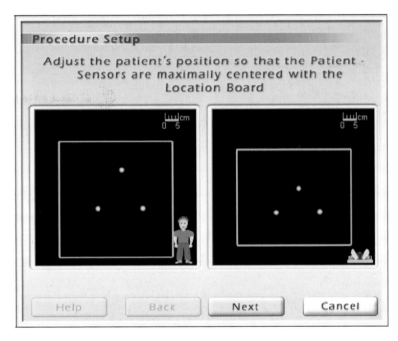

图 22-3　调整传感器位置

6. 注册。注册的过程实际上是将术前计划文件中 CT 图像上标记的配准点与患者身体所处的实际位置一一对应的过程,有自动注册(automatic registration)和手动注册(manual registration)两种方式。当术前计划 3D 图片可用时,系统默认为自动注册(图 22-4)模式;若因患者支气管解剖异常等原因致无法生成 3D 支气管树时,则需进行手动注册(图 22-5)。

7. 导航。注册成功后,即可进入导航阶段。系统可提供 CT 横断面、CT 矢状面、CT 冠状面、3D 支气管树、尖端视图、3D CT、视频支气管镜、虚拟支气管镜(VB)、最大密度投影(MIP)和局部视图等共十种视图。导航界面可选择四个视图进行显示(图 22-6)。术者依据尖端视图所示方向,通过调节定位导管手柄控制定位导管尖端方向,将其导引至目标位置。

8. 到达目标位置后,固定支气管镜及扩张的工作通道位置,必要时配合 EBUS-GS、C 形

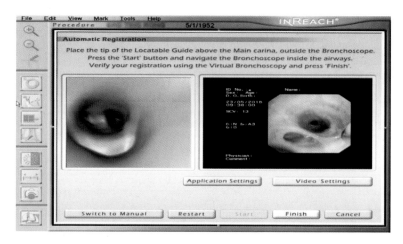

图 22-4 自动注册

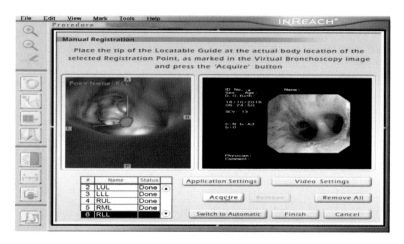

图 22-5 手动注册

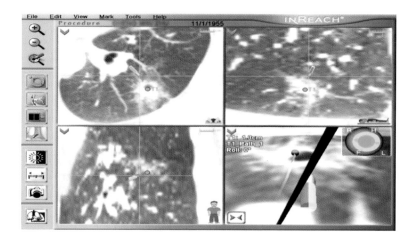

图 22-6 导航界面

臂 X 光机和床旁 CT 进行位置验证。退出定位导管后，利用扩张的工作通道进行后续诊断、标记及治疗等。

病例 22-1

患者,男,63 岁。因"干咳 2 个月余"入院,既往有长期大量吸烟史。胸部 CT 提示左上肺空洞,周围有毛刺。经 ENB 检查,顺利导航至目标左上肺空洞 T_1 处,经 C 形臂 X 光机进行摄片验证,定位准确,进行活检,病理检查诊断为左上肺鳞癌(图 22-7)。

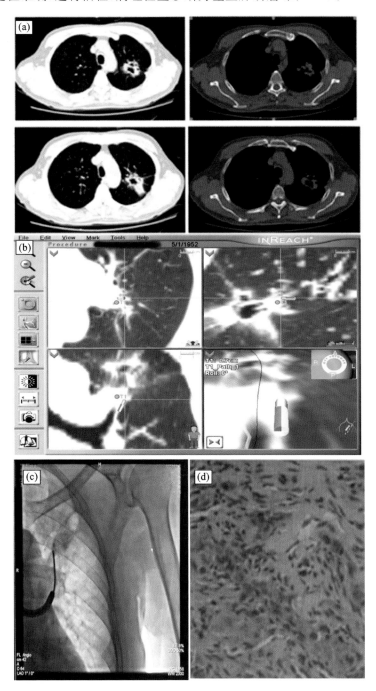

图 22-7　ENB 诊断左上肺鳞癌

注:(a)胸部 CT 提示左上肺空洞,大小约 30 mm×21 mm,周围有毛刺;(b)ENB 下导航至左上肺空洞 T_1 处;

　　(c)X 线摄片验证导航位置准确;(d)病理检查诊断为左上肺鳞癌。

病例 22-2

患者,男,60 岁。因"体检发现左下肺结节三天"入院。胸部 CT 提示左下肺结节,大小约 19 mm×17 mm,肿瘤标志物、结核抗体阴性。系统无法自动生成目标通道,手动添加导航点至左下肺结节 T_1 处。经 ENB 检查,顺利导航至目标左下肺结节 T_1 处,进行活检,病理检查诊断为左下肺结核(图 22-8)。

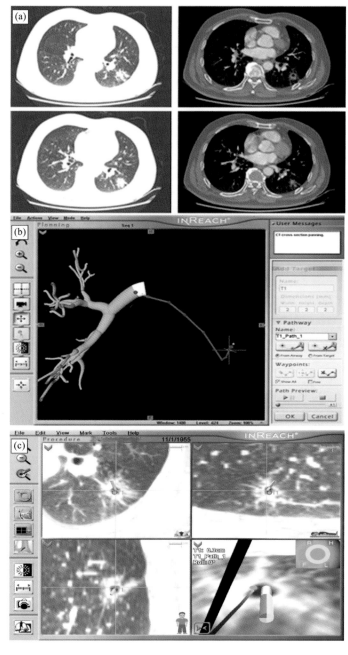

图 22-8 ENB 诊断左下肺结核

注:(a)胸部 CT 提示左下肺结节,大小约 19 mm×17 mm,伴空洞形成;
(b)手动添加导航点;(c)ENB 下导航至左下肺结节 T_1 处。

参 考 文 献

［1］ Port J，Harrison S. Electromagnetic navigational bronchoscopy［J］. Semin Intervent Radiol，2013，30（2）：128-132.

［2］ Nabavizadeh N，Zhang J，Elliott D A，et al. Electromagnetic navigational bronchoscopy-guided fiducial markers for lung stereotactic body radiation therapy：analysis of safety，feasibility，and interfraction stability［J］. J Bronchology Interv Pulmonol，2014，21（2）：123-130.

［3］ Kalanjeri S，Gildea T R. Electromagnetic Navigational Bronchoscopy for Peripheral Pulmonary Nodules［J］. Thorac Surg Clin，2016，26（2）：203-213.

［4］ Bowling M R，Kohan M W，Walker P，et al. The effect of general anesthesia versus intravenous sedation on diagnostic yield and success in electromagnetic navigation bronchoscopy［J］. J Bronchology Interv Pulmonol，2015，22（1）：5-13.

［5］ Bolton W D，Howe H 3rd，Stephenson J E. The utility of electromagnetic navigational bronchoscopy as a localization tool for robotic resection of small pulmonary nodules ［J］. Ann Thorac Surg，2014，98（2）：471-475.

（王家宁）

（校核：尚　进）

第二十三章　血　管　介　入

第一节　肺血管介入技术的历史与发展

肺血管介入技术,是介入放射学的一个分支,介入放射学又是在医学影像诊断学基础上发展而来的一种新兴的临床学科。介入放射学首先由 Margolis 于 1967 年提出,它具有安全性高、微创、定位准确、可重复性强、疗效高、见效快、并发症少、操作简便、易于多技术联合运用、应用范围广等诸多优点,包括肺在内的人体各个系统的许多疾病都可以用介入放射学的技术进行诊断、治疗,故有人称介入放射学是"无孔不入,无孔也入"的学科。

呼吸系统的血管介入技术与其他系统的血管介入技术一样都是以 1953 年 Seldinger 发明的"Seldinger 技术"及 1964 年 Dotter 等发明的"经皮穿刺同轴导管血管成形术"为基础。1965 年 Viamonte 等人又在支气管动脉造影的基础上,报道了经支气管动脉灌注化疗药物治疗肺癌。1973 年 Remy 等首次报道了用"支气管动脉栓塞"控制咯血,此后在欧美国家经支气管动脉栓塞治疗各种原因(包括肺癌)的咯血开始流行。1974 年 Kramer 等首先提出带药微球对人体恶性肿瘤导向性化疗的可能性,1978 年发明了用于实体肿瘤的 MMC 微球,1981 年将其应用于临床。1977 年 Miura 等用 MMC 和 5-FU 对肺癌进行灌注并联合放疗,效果良好。Ogata 等报道了 517 例原发性肺癌经支气管动脉灌注化疗的 III 期患者中,5 年生存率为 20.7%,而对照组仅为 5.2%,有显著性差异。20 世纪 80 年代我国学者对肺癌的支气管动脉灌注化疗进行了大量研究。以后随着血管介入技术的发展又出现了动脉超选择性插管技术、肿瘤的血管内药物灌注化疗术及栓塞术,血管破裂的介入栓塞术等,利用这些技术在胸部可进行支气管动脉插管、肺动脉插管等或进行肺癌的灌注化疗、栓塞及支气管扩张合并大咯血和肺血管畸形等的治疗。

呼吸系统的介入技术随着整个介入放射学的发展已经取得了辉煌的成绩,介入技术的微创、高效、安全等优点已受到众多医学工作者的重视与肯定。但是该领域内仍有许多问题有待我们进一步探索、解决。如肺癌的血供来源于支气管动脉及肺动脉之争、支气管动脉灌注与支气管动脉栓塞之争,药物灌注的类别选择及时机选择,如何与传统的手术、化疗、放疗相结合的问题等仍需进一步探讨。随着科技的发展,介入放射学在肺部应用将更为广泛,难题将被逐一攻克。

第二节　常用器材

一、穿刺针

呼吸系统介入最常选择经股动脉和股静脉入路,偶尔选择经桡动脉、肱动脉、贵要静脉、颈内静脉入路。最常用穿刺针为改良 Seldinger 血管穿刺针,常用 18G 或 21G 穿刺针,带或不带针芯、穿刺套管。

二、导丝

呼吸系统介入最常使用直径 0.035 in(1 in＝25.4 mm)、长度为 150 cm 普通硬度的亲水导丝,有时会用到 260 cm 交换导丝,导丝前端有一长度 3～10 cm 柔软段,头端多为"J"形,常用微导丝直径为 0.014 in 或者 0.018 in。

三、导管

由于支气管动脉部位、直径、开口变异较为常见,故需使用不同种类的导管(图 23-1),且需要有力的支撑造影导管和柔顺的微导管配合使用。造影导管包括直径为 4F(1 F≈0.33 mm)或 5F Cobra2、Cobra3、SIM1、RLG、H1、YSA、VERT、JB2 等(图 23-2),长度 80～100 cm,常用微导管直径为 2.2F、2.5F 和 2.6F。

四、栓塞剂

用于治疗咯血的栓塞材料众多,理想的栓塞剂应不透 X 线、无毒、无抗原性、异物反应少、易经导管注入、能按需要栓塞不同口径或不同流量的血管。按栓塞血管部位可分为外周型及中央型;按其形态可分为液体状、颗粒状、机械性栓子。其中,自体血凝块为短期栓塞剂;明胶海绵颗粒(图 23-3)为中期栓塞剂;聚乙烯醇(PVA)颗粒(图 23-4)、真丝线段、各种栓塞微球、弹簧圈、血管封堵器(图 23-5)等为长期栓塞物。液体栓塞剂包括:无水乙醇、α-氰基丙烯酸正丁酯和 Onyx 胶,但肺部血管介入使用"无水乙醇"有较大风险。PVA 一般选用 300～500 μm,500～700 μm 和 700～1000 μm 三种规格作为末梢栓塞剂。弹簧圈一般作为主干栓塞剂,可脱性弹簧圈用于支气管动脉瘤的栓塞。

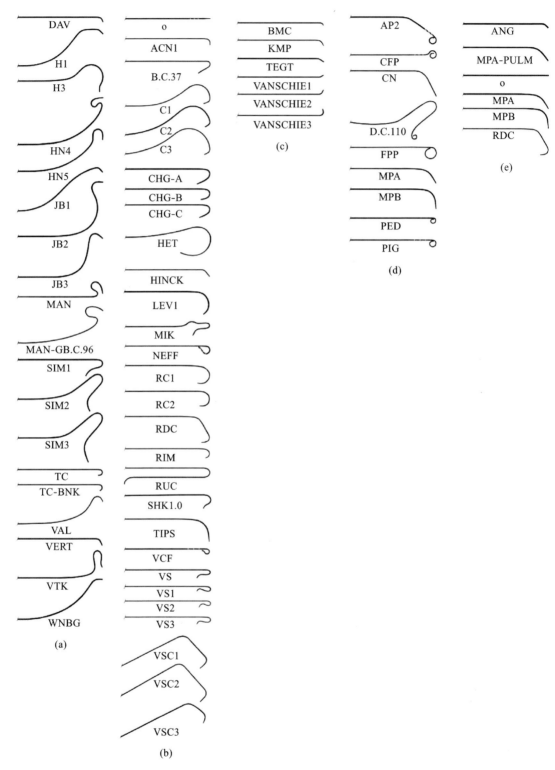

图 23-1　导管头端弯形

(a)脑导管;(b)内脏导管;(c)多用导管;(d)主动脉/心脏导管;(e)导引导管

CK1	Kerber脑导管，用于扭曲的头臂干分支动脉
H1	Hinck猎人头导管，用于对侧支动脉的直接插管
H3	Hinck猎人头导管，用于反向插入侧支动脉
MAN	Mani脑导管，用于同时对主动脉和所有头臂干分支动脉进行选择性插管
HN4	Newton脑导管，用于高龄成人患者
HN5	Newton脑导管，用于高龄成人患者
JB1	Bentson-Hanafee-Wilson导管，用于多数患者
JB2	Bentson-Hanafee-Wilson导管，用于分支动脉起始处扭曲的患者
JB3	Bentson-Hanafee-Wilson导管，用于发自无名动脉的左颈动脉或以锐角发自主动脉的动脉
SIM1	Simmons脑导管，用于较窄的主动脉
SIM2	Simmons脑导管，用于宽度适中的主动脉
SIM3	Simmons脑导管，用于较宽的主动脉
VTK	Vitek脑导管，用于同时对主动脉和所有头臂干分支动脉进行选择性插管
WNBG	Weinberg脑导管，用于对脑血管开口进行插管
C1	Cobra导管，主要用于肾动脉插管以及作为微导管的导引导管使用。该型适用于儿童和体型偏小的成人患者
C2	Cobra导管，主要用于肾动脉插管以及作为微导管的导引导管使用。该型适合体型适中的成人患者
C3	Cobra导管，主要用于肾动脉插管以及作为微导管的导引导管使用。该型适合体型偏大的成人患者
CHG-A	Chuang导管，用于腹腔动脉和肠系膜上动脉插管，适合体型偏大的患者
CHG-B	Chuang导管，用于腹腔动脉和肠系膜上动脉插管，适合体型偏小的患者
CHG-C	用于肾动脉
LEV1	适合儿童和体型偏小的成人患者
HK1.0	用于腹主动脉分支动脉的选择性插管
RC1	用于腹腔动脉和肠系膜上动脉插管，适合体型偏大的患者
RC2	用于腹腔动脉和肠系膜上动脉插管，适合体型偏小的患者
RDC	肾双弧导管，用于经股动脉进行肾动脉选择性插管
RIM	用于肠系膜下动脉，也可以用于cross-over手术（下肢）
RUC	罗伯特子宫动脉导管，用于子宫动脉插管，也可以用于盆腔动脉的栓塞操作
SHK1.0	Shepherd Hook导管，用于腹主动脉分支的选择性插管
VS1	用于腹主动脉分支的选择性插管
VANSCHIE	腔内支架系统探查导管
DAV	Davis导管，用于脑部动脉的选择性插管，也可以用于颈动脉其他分支的插管
KMP	Kumpe导管，用于血管和非血管操作中协助操控导丝的方向
TEGT	Tegtmeyer导管，用于血管成形术中协助操控导丝的方向，使导丝通过狭窄区
VERT	Vertebralis导管，用于椎动脉的选择性插管
MPA	多用导管，用于腹主动脉分支的选择性插管
MPB	多用导管，用于腹主动脉分支的选择性插管
NEFF	多用导管，在选择进行cross-over手术时，作为猪尾导管的后备导管使用。
VSC1、VSC2、VSC3	用于肾静脉插管，也可用于精索静脉/卵巢静脉（左侧）栓塞

图 23-2　不同弯形造影导管的主要应用

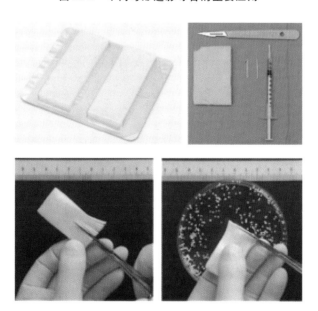

图 23-3　明胶海绵颗粒

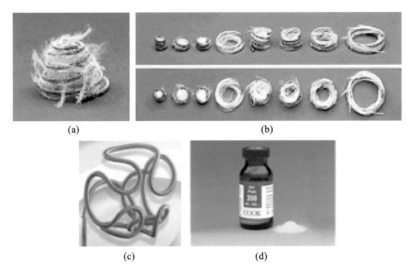

图 23-4　弹簧圈及聚乙烯醇颗粒

(a)、(b)、(c)弹簧圈；(b)聚乙烯醇颗粒

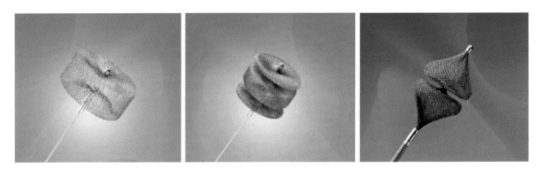

图 23-5　血管封堵器

第三节　血管介入的基本技术

一、Seldinger 技术

Seldinger 技术是由 Sven-Ivar Seldinger(图 23-6)于 1953 年提出来的血管穿刺技术,一般分为经典 Seldinger 技术和 Seldinger 改良法。经典 Seldinger 技术的定义:用带针芯的穿刺针穿透血管前后壁,退出针芯,缓慢向外拔针,直至血液从针尾喷出,迅速插入导丝,拔出针,通过导丝引入导管,将导管放至主动脉。Seldinger 改良法由 Driscoll 于 1974 年提出,其方法为用不带针芯的穿刺针直接经皮穿刺血管,当穿刺针穿破血管前壁,进入血管内时,即可见血液从针尾喷出,再引入导管即可(图 23-7)。Seldinger 改良法和经典 Seldinger 技术的区别是,前者不用穿透血管后壁,成功率高,并发症少。目前 Seldinger 改良法使用较多。Seldinger 改良法不穿透血管后壁,发生血肿等并发症的机会大大减少,已被越来越多的人采用。现在一般把 Seldinger 改良法也笼统称为 Seldinger 技术,不刻意说明改良法。

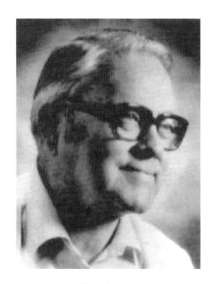

图 23-6　Seldinger 技术发明人 Sven-Ivar Seldinger

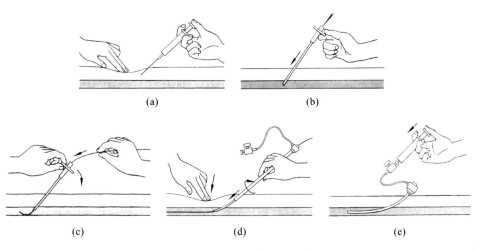

图 23-7　Seldinger 改良法操作步骤

注:(a)沿穿刺部位皮下和血管两侧进行麻醉;(b)针尖斜面向上刺入血管前壁;(c)针尾部轻下压送入导丝;
(d)沿导丝送入带扩张器的血管鞘;(e)从血管鞘侧壁注入肝素生理盐水。

　　近年来,经皮改良 Seldinger 动脉穿刺术逐步应用于各类穿刺。以股动脉穿刺为例,具体步骤如下:常规消毒,铺无菌手术单;用左手食指、中指、无名指触摸股动脉搏动点,感知股动脉血管走向,向下移动食指,固定皮肤,拟于股动脉血管走向上、腹股沟皮肤皱褶下 0.5～1.0 cm 处,用 2% 利多卡因 6 mL 行局部浸润麻醉;右手持穿刺针后座,经拟穿刺点,穿刺针与皮肤成 30°～40°夹角穿刺血管,见穿刺针尾部和外套管回血,下压穿刺针,向内推送外套管,拔出穿刺针,外套管尾部开始喷血;插入短导丝,用左手食指、中指、无名指压住血管,拔出外套管,沿短导丝置入 5F 血管扩张管和血管鞘,然后拔出扩张管和短导丝。

二、选择性或超选择性血管插管技术

　　目前从介入放射学临床实践中总结出以下五种插管技术。

（一）预成形导管法

将导管预先塑形成不同的弯曲形态，使其在操作中较易插入欲检查的血管内。该法无须更换导管，也无须采用较多的操作手法，最为常用。

（二）导管袢法

导管袢法是常用的内脏动脉插管法，分为内袢法和外袢法。内袢法是指导管头端在靶血管内成袢；外袢法是指导管在靶血管外的动脉内先成袢而后再插入靶血管内。导管袢法要求袢顶至导管尖端距离不小于 5 cm，以提高插管成功率。

（三）导管导丝法

导管导丝法分为使用导丝更换导管法及活动芯导丝或硬度可变导丝协助超选择性插管法。前者需要更换导管，先将预成形导管插入血管第 1 级分支内，而后经导管插入交换导丝，将导丝插入第 2 级或第 3 级靶分支内，固定导丝，撤出预成形导管，再沿导丝插入较细软的导管至靶血管内，达到超选择性插管的目的；后者无须更换导管，先将预成形导管插入血管第 1 级分支内，而后经导管插入活动芯导丝或硬度可变导丝，送导丝至靶血管内，然后插入活动芯导丝的芯丝或转动硬度可变导丝的手柄使导丝变硬，使得导管能在导丝的支撑及引导下插入靶血管内。

（四）转向导丝法

预成形导管尖端不指向靶血管开口时，经导管插入等长的转向导丝，转动导丝手柄，通过导丝头端方向的改变来调整导管头端的方向，同时转动及推送导管，使其进入靶血管内；也可用长于导管的转向导丝，引导导管进入靶血管内。

（五）共轴导管法

该法由 Dotter 等于 1964 年发明，最初用于动脉粥样硬化引起的下肢动脉缺血。共轴导管系统由导丝、外导管及一根或多根内导管组成。使用时先将导丝前段送入靶血管，沿导丝送入外导管至靶血管开口处，然后沿导丝经外导管送入内导管至靶血管内。该法也用于血管成形术或非血管性管道狭窄扩张成形术。

三、栓塞剂的释放方法

1. 低压流控法。适用于颗粒状栓塞剂的注入。主要是在靶动脉内低压时缓慢推注栓塞剂，以防止栓塞剂反流造成误栓。

2. 阻控法。适用于液态栓塞剂的释放。主要是将导管楔入靶动脉或用球囊导管阻断靶动脉内血流后再注入栓塞剂，以防止栓塞剂反流和减少血液对栓塞剂的稀释(图 23-8)。

3. 定位法。常用机械性栓子或医用胶栓塞剂。主要是将导管插入靶动脉欲栓塞处，而后释放栓塞剂的方法(图 23-9)。

四、栓塞的部位、程度

对于恶性肿瘤及血管畸形的患者，栓塞治疗的原则是尽可能完全、彻底地栓塞肿瘤血管床及畸形的血管。但由于受患者情况、插管技术等的影响，这一要求几乎很难达到，而应具体情况具体分析。如对于无明显动静脉瘘的病变，且病变的供血动脉插管容易，患者情况良好，可行病理血管床栓塞；对于超选择性插管困难或有明显动静脉瘘的病变，可进行病变供

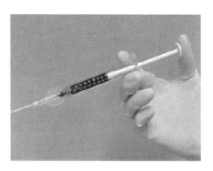

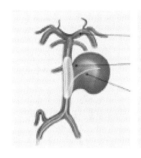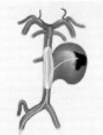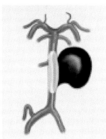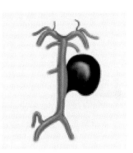

图 23-8 阻控法

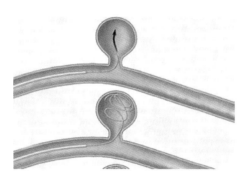

图 23-9 定位法

血小动脉栓塞或动脉主干栓塞；但恶性肿瘤患者，由于未阻塞肿瘤血管床，肿瘤坏死不彻底，容易形成侧支循环，特别是动脉主干栓塞，由于闭塞了再次插管治疗的入路，所以一般不采用。

第四节 常见的呼吸系统疾病血管造影表现

一、正常支气管动脉造影表现

正常支气管动脉直径一般为 1～2 mm，个别较粗大，可达 4～8 mm。多起源于胸主动脉，起点高度一般于胸 3～胸 8 椎体之间，其中起自胸 5～胸 6 椎体水平的占 90%。右侧支气管动脉多直接起始于胸主动脉的右侧壁及右前壁；左侧支气管动脉多起始于前壁及左前壁；左右共干支气管动脉多起始于左主支气管附近。在寻找支气管动脉时，可以左主支气管为中心上下左右寻找（图 23-10(a)）。Botenga 根据尸体解剖支气管动脉的数目与分布将它分为十大类型（图 23-10(b)）。

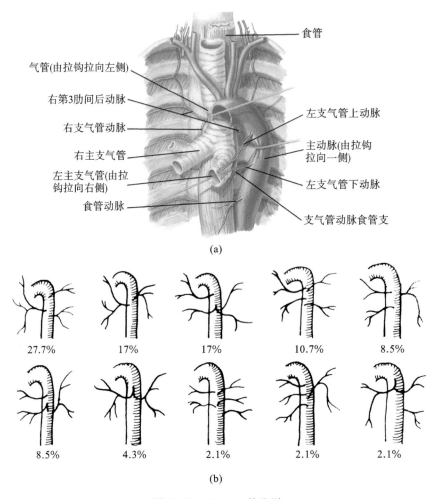

图 23-10　Botenga 的分型

（a）支气管动脉解剖图；（b）Botenga 十大类型及其比例

二、正常肺动脉造影表现

肺动脉主干直径为 $2 \sim 2.5$ cm，长 $4 \sim 5$ cm，内有 3 个半月瓣分居后部、右前、右后及相应的 3 个肺动脉窦，左、右肺动脉与主干几乎呈直角走行深入肺内，逐渐变细。

第五节　咯血的血管介入治疗

一、概论

咯血是指气管、支气管或肺组织的出血，并经咳嗽动作从口腔排出的过程。其为呼吸系统常见疾病，而大咯血则为临床急危重症，如果没有得到及时正确的治疗，死亡率高达 28%，主要死亡原因为窒息。大咯血的出血量目前尚无统一标准，一般指一次出血量 200 mL 以上（含 200 mL）或 24 h 出血量 300 mL 以上（含 300 mL）。

咯血的原因很多,最常见原因为呼吸系统疾病(支气管疾病以及肺部疾病)和循环系统疾病。此外,还包括免疫系统疾病(如系统性红斑狼疮、韦氏肉芽肿病、肺出血-肾炎综合征等)、生殖系统疾病(如子宫内膜异位症)、血液系统疾病等。越来越多的微创医学检查及治疗的开展,如气道介入各种活检术、经皮穿刺肺活检术、心导管术、肺肿瘤射频消融术、粒子植入术、抗凝药物的使用等,导致各种医源性咯血的出现。其他少见原因包括:①先天性:支气管-肺动脉瘘、肺隔离症、Dieulafoy病、异位体动脉供应正常肺下叶基底段和真性肺动脉瘤等。②体动脉代偿性:慢性肺栓塞、各种先天性心脏病、肺静脉闭锁等。③隐源性:长期吸烟性咯血等。④其他:肺尘埃沉着病、胸主动脉瘤破裂、特发性肺动脉高压等。

咯血分为体动脉源性和肺动脉源性。体动脉源性咯血包括支气管动脉(bronchial artery,BA)、异位支气管动脉(迷走支气管动脉)(图 23-11、图 23-12)和非支气管性体动脉(NBSA)破裂出血,占咯血的85%～95%。主要原因为体动脉直接破裂出血或者通过体-肺循环分流(SPS)增加肺循环压力致出血。肺动脉源性咯血为肺动脉(pulmonary artery,PA)破裂出血,占 5%～15%。主要原因为血管壁受损后破裂出血,主要为感染性(以结核病为主),另外也可为肿瘤性、血管性、外伤性和医源性等;其中最主要的表现形式为肺动脉假性动脉瘤(PAPA)。结核空洞内肺动脉假性动脉瘤又称为 Rasmussen 动脉瘤。

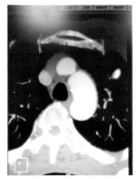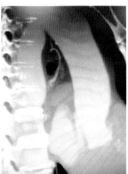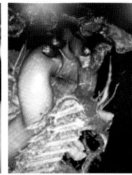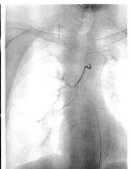

图 23-11　异位支气管动脉 1

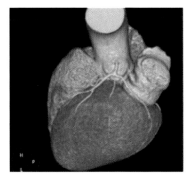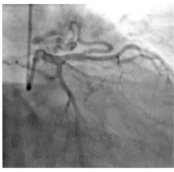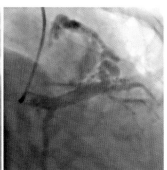

图 23-12　异位支气管动脉 2

注:在解剖学上,脏层胸膜由支气管动脉供血,而壁层胸膜由邻近的体动脉供血,如肺部长期慢性炎症刺激可累及脏层胸膜,进而导致脏层胸膜和壁层胸膜粘连,新生的毛细血管可通过粘连的胸膜沟通支气管动脉和分布于胸壁不同部位的其他体动脉,如肋间动脉、胸

廓内动脉、膈下动脉、食管固有动脉(图 23-13)、甲状颈干、肋颈干、胸外侧动脉、肩胛下动脉、胃左动脉和肝总/固有动脉等,使后者成为潜在的出血来源,故称为非支气管性体动脉破裂出血。

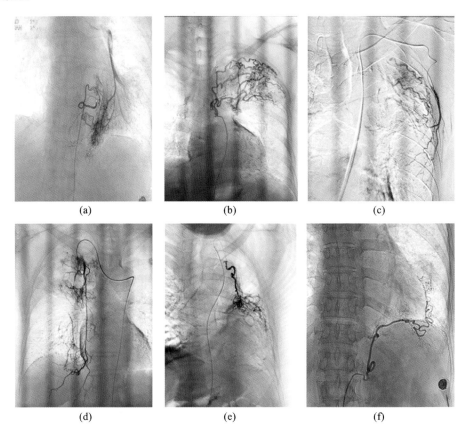

(a)　　　　　　　　(b)　　　　　　　　(c)

(d)　　　　　　　　(e)　　　　　　　　(f)

图 23-13　非支气管性体动脉

(a)食管固有动脉;(b)左侧肋间动脉;(c)左侧腋动脉;

(d)右侧胸廓内动脉;(e)左侧肩峰动脉;(f)左侧膈下动脉

二、咯血的血管介入治疗

支气管动脉栓塞术(bronchial artery embolization,BAE)成功治疗大咯血的病例由法国学者 Remy 于 1973 年首次报道。1984 年,首次报道肺动脉栓塞术(pulmonary artery embolization,PAE)治疗肺动脉源性大咯血。我国在 20 世纪 80 年代中期开展支气管动脉栓塞术,而肺动脉栓塞术治疗肺动脉源性大咯血则是之后才被报道。血管介入治疗咯血的靶血管包括支气管动脉、非支气管性体动脉和肺动脉。

(一)适应证

1. 经内科治疗无效,需进行急救的急性大咯血患者。

2. 经内科治疗复发,且不宜或拒绝外科手术的大咯血患者。

3. 经内科治疗复发,且不宜或拒绝外科手术的长期咯血患者。

4. 经外科治疗无效或复发的咯血患者。

5. 隐源性咯血希望明确诊断和治疗者。

（二）禁忌证

1. 血管插管禁忌者：如严重凝血功能障碍、穿刺部位感染和不能平卧者等。

2. 血管造影禁忌者：如对比剂过敏、严重肾功能不全和血管插管失败者等。

3. 血管栓塞禁忌者：如选择性插管失败、避开脊髓动脉的超选择性插管失败和肺动脉插管出现严重心律失常者等。

（三）介入手术操作程序

第一步：术前准备。

1. 完善检查。凝血指标、血常规、血生化、CTA，必要时行支气管镜检查。根据临床表现、血生化、影像学和支气管镜检查结果，评估出血量、基础疾病、介入干预适应证和出血部位等，进行详细的术前讨论并记录在案。

2. 备皮、心电监护、吸氧和开放静脉通道。

3. 急危重症患者给予气管插管和呼吸机辅助通气，充分保持呼吸道通畅。

4. 同患者及家属谈话，详细沟通手术过程以及并发症，签署知情同意书。

第二步：行多层螺旋 CT 血管造影（multi-slice spiral CT angiography，MSCTA）检查。

MSCTA 可以同时清晰观察体动脉、肺动脉和胸部基础疾病情况。在有条件的情况下，术前必须进行 CTA 检查，特别是有空洞病灶的咯血患者。首先进行胸部 CT 平扫，然后经肘静脉以 4～5 mL/s 的速度注入 300 mg I/mL 或 350 mg I/mL 非离子型碘对比剂 80～100 mL。16 层以下螺旋 CT 在注射后约 20 s 进行扫描，16 层及以上螺旋 CT 在注射后约 18 s 进行扫描。螺旋 CT 也可应用 CT 值峰值触发模式扫描，阈值点定于隆突水平胸降主动脉，触发值为 100～120 HU，触发后延迟 6 s 进行扫描，扫描范围从颈根部至 L_2 水平（图 23-14）。

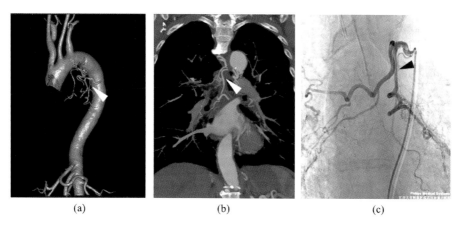

(a)　　　　　　　　　(b)　　　　　　　　　(c)

图 23-14　MSCTA 检查

(a)CTA 三维重建；(b)最大密度投影；(c)支气管动脉造影

第三步：数字减影血管造影（digital subtraction angiography，DSA）。

1. 穿刺置入血管鞘。一般经股动脉入路，置入 4F～6F 血管鞘进行栓塞术。如遇股、髂和（或）主动脉严重扭曲导致导管操控不佳者，可置入各型血管长鞘进行支撑。如进行锁骨下动脉分支选择性、超选择性插管失败者，可经相应的上肢动脉（桡动脉、肱动脉）入路。

2. 使用各型导管寻找靶血管。行术前 CTA 者:①通过 CTA 图像分析患者的体动脉、肺动脉和基础疾病情况;②根据 CTA 提供的信息,直接经动脉和(或)静脉入路后对靶血管进行造影。未行术前 CTA 者:①经股动脉入路应用双 J 管(又称双猪尾管)行术中主动脉弓造影分析主动脉弓、胸降主动脉和上腹主动脉的体动脉分支的整体情况;②如遇大咯血急救时,主动脉弓造影可在经验性栓塞控制大咯血后进行(排除可能的漏栓)。

咯血的体动脉栓塞术涉及锁骨下动脉、胸降主动脉和上腹主动脉的诸多分支,因此所需的栓塞用造影导管较多。栓塞胸降主动脉和上腹主动脉分支的造影导管建议选用以下型号:Cobra2、Cobra3、RLG、SIM1、Shepherd 和 RH 等。栓塞锁骨下动脉分支的造影导管建议选用以下型号:Cobra1、Headhunter1、VERT、MPA、JB1、RIM 和 RDC 等。微导管尽量选用内腔较大、头端柔软者,微导丝选用塑形性能佳者。

X 线透视下见导管头端嵌顿,不随主动脉搏动而跳动时,则导管可能已插入支气管动脉,经过用造影剂"冒烟"证实,固定导管,进行造影。造影一般取正位,必要时拍侧位或斜位。造影剂用量 3~6 mL,注射速度 1~3 mL/s。当导管进入支气管动脉时,造影剂充盈血管向肺门方向走行,深入肺野内并有较多分支,同时患者有喉部发热、异物感或刺激性咳嗽;当导管进入肋间动脉时,可见血管沿肋间走行,患者在造影剂注入时常有胸背部肌肉、皮肤烧灼样疼痛,停止注射即消失。

3. 血管造影表现。正常血管造影的表现:应是动脉在形态上逐渐变细,边缘规则,无迂曲、扩张,造影剂无外渗;数量上血管无异常增多;顺序上,动脉造影时,静脉显影应晚于动脉;方向上无受压移位等异常表现(图 23-15)。病理血管造影表现:包括直接出血征象和间接出血征象。

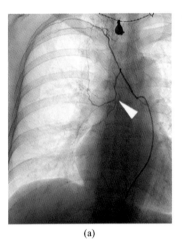 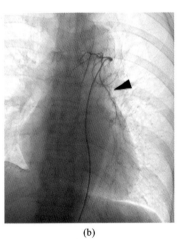

(a)　　　　　　　　　　　　(b)

图 23-15　血管造影

(a)右侧支气管动脉;(b)左侧支气管动脉

(1)直接出血征象。如肺实质内高密度斑片影和点状造影剂溢出、支气管腔内造影剂涂抹、造影剂渗出进入扩张支气管管腔内,以及以支气管动脉主干为轴心呈扫帚状增生紊乱的血管束斑点状出血等(图 23-16)。动态观察更为明显,为最可靠的定位指标,但显示率不高,为 2%~24%。

(2)间接出血征象。如病变动脉增粗迂曲、支气管动脉及外周分支异常增粗扩张、病灶

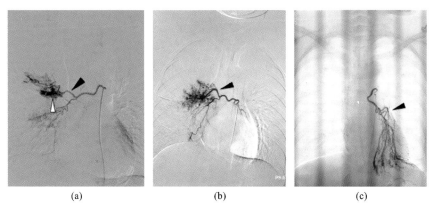

(a)   (b)   (c)

图 23-16　直接出血征象

注：(a)(b)(c)均为以支气管动脉主干为轴心呈扫帚状增生紊乱的血管束斑点状出血。

区域血管分支增多紊乱呈网状或丛状分布、体-肺循环分流、支气管动脉小动脉瘤、密度较低的斑片状肺组织染色等(图 23-17)。

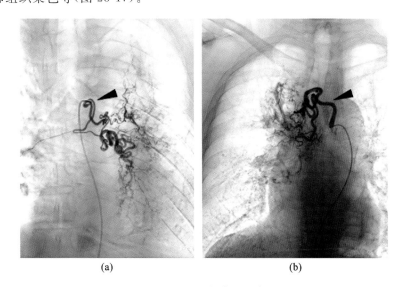

(a)   (b)

图 23-17　间接出血征象

注：(a)(b)均为病变动脉增粗迂曲、支气管动脉及外周分支异常增粗扩张、病灶区域血管分支增多紊乱。

体-肺循环分流是造成咯血的重要原因,考虑是由于长期慢性炎症刺激,导致支气管动脉增粗、扭曲,从而形成新生血管和异常吻合支。同样,在肺栓塞、肺部肿瘤性疾病、肺组织坏死、先天性疾病或者手术创伤,肺动脉血流量减少或者需求量增加时,则支气管动脉代偿性增生,也会形成大量新生血管。而这些新生的血管大多为不成熟的血管,缺乏完整的血管壁,管壁薄,质地脆,压力增高时容易破裂出血,所以,体-肺循环分流必须进行栓塞。而 DSA可清晰显示各种体-肺循环分流的形态,通常分为 4 种类型。

(1)支气管动脉-肺动脉瘘:支气管动脉主干和发生分流的分支增粗、迂曲,瘘口处管壁不光整,表现为对比剂经支气管动脉呈喷射状进入肺动脉分支,分流量大者可显示为支气管动脉有多支或一簇细小分支通过瘘管与肺动脉交通,分流水平多发生在支气管动脉和肺动脉的末梢血管。

（2）支气管动脉-肺静脉瘘：对比剂经增粗的支气管动脉呈喷射状进入肺静脉分支，肺静脉分支血液向心回流，越近心端越粗，呈水平方向走行，肺实质无染色，分流量大者可见左心房显影。

（3）支气管动静脉瘘：血液流经支气管动脉直接进入与支气管动脉伴行的支气管静脉分支内，支气管静脉较肺动、静脉细，对比剂向腔静脉方向回流，支气管动脉远侧分支细小。

（4）体动脉-肺循环瘘：常见于病灶范围较广并同时侵及胸膜的病例，可见非支气管性体动脉向肺血管分流，较其余无明显分流的血管增粗，血液向肺内分流。

间接出血征象较常见，各种病例均或多或少存在；直接出血征象较少见。直接出血征象出现率低但特异性强，间接出血征象特异性差但敏感性高。两者对出血的判断均可靠。

若欲行支气管动脉栓塞，必须用造影剂反复"冒烟"或经造影证实无肋间动脉及脊髓动脉支后才可行支气管动脉栓塞，否则应用微导管进行超选择性插管。

第四步：栓塞靶血管。

1. 栓塞方法：包括选择性和超选择性两种。选择性栓塞常选用锥形头端的造影导管和（或）反弧造影导管，通过调整导管头端位置使其深入动脉内并固定，注入栓塞剂进行栓塞。超选择性栓塞常用同轴导管系统或用较细的造影导管（4F）进行靶血管的超选择性插管后再进行栓塞。虽然选择性和超选择性栓塞止血的成功率和复发率相近，但超选择性栓塞大大提高了治疗成功率并降低了并发症的发生率。目前一般为超选择性栓塞。

2. 咯血体动脉的栓塞：一般采用末梢＋主干栓塞，即先应用各种末梢栓塞剂（如 PVA 颗粒或者明胶海绵颗粒）进行末梢栓塞，然后应用各种主干栓塞剂（如弹簧圈、明胶海绵条等）进行主干栓塞。既可达到止血的效果，同时又降低复发率和延长复发时间。

3. 栓塞注意事项：①对于可发出脊髓动脉的体动脉（支-肋共干支气管动脉、肋间动脉、肋颈干、甲状颈干和膈下动脉）栓塞时必须避开脊髓动脉。有条件者进行超选择性栓塞，无条件者用巴比妥或利多卡因行脊髓诱发试验。②弹簧圈最大直径应大于血管管径 15%～20%。弹簧圈栓塞尽量避免近端栓塞，再通后再次栓塞困难。③胸廓内动脉和膈下动脉同时需要栓塞时，避免同时进行末梢栓塞以防止膈肌麻痹导致呼吸衰竭，尤其是肺功能较差的患者。④行食管固有动脉栓塞时避免使用永久性栓塞剂，防止食管坏死。⑤长期吸烟性隐源性咯血（一般吸烟量≥400 支/年）其支气管动脉不一定增粗，血管造影上没有明显异常，但仍需要栓塞。此类咯血以上肺出血多见。⑥异常体动脉供应正常肺下叶基底段，为一种罕见的先天性肺血管畸形，好发于黄种人，临床上主要症状为咯血。病理特点为异常的体动脉供血部分或所有肺下叶基底段，相应肺组织和支气管树正常。栓塞异常体动脉需行主干栓塞（图 23-18）避免肺梗死，栓塞材料选择弹簧圈或血管塞。

第五步：术后处理。

1. 术后积极鼓励患者行体位排痰、排出肺内积血，积极抗炎、化痰和平喘，予以水化、利尿，促进对比剂排泄，避免对比剂性肾病。

2. 积极进行基础疾病的治疗，如抗结核病、抗感染和抗肿瘤等，可减少复发概率。

3. 定期随访。

（四）疗效评价

患者术后是否立即止血，需观察是否仍有活动性咯血。一般大咯血患者1～2周仍会咯暗红色陈旧性血。复发为再次咯血的出血量是前次咯血出血量的1.5倍以上。无效则为术

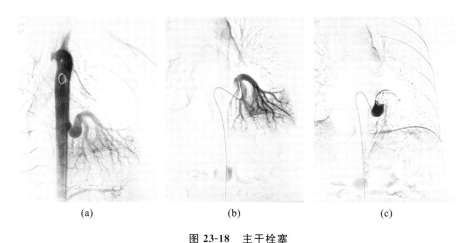

(a)　　　　　　　　(b)　　　　　　　　(c)

图 23-18　主干栓塞

注:(a)(b)(c)均为弹簧圈或血管塞行主干栓塞。

后仍有活动性咯血,需要考虑是否漏栓。肺曲菌病、非结核性分枝杆菌病和特发性肺动脉高压导致的咯血,体动脉栓塞术往往效果不佳,同时容易复发。此类疾病可能导致末梢肺动脉出血,但并不形成明显的肺动脉假性动脉瘤,因此出血的靶血管极难判断。

(五)相关并发症及处理

1. 常规并发症:低热、胸闷、胸痛、吞咽异物感和打嗝等,为常规的栓塞后综合征和支气管动脉、非支气管性体动脉栓塞后纵隔、食管和膈肌等缺血所致。一般无须特殊处理,1~3周即可自愈。

2. 脊髓损伤:予以扩张血管、营养神经和高压氧舱治疗。部分可恢复者,加强肢体的锻炼。栓塞时,认识和避开脊髓动脉是防止这类严重并发症最重要的措施。

3. 术后呼吸衰竭:与支气管动脉和诸多非支气管性体动脉同时栓塞,导致纵隔缺血、呼吸肌(主要为膈肌)功能受影响有关。因此同侧胸廓内动脉和膈下动脉尽量避免进行末梢栓塞。

4. 严重异位栓塞:支气管动脉和主动脉分支可以出现诸多异常吻合,栓塞可导致颅内后交通系统和冠状动脉栓塞。因此需仔细观察体动脉造影,观察支气管动脉和锁骨下动脉、头臂干和冠状动脉是否有异常吻合。

第六节　肺动脉源性血管介入治疗

一、肺动脉源性大咯血的概况

咯血病因多且复杂,涉及多个系统及多种病因,但是咯血的出血血管主要分为:支气管动脉、非支气管性体动脉和肺动脉。其中支气管动脉和非支气管性体动脉属于体动脉来源。

肺动脉源性咯血多为肺动脉血管壁受损后破裂出血,按病因大致分为肿瘤性、外伤性、医源性、血管性及感染性。其中最为重要及常见的是感染性的肺动脉源性咯血,肺结核是其主要原因,表现形式主要为肺动脉假性动脉瘤破裂出血。假性动脉瘤有明确的定义:主要指血管破裂所产生的血肿。与具有完整内中外膜结构的真性动脉瘤有本质不同。假性动脉瘤发病机制是动脉因某种因素的作用(如创伤、感染等)发生破裂出血而形成局部血肿,继而被周围的软组织包绕,逐步形成的含血囊腔,腔内为血凝块、血栓及血液。囊壁无正常动脉壁的内膜、中层及外膜三层结构,而完全由纤维结缔组织构成,其囊壁的这一特征是与真性动脉瘤的根本区别所在。

Rasmussen 动脉瘤,是目前肺动脉假性动脉瘤中最主要、最常见的形式,是一种空洞性肺结核罕见的致命性并发症,是空洞内的肉芽肿使肺动脉壁变薄而形成的,可以发生于干酪样坏死、真菌、肿瘤、脓肿所致的空洞内。肺动脉假性动脉瘤破裂出血量巨大,死亡率极高,临床上极易漏诊及误诊。对于大咯血行体动脉栓塞术后短期复发,或无效的病例,应首先排除肺动脉假性动脉瘤出血可能。随着支气管镜及经皮穿刺肺活检术的广泛应用,医源性肺动脉假性动脉瘤呈逐渐增多趋势。以往的经验是首选外科手术治疗,近年来血管介入技术的普及,使经肺动脉入路行肺动脉假性动脉瘤栓塞成为可能,并有望成为肺动脉假性动脉瘤的首选治疗手段。

二、肺动脉假性动脉瘤的诊断

1. CTA 方法。CTA 对于肺动脉假性动脉瘤的检出优于 DSA,DSA 并不能发现 CTA 显示的所有肺动脉假性动脉瘤。主要原因为肺动脉假性动脉瘤的供血肺动脉在主肺动脉造影可出现低灌注现象,即对比剂不能充盈或充盈不佳导致肺动脉假性动脉瘤无法显示。此现象出现的原因可能如下。①病变处肺血管床受损,丧失了正常血液循环,导致对比剂前进能力变弱。②体-肺循环分流导致局部肺动脉压力增高,对比剂进入受阻。③病变血管存在血栓或肺动脉假性动脉瘤有活瓣存在。④病变血管位于外周,肺动脉假性动脉瘤内血流缓慢,对比剂不足以达到可观察的浓度。因这种现象的存在,使肺动脉假性动脉瘤在 CTA 和 DSA 上的显示能力弱于正常肺动脉。

2. MSCTA 方法。MSCTA 可以同时清晰地观察体动脉、肺动脉和胸部基本情况。先进行胸部 CT 平扫,然后经肘正中静脉或贵要静脉以 $4\sim5$ mL/s 的速度注入 300 mg I/mL 或 350 mg I/mL 的非离子型碘对比剂 $100\sim120$ mL。64 排螺旋 CT 应用 CT 值峰值触发模式扫描,触发值为 $100\sim120$ HU,阈值点定于胸主动脉气管隆突水平,触发后延迟 6 s 进行扫描。扫描范围从颈根部至肾动脉水平。MSCTA 上显示的类圆形高密度影,若与肺动脉有延续关系,且非肺动脉主干或分支,再经 CT 平扫图像排除钙化,即可判断可疑肺动脉假性动脉瘤。尤其在肺结核空洞内及空洞边缘多见。

三、介入术前准备

1. 完善术前检查:血常规、血型、肝肾功能、电解质、心肌酶学、凝血功能、心电图、MSCTA等。

2. 患者准备:备皮、导尿、吸氧、心电监护、开放静脉通道、窒息患者予以气管插管及有创呼吸机辅助呼吸。

3. 签署知情同意书。

4. 术中材料准备:造影剂、造影导管、导引导管、血管鞘、微导管系统、各型金属弹簧圈、液体胶等。

四、血管介入操作方法

1. 经体动脉造影显示肺动脉假性动脉瘤:因体动脉造影可见体-肺循环分流,能显示部分肺动脉假性动脉瘤,一般选择股动脉入路,置入 5F 血管鞘;如出现下肢动脉严重扭曲可置入 55～70 cm 血管长鞘,行锁骨下动脉及分支插管困难时,可经桡动脉入路。选择以能方便且稳定选择性插管的为佳,常见的造影导管如 Cobra2、Cobra3、RLG、RDC、Headhunter1、VERT、SIM1 等。通过 CTA 的引导调整导管头端的位置,使其插入术前已定位好的靶血管内并固定,以先支气管动脉、后非支气管性体动脉的顺序造影可能的体动脉;上肺叶病灶须同时行锁骨下动脉造影,并积极寻找可能病变的肋间动脉、食管固有动脉、膈下动脉等。在体动脉造影时,肺动脉假性动脉瘤多出现于体动脉显影末期,肺动脉显影时出现,并出现造影剂滞留现象。一旦发现肺动脉假性动脉瘤显影,可固定造影导管,先不行栓塞。

2. 经肺动脉栓塞术:多选用股静脉入路,置入 5F～10F 血管鞘,如有下腔静脉滤器或下肢静脉血栓时可选用肘静脉、颈静脉或锁骨下静脉入路。可先置入 6F 血管长鞘或 7F 以上导引导管至肺动脉干和左右肺动脉干,可防止反复进出右心室导致的心律失常,也可稳定导管保证栓塞的顺利进行。造影导管可依据所需超选择性插管的肺动脉形态及位置选择,常见的如 PIG MPA、VERT、Headhunter1 等。栓塞材料上应避免使用颗粒栓塞剂,一般以选用弹簧圈及液体胶为主。根据术前 CTA 的重建图像及体动脉造影显示的载瘤肺动脉位置,选择合适的 C 形臂 X 光机体位,置入合适的 5F 造影导管至可能的段及亚段肺动脉内,手推或者高压注射造影剂造影,造影速度依据相应肺动脉内径选择。压力较体动脉造影低,若造影段及亚段肺动脉形态及走行与体动脉造影相吻合,则送入微导管继续超选择性插管同时手推造影,显示肺动脉假性动脉瘤后,根据瘤体位置选择栓塞瘤体还是瘤颈。位于亚段及远端肺动脉的周围型肺动脉假性动脉瘤可应用弹簧圈直接栓塞瘤体或供血血管;段以上的肺动脉假性动脉瘤应尽量行瘤体栓塞,保护供血血管及肺功能;中央型肺动脉假性动脉瘤则可选用覆膜支架,或裸支架加弹簧圈的形式行瘤体栓塞,避免直接栓塞供血血管及肺动脉主干;如瘤体过大,直接栓塞瘤体有弹簧圈散落可能时,应选用载瘤血管栓塞(图 23-19)。

3. 经体动脉栓塞术:在完成肺动脉假性动脉瘤的肺动脉入路栓塞后,再次行体动脉造影,确定肺动脉假性动脉瘤无显示后,方可引入微导管行相应体动脉的栓塞。

五、术后处理

1. 术后穿刺点加压包扎,平卧 24 h,术肢制动,密切观察穿刺点是否血肿及足背动脉搏动情况。

2. 可预防性使用抗生素。

3. 予以补液、利尿、水化,减少造影剂肾病的发生。

六、并发症及处理

1. 心律失常:经肺动脉操作时,器材通过右心室时可接触右心室壁诱发室性期前收缩,

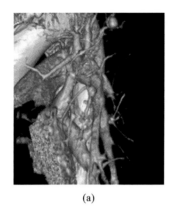
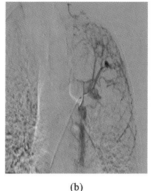
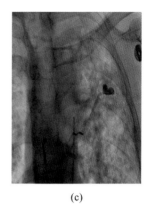

(a)   (b)   (c)

图 23-19 载瘤血管栓塞

(a)CTA 显示 PAPA；(b)体动脉造影显示 PAPA；(c)超选择性肺动脉造影显示 PAPA

甚至室颤及心搏骤停。一般退出器材可自行缓解，无缓解者可使用抗心律失常药物，必要时行电复律。

2. 肺动脉破裂：肺动脉管壁较薄，术中粗暴操作极易被损伤，造成医源性破裂出血甚至大咯血，特别是高压注射造影剂行远端肺动脉造影时，因压力过大会造成肺动脉破裂。一旦发生，可固定微导管，立即予以弹簧圈栓塞破裂的肺动脉。

3. 肺栓塞：肺动脉内操作时应谨慎小心，不可混入空气，以免造成空气栓塞；更换导管时须确保无空气及血栓混入，并反复用肝素生理盐水冲洗导管。

第七节 急性肺栓塞的介入治疗

一、肺栓塞的经导管溶栓治疗

经导管溶栓治疗是将溶栓药物通过导管治疗栓塞的技术。大面积肺栓塞的主要致死机制是右心功能衰竭。早期使肺动脉血管再通，降低右心室后负荷成为经导管溶栓的主要目的。其适应证包括：①不能接受系统溶栓或系统溶栓失败的大面积肺栓塞患者。②有全身抗凝禁忌证的患者。如新近接受腹部手术的患者，孕妇，抗凝药物严重过敏或有特异性反应的患者。③系统溶栓无效或有显著出血风险的，血流动力学不稳定的大面积肺栓塞患者的急救。

（一）操作过程

溶栓导管为头端有瓣膜装置或者封闭导丝的多侧孔导管，头端瓣膜使导管既能由导丝引导又可在注入溶栓药物时封闭，侧孔部分两端有不透 X 线的标记，便于定位。经股静脉或颈静脉、锁骨下静脉置入造影导管至肺动脉，测压后行肺动脉造影评估血栓位置及负荷。在导丝的引导下置入溶栓导管，注射泵给予尿激酶或 rt-PA 等溶栓药物。术后测压并行造影复查溶栓效果，术后继续抗凝治疗，并监测凝血功能。

（二）效果评估

有关文献指出经导管肺动脉内局部注入 rt-PA 未显示出比外周静脉溶栓有任何优势，

这种给药方式可增加穿刺部位出血的风险,因此应该避免。然而,另有报道指出,虽然导管位于远离栓子的肺动脉近端,溶栓不充分,但如果导管插入血栓内部则可将药理学作用最大化并有机械裂解血栓的作用,即超选择性插管溶栓。

导管插入血栓可以增加血栓与药物接触的表面积,进而增加溶栓的有效性,并减少溶栓药物剂量。常用方法为:①尿激酶 250000 IU/h 混合肝素 2000 IU 灌注 2 h,随后尿激酶100 000 IU/h灌注 12~24 h。②rt-PA 用量为 10 mg 弹丸注入,随后 20 mg/h 至少灌注 2 h或 100 mg 至少分 7 h 灌注。同时术中、术后持续应用肝素 1000 IU/h 抗凝,保持凝血酶原时间为正常高限的 1.5~2.5 倍。同时需 4~6 h 检测纤维蛋白原,如果纤维蛋白原水平低于初始值的30%~40%,则需停止或减少溶栓药物。

(三)并发症

出血是经导管溶栓的潜在并发症,但没有证据证明经导管溶栓出血风险高于系统溶栓。目前经导管直接溶栓很少单独应用,主要在介入取栓、碎栓等手术中低剂量局部应用,也称药物-机械偶联经导管治疗。

二、肺栓塞的经导管碎栓治疗

经导管碎栓主要有以下作用机制:①可以将较大的栓子裂解成较小的栓子,便于经导管吸出。②血栓裂解后,表面积增大,可以更好地接触溶栓药物,增加溶栓效果。③血栓裂解后,可以暴露更多的新鲜血栓,进而激活内源性尿激酶,促进血栓溶解。④小血栓即使不被吸出,也可以流向肺动脉远端分支,减轻临床症状及后果。

1. 球囊导管碎栓术:其原理是利用血管成形球囊挤碎血栓,使血栓快速裂解成小栓子并流向远端。球囊碎栓常用直径 6~16 mm 的血管成形球囊,并联合经导管直接溶栓,血管快速开通率可达80%以上。

2. 双猪尾管碎栓术:标准的碎栓导管为可旋转双猪尾管。在导管的猪尾弯曲部近端有一个卵圆形侧孔,并有不透 X 线(光)标记,可通过 0.035 in 导丝,以便双猪尾管以导丝为轴心旋转。猪尾近端有数个侧孔便于注入药物或进行造影。手动双向旋转导管并前后推拉碎栓,必要时可连接低速电机进行旋转碎栓。可旋转双猪尾管主要用于较大的新鲜血栓。12 mm直径导管主要用于主肺动脉的碎栓,8 mm 直径导管则用于肺叶动脉的碎栓,对更远端的栓子可用多功能导管碎栓。

3. 网篮导管碎栓术:其主要原理是利用高速电机旋转网篮或叶轮产生涡流,将血栓吸入叶轮内达到碎栓的目的,但多数并未在临床中大范围应用。

4. 机械碎栓术:采用的是一种带有旋转电动机的可弯曲碎栓装置,导管部分为聚氨酯材料,其头端可在电动机的带动下高速旋转,可用于机化血栓。但该法并发症多,主要有血管穿孔、血管内膜剥脱、造影剂外溢等。目前尚未见临床用于肺栓塞的报道,仅见于动物实验。

三、肺栓塞的经导管血栓清除术

经导管血栓清除术可以将较大的栓子裂解成较小的栓子,虽然可以改善肺循环血流,但并没有减轻血栓负荷。经导管将肺动脉内血栓取出,可减轻肺动脉的血栓负荷,增加肺循环血量,减少肺循环阻力。

1. 经导引导管血栓清除术:是最简便的取栓方法,应用 6F～10F 的导引导管经股静脉或颈静脉入路插入肺动脉靠近血栓处,并抵住血栓近端,然后用 20 mL 或 50 mL 注射器直接抽吸血栓。缺点有:①导引导管壁薄,在经过多个转弯后管壁容易塌陷导致取栓失败。②导引导管必须抵住血栓方可抽吸血栓,在肺动脉远端导管不易操控。③血栓部分抽入导管后,必须将导管移出体外,将血栓推出后重新插管,反复操作,耗时且连续抽吸会造成大量失血。

2. 经抽吸导管血栓清除术:血栓抽吸导管种类较多,一般为 4F～6F 直径的大腔导管,结构类似,头端有一段导丝腔,用于快速交换。一般用于 1.0～1.5 mm 直径的血管,因抽吸腔直径有限,很少用于肺动脉的血栓清除。

3. Greenfield 导管血栓清除术:应用 306 不锈钢制作的头端长 27 mm、直径 7 mm 的杯口状装置,后端连接 8.5F 的双腔球囊导管,杯口状头端与输送导管成 30°角,需经静脉切开引入体内。到达血栓部位后,充盈球囊导管阻断肺动脉血流,用大的注射器进行血栓抽吸。改进后的装置直径变小,可通过 10F 的导管经股静脉或颈静脉插入。

4. AngioVac 导管血栓清除术:类似于 Greenfield 导管血栓清除装置的改进,导管头端可用球囊撑开形成杯口状,用于抽吸血栓。该装置有一套类似于体外循环的过滤装置,包括漏斗过滤器、离心泵和标准的转流装置。在泵的作用下,杯口抽吸血栓并过滤后经另一路径回输至外周静脉。

5. Rotarex 导管血栓清除术:Rotarex 导管由导管、电机和电控单元三部分构成。在 8F 导管内有一个不锈钢制作的螺旋叶片固定在导丝上,导管头端为同轴的两个圆筒状结构,每个圆筒上均开有两个较大的窗口。外侧圆筒固定有螺旋叶片,内侧圆筒固定有导丝,两个圆筒相对旋转造成负压,使血栓吸入并清除。

6. Aspirex 导管血栓清除术:利用电机驱动的螺旋在导管内旋转,产生的低压将血栓吸入侧孔,并将吸入的血栓向导管尾端输送并连接回收装置。

7. Amplatz 导管血栓清除术:Amplatz 导管应用 8F 的聚氨酯导管,导管长 120 cm,带有 3 个开窗的金属头,头端有高速旋转的涡轮,涡轮由压缩空气或氮气驱动,产生负压使血栓吸入导管。

8. 流变溶解导管血栓清除术:目前有 AngioJet 导管、Hydrolyser 导管、Oasis 导管等,均是利用"文丘里效应"设计,因需要喷射高压的生理盐水使得生理盐水与血液混合再被吸出,故失血较多。

第八节　慢性肺栓塞的介入治疗

一、概念

慢性血栓栓塞性肺动脉高压(CTEPH)是肺动脉高血压(pulmonary hypertension,PH)非常重要和常见的类型,是以反复性未溶解肺动脉栓子和(或)进行性肺动脉血栓形成及瘢痕形成,以及肺动脉重塑所致肺动脉阻塞为特征的进行性、致命性疾病。右心导管术(RHC)是诊断 CTEPH 的金标准。肺动脉主干节段、亚段肺动脉存在各种慢性机化闭塞性血栓栓子的患者,行右心导管检查,存在毛细血管前肺动脉高压[平均肺动脉压(mPAP)25 mmHg,1 mmHg=133.322 Pa;肺动脉楔压(PAWP)15 mmHg;肺血管阻力(PVR)3 Wood 单位,1 Wood单位=8 kPa/(L·s)]即可诊断为 CTEPH。

经皮腔肺动脉成形术(percutaneous transluminal pulmonary angioplasty,PTPA)是利用导管造影定位远端闭塞肺小血管,再用导丝通过闭塞段使用球囊扩张肺血管,让闭塞血管重新开放的技术。

二、PTPA 适应证和禁忌证

1. 适应证。

(1)肺动脉血管栓塞狭窄位于节段或亚段肺动脉,无肺动脉主干血管栓塞狭窄。

(2)因年龄或身体因素拒绝行肺动脉内膜剥脱术(PEA)。

(3)PEA 不能剥离的血管栓塞狭窄致术后仍有肺动脉高压。

2. 禁忌证。

(1)精神障碍等不能配合手术操作。

(2)活动性感染。

(3)严重的肝肾功能障碍。

(4)出血倾向。

(5)控制不佳的糖尿病和高血压。

另外,有研究认为 PTPA 不宜用于中央型 CTEPH,因为会并发严重的大面积肺水肿,增加死亡率。

三、操作方法

一般选用股静脉入路,已放置下腔静脉滤器的患者可经颈静脉入路。术前应用肝素抗凝替代华法林,并在术前 1 天开始应用多巴酚丁胺,以免球囊扩张或注入造影剂加重心力衰竭。扩张球囊可选用双腔球囊或快速交换球囊,球囊直径不超过肺动脉正常部分直径,扩张时间为 15～30 s。为避免严重的肺动脉再灌注肺水肿,每次手术扩张同一肺叶的 1～2 个狭窄部位。

第九节　病例分享

病例 23-1

患者,男,52 岁。主诉:咯血 10 天,加重 3 天。既往史:肺结核,2 型糖尿病病史。咯血量由每次 50 mL 增至 200 mL。

诊断:肺结核咯血 PAPA。

辅助检查:胸部 CT 平扫示肺窗(图 23-20),纵隔窗(图 23-21)可见右上肺尖段实变。支气管动脉 CTA 示：右上叶尖段实变病灶内类圆形强化影（图 23-22），MIP 重建（图 23-23）及容积重现（图 23-24）可见右上肺动脉远端分支一类圆形瘤样膨出，为肺动脉假性动脉瘤。

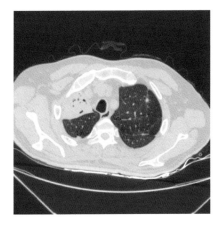

图 23-20　胸部 CT（肺窗）

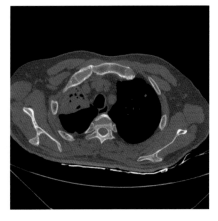

图 23-21　胸部 CT（纵隔窗）

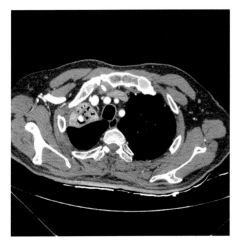

图 23-22　支气管动脉 CTA

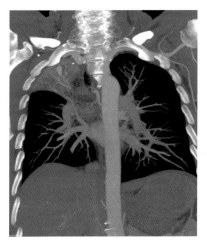

图 23-23　MIP 重建

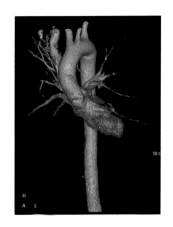

图 23-24　容积重现

首先应用 5F Cobra3 造影导管经股动脉入路行支气管动脉造影示：右侧支气管动脉远端迂曲，末梢紊乱，并可见支气管动脉-肺动脉瘘，其中肺动脉显影期可见一类圆形瘤样显影（视频 23-1）。再应用 5F PIG 导管经股静脉入路行主肺动脉造影：可见右上肺动脉充盈欠佳，但未见动脉瘤显示（视频 23-2）；交换 5F Headhunter1 导管至肺动脉，在右上肺动脉尖段分支内行选择性肺动脉造影，仍未显示动脉瘤（视频 23-3）；利用 2.5F 的微导管超选择性插管至右上肺动脉尖段远端分支内造影方可见类圆形瘤体及瘤颈（视频 23-4）；使用 COOK 公司的金属微弹簧圈致密栓塞瘤颈，再次应用 5F Cobra3 造影导管经股动脉入路，行支气管动脉造影示右侧支气管动脉远端迂曲，末梢紊乱，可见支气管动脉-肺动脉瘘已消失，动脉瘤未见显影(视频 23-5);应用 300 μmPVA 颗粒栓塞右侧支气管动脉后,手术完成。

数字资源

视频 23-1　　　　　视频 23-2　　　　　视频 23-3

视频 23-4　　　　　视频 23-5

参 考 文 献

[1] 范勇,程永德.呼吸系统介入放射学[M].北京:科学出版社,2016.
[2] 李麟荪,贺能树,邹英华.介入放射学——基础与方法[M].北京:人民卫生出版社,2005.
[3] 王云华.现代呼吸系统疾病影像诊断与介入放射学[M].北京:人民军医出版社,2004.

（李发久　朱紫阳）

（校核:尚　进）

第二十四章　呼吸介入并发症的处理和预防

近年来,随着呼吸与危重症医学以及介入呼吸病学亚专科的发展,支气管镜在临床应用的范围越来越广泛,现代科技新技术进步使得各种新的诊断性及治疗性支气管镜下操作也在临床中不断涌现,相比其他人体内镜操作,支气管镜操作风险较大,人体气道空间有限,支气管镜下操作在有限的气道空间内进行,稍有不慎会导致气道内出血、纵隔气肿、低氧血症、心律失常甚至窒息等严重并发症。本章针对临床常用的及新兴的支气管镜下诊疗技术,从以下三个方面展开讨论:①诊断性支气管镜操作并发症的处理和预防;②治疗性支气管镜操作并发症的处理和预防;③呼吸介入并发症的预防。以期使大家了解及掌握常见支气管镜介入并发症的产生,如何有效预防和及时处理相关并发症,从而保证临床支气管镜检查和治疗的正常开展。

第一节　诊断性支气管镜操作并发症的处理和预防

临床应用最为广泛的常规诊断性支气管镜操作包括:支气管腔内灌洗、活检、刷检及经支气管镜针吸活检术(TBNA)。新兴的诊断性支气管镜操作包括以超声支气管镜(EBUS)技术为基础的各种导引技术下肺周围病灶活检术,诊断性支气管镜操作并发症发生率为0.38%～8.2%。死亡率为0.07‰～2.4‰。常见的并发症包括:大出血、低氧血症(呼吸抑制)、心血管并发症、麻醉药物过敏、感染、气胸及纵隔气肿等。

一、支气管镜诊疗操作相关大出血的处理和预防

(一) 定义

支气管镜诊疗操作相关大出血的定义是由支气管镜诊断或治疗性操作所引起的下呼吸道单次出血量100 mL及以上的急性大量出血,是支气管镜诊疗操作最为严重的并发症。由于其发生突然,并可迅速造成患者气道阻塞,引发血氧饱和度的迅速下降,严重者可致患者窒息或失血性休克死亡。它也是支气管镜诊疗操作导致死亡的最主要原因。

(二) 流行病学

通过对我国33家大型综合性医院呼吸内镜中心的回顾性调查(2001—2013年)结果显示,498053例接受支气管镜诊疗的患者中,发生支气管镜诊疗操作相关大出血194例,其发生率为39.0/10万;其中死亡21例,死亡率为4.2/10万,而针对这一并发症的病死率则高达10.8%(21/194)。支气管镜下的常规活检、经支气管镜肺活检术(TBLB)以及支气管镜下的热烧灼治疗是导致大出血的最常见的操作。

（三）支气管镜诊疗操作相关大出血后的急救

1. 流程。

一旦发生支气管镜诊疗操作相关大出血,除操作者外,支气管镜室的相关辅助人员均应迅速赶到现场协助展开对患者的救治。通常急救可按以下流程展开。

（1）迅速提高吸氧浓度,尽可能保证重要脏器的供氧。

（2）保持气道的开放:对于未建立人工气道的患者,应在保持气道开放的同时,尽早建立人工气道。最迅速且简单的方法是在支气管镜引导下进行气管插管。所选气管导管最好是 7.5 号的加长导管,必要时可辅助以人工通气,以保证组织的供氧。

（3）调整体位至患侧卧位:患者取患侧卧位以后,不仅可以有效地防止患侧肺内的积血溢入健侧肺,同时也可以使已经残留于健侧肺内的积血通过咳嗽排出体外,这对于改善患者的通换气效率,有效提升血氧饱和度,有着极其重要的意义(图 24-1)。

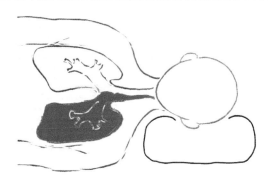

图 24-1　患侧卧位

注:支气管镜诊疗操作并发大出血时,需迅速将患者调整至患侧卧位,可以有效防止患侧肺内的积血溢入健侧肺,从而保证健侧肺通气。

2. 紧急腔内止血治疗方法。

（1）出血部位的机械性压迫止血:采用支气管镜插入部末端填塞压迫止血,肺段支气管管腔压迫时间一般在 2 min 以上。硬镜下可用异物钳钳夹凡士林纱布或浸有止血药物的棉球局部填塞压迫止血,也可用硬镜插入端一侧压迫止血。

（2）腔内球囊压迫止血:用于压迫止血时,球囊的压力不宜过高,一般 0.1～0.2 MPa 即可。需要在此说明的是,对于可视病损区域来说是机械性压迫止血,而对非可视的远端气道出血而言,该方法实际上是气道的填塞止血。紧急情况下,该方法是一种快速且有效的止血方法。

3. 全身止血药物应用。

（1）垂体后叶素:对于支气管镜诊疗操作相关大出血来说,出血大多来自体循环的支气管动脉,仅有极少数情况下出血来自肺动脉。因此,垂体后叶素往往是最有效的止血药物。一般静脉注射后 3～5 min 即可起效。用法:垂体后叶素 6～12 IU 采用 5% 葡萄糖溶液 20 mL 稀释后缓慢静脉注射,约 15 min 注射完毕,之后以垂体后叶素 12～18 IU 加入 5% 葡萄糖溶液 250～500 mL 稀释后缓慢静脉滴注维持。合并有冠心病、未控制的高血压、肺心病、心力衰竭者及孕妇等慎用。

（2）促凝剂:蛇毒血凝酶具有止血和凝血的双重作用,能缩短出血时间,减少出血量,静脉和局部均可使用。静脉用药方法:1~2 kIU 静脉注射,5~10 min 起效,必要时可重复注射。其他促凝药物包括抗纤溶药物氨甲环酸、增加毛细血管抵抗力和血小板功能的药物酚磺乙胺等,因起效较慢且止血效果相对较弱,故对于支气管镜诊疗操作相关大出血的救治作用甚微,一般仅与其他药物配合使用。

(3) 其他药物:如酚妥拉明,是短效的非选择性 α 受体阻滞剂,可直接舒张血管平滑肌,降低体循环及肺循环的压力,可用于垂体后叶素无效或有禁忌者。用法:10~20 mg 加入5%葡萄糖溶液 500 mL 中,缓慢静脉滴注。

4. 支气管动脉栓塞术(BAE)。

适用于支气管循环系统大出血的止血,即刻止血率可达73%~98%。适应证包括:①其他治疗方法无效或无法实施的大出血;②反复间断咯血;③对于需要外科手术治疗的大出血患者,在情况允许的条件下,可先行 BAE 以暂时止血,为手术争取宝贵的准备时间,从而变急诊手术为择期手术,以降低手术风险。BAE 的主要作用在于止血,而不是根治疾病。血管栓塞后再通,或者因原发疾病进展而引起新发血管破裂等均可导致 BAE 术后再出血。

5. 外科手术治疗。

对于支气管镜诊疗操作引起的相关大出血,绝大多数情况下存在大小不等的支气管动脉分支损伤,只有极少数情况下是因为各种镜下的诊疗操作损伤了肺动脉。如前所述,对于支气管动脉损伤引起的大出血,BAE 是一种有效且微创的治疗方法,但即使在实施 BAE 后仍有部分患者会发生再度的出血。对于这一部分患者,如若没有手术禁忌证,应该考虑行病损部位的外科手术切除。既往的经验证明,外科手术的干预可显著降低此类患者的死亡率。而对于肺动脉系统的损伤所致的大出血患者,外科手术往往是唯一能够降低死亡率的治疗方法,但非紧急一线抢救方法。

(四) 预防药物及器械准备

对于所有支气管镜诊疗操作的患者,均应在术前评估发生大出血的潜在风险,包括详细询问患者的病史,全面的体格检查,心、肺功能测定,必要的实验室和胸部影像学检查。对于拟行 TBLB 或 TBNA 的患者,应在术前检测血小板计数、凝血酶原时间和活化部分凝血活酶时间。若患者一直在口服抗凝剂,则应在检查前至少停药 5 天,或用小剂量维生素 K 拮抗;若患者一直口服氯吡格雷,则至少在检查前 7 天停药;单用小剂量阿司匹林者可不停药。对于有出血危险的患者(如患有血液系统疾病、尿毒症、肝功能不全等),即使仅行普通支气管镜检查,也应在术前检测血小板计数、凝血酶原时间和活化部分凝血活酶时间。对于拟行镜下介入性治疗操作的患者,均建议术前行胸部增强 CT 检查,以明确病变的部位、性质、范围及其与周边毗邻器官(如血管等)之间的关系。

由于支气管镜诊疗操作相关大出血发生突然,在极短时间内即可引起气道阻塞、失血性休克等,危及患者的生命,因此支气管镜室必须配备相关的药品和器械,并由专人负责,定期检查及更新,以满足抢救时的需要。

1. 需配置的器械。

①供氧及吸引装置;②血氧饱和度和心电监护仪;③开口器、喉镜、牙垫;④不同型号的气管导管、导引导丝;⑤可进行腔内压迫止血的球囊;⑥可进行心肺复苏和患者搬运的检查床;⑦除颤仪及人工呼吸机。

2. 防治必备药品。

(1) 局部/支气管腔内用药。

①肾上腺素:配成 1:10000 肾上腺素生理盐水(2 mg,溶于 0.9% NaCl 溶液 20 mL)。②去甲肾上腺素:配成 1:10000 去甲肾上腺素生理盐水(2 mg,溶于 0.9% NaCl 溶液 20 mL)。③凝血酶:配成 50~200 IU/mL 凝血酶稀释液(200 μg,溶于 0.9% NaCl 溶液 20 mL)。④冰无菌生理盐水:0.9% NaCl 溶液。

(2) 静脉用药。

①垂体后叶素:配成 6~12 IU+5% 葡萄糖溶液 10~20 mL 缓慢静脉注射(国内经验少),或 10~20 IU+5% 葡萄糖溶液 250 mL 静脉滴注。②蛇毒血凝酶:配成 1~2 kIU,静脉注射、肌内注射、皮下注射均可,也可局部应用。③氨甲环酸:500~1000 mg 静脉注射、肌内注射、皮下注射均可,也可局部应用(需明确具体用法)。④酚妥拉明:0.17~0.4 mg/min 静脉滴注。

(五) 术中监护

在支气管镜诊疗操作过程中,所有受检者均应进行呼吸、心率、血压及血氧饱和度的监测。通过鼻、口或人工气道给予吸氧,并使其血氧饱和度能够维持在 90% 以上。对于合并心、肺功能不全的患者以及在持续给氧情况下仍不能纠正的低氧血症患者,即使是行常规支气管镜检查,也应在术中进行心电监护。预计术中出血风险较大的患者,如病情需要必须紧急行支气管镜诊治。建议在术前建立人工气道,以利于发生出血时气道积血的及时清除及人工通气。可选用的方法包括进行气管插管、使用喉罩、使用硬镜等。

(六) 支气管镜诊疗操作时的注意事项

1. 病灶区域的血供及与周围血管之间关系的判断。

操作者术前可通过胸部增强 CT 对病灶的血供、病灶区域内及病灶周围的血管分布情况进行初步的判断,从而了解即将实施的诊疗操作可能导致出血的危险程度。此外,术者(操作者)在操作过程中还应通过镜下观察判断病灶的血供状况。通常血供丰富的病灶多呈暗红色、质地多松脆,部分病灶有搏动感,在遇到此类病灶时,可采用 EBUS、荧光支气管镜等对病灶进行扫描,从而进一步了解病灶区域的血供及其血管的分布。

2. 对血供丰富的病灶实施活检。

可采用细胞穿刺针对病灶先行针吸活检,若穿刺部位出血明显时,应避免进行常规活检或更换其他部位再取活检。

右中叶支气管开口动脉瘤(支气管 Dieulafoy 病,见图 24-2),通常为变异或潜行于支气管黏膜下的小动脉在管壁黏膜薄弱处形成突入支气管腔内的"新生物",通常来源于变异的支气管动脉,压力较高,支气管镜下活检往往会导致致命性大出血发生。

3. 恶性气道阻塞腔内介入治疗。

恶性气道阻塞腔内介入治疗的目的主要是重新恢

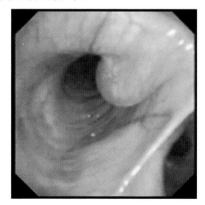

图 24-2　支气管 Dieulafoy 病

复气道的开放,目前可供选择的方法有多种,常用的有电刀、激光、冷冻治疗等。在采用上述方法对病灶实施切除时,常会有不同程度的出血,若出血量较多时,可考虑改用气道内金属支架置入的方法将阻塞的部位撑开,以避免进一步切除病灶时引起大出血。

4. 支气管腔内高压球囊扩张治疗。

支气管腔内高压球囊扩张治疗是一种相对比较安全的腔内介入治疗方法,有时也会造成狭窄段及其周围气道的撕裂,损伤严重时可造成致命性大出血。

5. 硬镜下开展冷冻活检技术。

硬镜下开展冷冻活检技术可以有效处理可能的气道出血并发症,增加操作安全性。

6. 强调时间概念和抢救步骤。

致命性大出血最初 5 min 最为关键!

二、支气管镜操作中低氧血症的处理和预防

约80%的患者行支气管镜检查时氧分压（PaO_2）会下降,平均下降 10～20 mmHg（1 mmHg＝133.322 Pa）,且操作时间越长,下降幅度越大,特别是检查过程中咳嗽或负压吸引时 PaO_2 下降更明显。在检查后低氧血症可持续1～2 h。心、脑等代谢活跃的器官对缺氧尤为敏感,应注意低氧血症可能诱发的进一步并发症,如心律失常、心肌梗死、心搏骤停、脑血管痉挛、脑卒中、呼吸衰竭等。防治策略包括:检查时给氧,操作时行血氧饱和度监测,对肺功能较差（$PaO_2 < 60$ mmHg）和有心、脑疾病等高危患者行支气管镜检查时,除做好监测、抢救等准备外,还应尽量缩短检查时间。检查时予高浓度鼻氧管给氧、高浓度吸氧面罩吸氧,静脉诱导麻醉患者需排除舌后坠,抬高下颌,必要时使用鼻咽通气管改善通气,可明显缓解低氧血症症状。Antonelli 对严重低氧血症的患者先予面罩无创通气,并在面罩与管道连接处接一个 T 形接头,在无创正压通气的同时经 T 形接头进行支气管镜检查和支气管肺泡灌洗,使检查过程中患者的血氧均保持在较安全的水平。严重缺氧时,需暂停支气管镜操作,寻找导致低氧血症的原因,分析并及时处理可能存在的并发症,采用气管插管高浓度给氧机械通气维持氧分压。

三、常规局麻药不良反应的处理和预防

常规局麻药过敏主要临床表现为胸闷、气促、心悸、面色苍白、喉头水肿、虚脱、血压下降、心律失常、眩晕、麻木、四肢抽搐、肌肉震颤、喉和支气管痉挛等,严重时呼吸抑制、心搏骤停。发生率为 0.02%～0.08%。

目前应用的表面局麻药主要为利多卡因和丁卡因。丁卡因的麻醉效果较好,但严重不良反应的发生率较高。因此,大多数单位采用利多卡因作局麻药,利多卡因浓度为 1%～4%,多数采用 2%,一般用量为 150～200 mg,尽量不要超过 300 mg。利多卡因虽比较安全,但也有可能出现过敏反应。

局麻药不良反应的防治包括询问患者有无麻醉药或其他药物过敏史。麻醉时,先在患者的鼻咽部使用少量药物,观察 2～3 min 无反应后再继续进行。一旦出现麻醉药过敏或中毒,应立即停止用药,马上抢救。给氧、保持呼吸道通畅、输液,应用抗过敏和抗休克的药物

（肾上腺素、糖皮质激素、异丙嗪等），必要时采用气管插管机械通气及心肺复苏等一系列抢救措施。

四、常规支气管镜检查后并发感染的处理和预防

支气管镜检查后有 $0.03\%\sim13\%$ 的患者可能出现术后发热的并发症。发热与机体应激、组织创伤、坏死物吸收等有关。对症处理后，通常术后 $1\sim2$ 天可自行恢复，但其中少数可能与术后感染有关。与术后感染所致发热有关的因素有：患者原有感染病灶，检查时可能导致感染播散；器械（支气管镜、活检钳、毛刷等）消毒和灭菌不彻底所致的呼吸道感染；支气管镜检查前患者存在支气管阻塞或肺部感染病灶。Credle 等报道了 24251 例支气管镜检查的患者，其中发热 8 例，肺炎 2 例。针对支气管镜检查后持续发热的患者，应监测血常规、开展细菌培养（血、痰）及胸片检查等，依情况必要时给予抗生素治疗。对有肺部急性感染的患者，宜先控制感染后再行支气管镜检查，并于检查前后应用抗生素，此类患者需慎行支气管肺泡灌洗。对可能存在肺部感染的患者实施支气管镜检查时，需严格按照先检查健侧，后检查患侧的原则开展检查。对临床怀疑有活动性结核或其他空气传播的感染患者，需放在最后开展支气管镜检查，以利于诊室的通风和消毒，平时严格开展支气管镜及相关器械的清洗消毒，配备专人消毒内镜，规范清洗消毒的流程，完善清洗记录，定期自检自查，避免医源性感染发生。

五、支气管镜检查心血管系统并发症的处理和预防

文献报道严重的心血管系统并发症发生率为 $0.1\%\sim1.7\%$。受检者心律失常的发生除了与支气管镜操作过程中的刺激有关外，机体的低氧也是心律失常的常见诱发原因。这些心律失常包括窦性心动过速、窦性心动过缓、房性期前收缩、室上性心动过速、室性期前收缩、室性心动过速、心搏骤停等。心电图可出现 T 波低平、ST 段下移、Q-T 间期延长等。支气管镜检查时，因患者情绪紧张，通常会出现血压升高的现象，极少数患者血压下降甚至休克。故开展支气管镜检查时，需在术前、术中及术后监测血氧饱和度及进行心电监护，及时发现异常及时治疗。另外，术者应尽量缩短对此类患者的支气管镜操作时间，心血管系统并发症多发生于原有心血管疾病的患者，并且其并发症的严重程度也重于无心血管疾病的患者。

支气管镜检查前应常规询问心血管病史，有此类病史的患者，需完善相关术前检查，包括心脏彩超、24 h 动态心电图在内的心血管功能评价，并给予有效的药物控制后，再进一步评定有无支气管镜检查禁忌证，千万不可贸然开展支气管镜检查。检查时给予吸氧、心电监护和血氧饱和度监测，同时做好有关的应急准备。严重心律失常、近期心绞痛和心肌梗死、严重高血压等患者不宜行支气管镜检查。检查时，应充分麻醉，操作轻巧。如出现严重的心律失常、控制不佳的高血压或其他严重的心血管系统并发症，需立即停止操作，转送相关科室进一步治疗。

六、TBNA 并发症的处理和预防

TBNA 对于操作熟练者，其诊断阳性率高达 $60\%\sim99\%$，尽管 TBNA 是通过穿透气道

壁进行管外病灶的穿刺活检技术，但其并发症发生率却很低。可能存在的并发症包括出血、感染、纵隔气肿以及穿刺针损坏等。自 20 世纪 80 年代中期开始，TBNA 已在临床广为使用，实践证明该方法是十分安全、实用及有效的。根据报道，仅少数患者术后发生气胸，其发生率不足 1%，此外仅有极少数的患者发生纵隔气肿和纵隔内血肿的报道，一旦穿刺后纵隔气肿或血肿发生，可予以对症吸氧、卧床及抗感染治疗，通常可自愈。TBNA 对支气管黏膜损伤最小，尖端具有斜面的穿刺针穿刺时出血量较活检钳撕裂组织所致出血者明显减少，即使刺入血管或刺入肿瘤组织内，出血量也不多，尚未见大量出血的报道。曾有报道在穿刺 6 h 后发生菌血症，用抗生素治疗后完全退热。也有报道采用 TBNA 穿刺气管隆突下囊肿后发生细菌性心包炎，心包穿刺液呈脓性，细菌培养见厌氧菌、需氧菌多种细菌混合生长，考虑系由于穿刺针通过支气管镜时被气道分泌物污染，穿刺时把细菌带入纵隔引起化脓性纵隔炎或心包炎。因心包积液及气管囊肿内没有具有免疫功能的淋巴细胞，穿刺易导致医源性感染，故对疑似气管囊肿者，需谨慎采用 TBNA 穿刺抽液引流，必须穿刺时，尽量做到无菌穿刺并减少穿刺次数。临床考虑为支气管囊肿，如必须穿刺，请同时将囊液送微生物检测及培养，穿刺后给予预防性抗生素治疗。

病例 24-1

患者因体检行胸部增强 CT 发现右中间段支气管内侧壁纵隔占位(图 24-3(a))就诊，行 TBNA 穿刺，抽出淡黄色液体(图 24-3(b))，穿刺后 4 天，患者出现发热伴胸痛，复查 CT 示右下纵隔占位增大(图 24-3(c))，考虑为右侧纵隔囊肿合并感染。

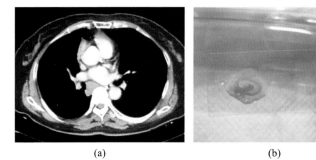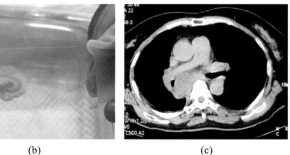

(a)   (b)   (c)

图 24-3　TBNA 穿刺囊肿合并感染

(a)胸部增强 CT 示纵隔占位；(b)穿刺液；(c)TBNA 后胸部 CT 示右侧纵隔占位增大

对初学者来说，最常见的并发症还是 TBNA 穿刺针对支气管镜操作通道的损害，由于在操作过程中不慎将穿刺针伸出而误伤支气管镜的操作通道，造成漏水，甚至导致内部钢丝生锈、折断。避免这种并发症的方法是每次将穿刺针插入活检通道前，必须确定穿刺针已完全退入保护鞘内，在实施穿刺针时，每次必须在支气管镜的末端看到穿刺针金属部分时才能进行，后撤穿刺针时必须确定穿刺针已完全退回保护鞘内才能实施。TBNA 后，患者在安静状态下休息观察 1～2 h，术后可能有少许痰中带血，嘱患者不必紧张，如无其他异常，可恢复正常的活动，如有胸闷、心悸、面色苍白等症状，应行胸片或胸部 CT 扫描，以排除纵隔出血、纵隔气肿等可能的并发症。

建议实施 TBNA 之前，每个患者需有动脉期胸部增强 CT 的影像学资料，从而更好地识别并避免穿刺到隐藏在穿刺区域淋巴结或病灶内的潜行血管,避免穿刺后发生大出血(图 24-4)。对于高度疑似易出血的管外或气道黏膜下病灶实施 TBNA 时,建议采用外径较为纤细的细胞针试行穿刺。一旦穿刺后出血发生,抢救策略同支气管镜诊疗操作相关大出血的救治策略。

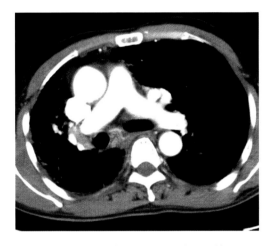

图 24-4　气管隆突下潜行的小血管

注:气管隆突下潜行的小血管(红箭头处),多来自支气管动脉,直径在 2～3 mm,普通胸部 CT 平扫纵隔窗无法发现,采用组织针行 TBNA 穿刺此区域淋巴结时,易导致气道腔内出血。行胸部增强 CT 纵隔窗很容易发现这些血管。

七、EBUS-TBNA 并发症的处理和预防

近年来,随着 EBUS-TBNA 在临床应用的推广及普及,EBUS-TBNA 相关并发症的报道也逐步被大众所关注,并发症总体发生率约1.4%,同 TBNA 操作,EBUS-TBNA 最常见并发症是应用初期超声支气管镜使用不当,穿刺针损坏。此外,患者并发症包括:①严重出血(0.2%);②气道损伤(< 0.1%);③呼吸衰竭(0.2%);④缺氧(0.3%);⑤低血压(< 0.1%);⑥气胸(0.5%)。Eapen 通过总结 1317 例 EBUS-TBNA 操作,分析并发症高危因素包括:①年龄大于 70 岁;②患者全身状况差;③实施深度静脉诱导镇静麻醉和全麻;④EBUS-TBNA 同时实施 TBLB 和快速现场评价(ROSE)等。这组资料的结果显示,EBUS-TBNA 操作的安全性很高,亚组分析显示并发症的发生,尤其是诸如气胸和术后心血管系统并发症实际上和 EBUS-TBNA 操作本身并无关系,而是和其他附加的诊断性操作,如与 TBLB、ROSE 所致的操作时间延长有关。

在临床实践中,鉴于 EBUS-TBNA 支气管镜外径较粗,实施 EBUS-TBNA 之前,应首先采用常规支气管镜完成气道检查,评估鼻腔大小后再实施 EBUS 的插入,EBUS-TBNA 操作应在轻度至中度的静脉诱导镇静下完成,必要时也可在全麻下完成,对于鼻腔过小的患者,经口插入 EBUS 是一个较好的选择。虽然文献报道 EBUS-TBNA 后纵隔气肿的发生率极低,通常通过卧床、吸氧、抗感染等保守治疗即可好转,但实施 EBUS-TBNA 穿刺时,注意感受进针时的穿刺手感,尤其是穿刺部位组织疏松的,穿刺点不要选在同一位置,应减少穿刺次数,术后注意加强监测。患者应避免剧烈咳嗽,尽量卧床休息,术后当天避免剧烈活动,以

减少纵隔气肿等并发症发生。对于在静脉诱导镇静麻醉或全麻下实施的 EBUS-TBNA 患者，需注意淋巴结穿刺后，及时清除潴留在气道内因渗血形成的血凝块，避免患者在苏醒过程中由于过大的血凝块阻塞气道，而导致低氧血症，甚至发生窒息。

八、以径向超声(RP-EBUS)为基础的肺周围病灶引导下活检技术的并发症的处理和预防

肺周围病变是临床诊治的难点，普通支气管镜检查无法到达。一项 Meta 分析显示，X线透视引导的支气管镜下穿刺活检，对于直径小于 2 cm 的肺部病变，其诊断的准确性仅为 33%。寻找准确、安全、创伤性小的诊断方法是提高疗效的关键。以 RP-EBUS 为基础的各种引导技术为实现肺周围病变精确诊断(活检、灌洗及刷检)提供了有力的手段，在肺周围病变的诊断中已逐步推广，成为一种越来越普及的方法，但其并发症很少有报道。

刚开始使用 RP-EBUS 最容易发生 RP-EBUS 探头损坏，小探头价格昂贵，插入端纤细，极易折损，故应避免在患者剧烈咳嗽时使用小探头，操作中应避免对大角度叶段支气管、走行扭曲的支气管反复采用小探头探查。操作常见的并发症为气胸和出血，其中气胸发生率 0~4.2%，但需要留置胸腔引流管处理的气胸不到 1%，出血发生率 0~3%。

Hayama 对 965 例患者进行了 RP-EBUS 检查，总的并发症发生率为 1.3%(13/965)，其中气胸发生率 0.8%(8/965)和肺部感染发生率 0.5%(5/965)。无明显出血、空气栓塞、肿瘤播散或手术相关的死亡。在整个研究过程中也只有 4 只探头损坏。RP-EBUS 治疗后发生的气胸大部分不需要特殊处理，可自行吸收，仅少部分留置胸腔引流管处理。

避免在伴行有较粗血管的病灶处活检可以有效减少出血的并发症。大多数操作后的少量渗血，不需要特殊处理，可自行形成血凝块或仅需局部腔内注入少量血管收缩药物止血，RP-EBUS 附带的引导鞘可通过局部压迫的方式止血，较大量的出血也可以采用支气管镜插入端填塞至相应的出血叶段支气管的方法完成有效止血。目前尚无因明显出血而终止 RP-EBUS 操作的文献报道。如果出血量大则按照大出血来处理。

第二节　治疗性支气管镜操作并发症的处理和预防

治疗性支气管镜操作主要包括各种热治疗、冷冻治疗、球囊扩张、异物移除、金属支架相关操作、硬镜及硬镜下硅酮支架置入等相关操作。治疗性支气管镜操作并发症，总体发生率 1%~20%，死亡率 0.01‰~5.0‰。患者独立危险因素包括：①冠心病；②长期吸烟；③慢性阻塞性肺疾病；④高龄。

一、热治疗并发症的处理和预防

热治疗的支气管镜操作包括：支气管腔内微波、高频电刀及激光治疗。热治疗过程中首先需要警惕的并发症为气道燃烧。

在美国，每年发生的外科手术所致的相关燃烧事件为 550~650 次，2.70% 的外科着火事件是高频电刀作为火源引起，10% 由激光引起，30% 由电凝探头和纤维冷光源引起，另外在富氧环境下除颤仪和高速旋转的钻头引发的火花也可引起着火。气道燃烧约占手术导致燃烧事件的 21%。引起燃烧的三个要素包括：火源、富氧环境、易燃品。①引起气道燃烧的

火源为高频电凝探头、高频电刀、圈套器、氩气刀、激光等；②富氧环境为30%～100%的氧气供给；③易燃品为支气管镜外套管、气管插管/套管(PVC)等，有报道显示红橡胶管、聚氯乙烯(PVC)管和硅胶管在氧气浓度接近25%时即可燃烧，气道或气道周围需应用激光的手术均不适合放置(图24-5)。

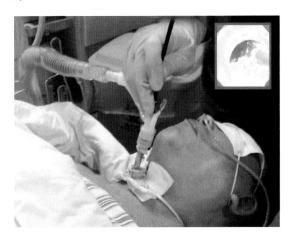

图 24-5　气道燃烧三要素

注：气道燃烧三要素包括①富氧环境，麻醉机通过氧气导管提供高浓度的氧气；②易燃品，支气管镜外套管、PVC材质的气管插管/套管等；③火源，高频电凝探头、高频电刀、激光等。

气道燃烧发生时的紧急处理流程如下。

①迅速移除可燃物：包括气道内可引起燃烧的气管插管和支气管镜都需尽快移除，越快越好，避免因为气道内高浓度氧气燃烧导致PVC材料的二次燃烧，二次燃烧导致的气道损伤巨大。

②迅速切断氧气供应：减少燃烧的能量供给。

③气道内注入生理盐水：通过切口或硬镜通道往气道内局部注入生理盐水"灭火"。

④确保患者安全措施到位：重新建立气管插管或将硬镜插入通道，全麻患者恢复氧气通气，支气管镜再次进入气道内观察气道情况。

气道燃烧发生后紧急处理流程包括：①评估气道内烧伤严重程度，分级开展救治。通常气道内烧伤可以分为以下四级。G0期：气道黏膜正常。G1期：气道黏膜轻度充血水肿，黏膜未见炭粒沉积。G2期：气道黏膜充血水肿明显，可见炭粒沉积。G3期：气道黏膜可见溃疡形成、坏死、咳嗽反射消失、气道分泌物减少。②保持气道通畅，及时清理气道内坏死物及焦痂。③及时切开气管。气道燃烧一旦发生，气道黏膜和/或声带将在后续的几小时至几天内发生渗出、肿胀和坏死，严重时可导致窒息，故需及时行气管切开及气管套管置入术，以保持气道通畅。后续治疗需在抗感染、促进排痰的基础上，注意支气管镜下及时清理气道内焦痂。如救治及时，大多数气道燃烧预后良好。G1期患者通常2～8天可恢复，G2期患者6～21天可完全恢复(图24-6)。但若气管及支气管壁全层损伤，如G3期患者，预后较差，气道黏膜无法恢复，患者往往因感染导致呼吸衰竭。

气道燃烧重在预防，关键在于制度建立和团队合作。支气管镜下热治疗操作前，内镜医生、助手、麻醉师和护理人员所在的合作团队之间需共同知晓支气管镜下治疗操作内容，推荐在支气管镜热治疗操作前，由护理人员通读热治疗操作过程及细节，共同知晓气道燃烧风

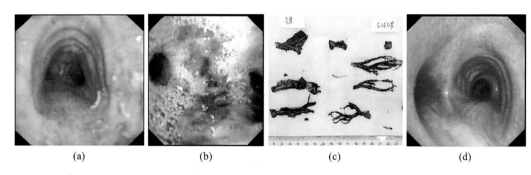

图 24-6　燃烧所致气道内吸入性损伤支气管镜下表现

注:G1 期(a)和 G2 期(b)支气管镜下改变,对 G2 期(b)患者及时行气管切开,配合支气管镜下及时定期清理气道
内焦痂及对症治疗((c)为支气管镜下清理出的气管及右主支气管腔内坏死物),大多数气道内烧伤预后良好((d)
为 G2 患者 11 天后支气管镜复查情况,仅气道黏膜轻度充血改变)。

险。每次热治疗操作执行前,需互相沟通,加强气道吸引,将全麻患者吸氧浓度降低至 30%
及以下,将局麻及半无痛镇静患者吸氧时的流量降至 2 L/min 以下。

二、支气管镜下冷冻治疗并发症的处理和预防

冷冻所造成的损伤可以发生在不同水平,包括分子、细胞、组织和器官整体水平。同时,
冷冻的损伤效应也受到多方面因素的影响。不同组织对冷冻的敏感程度不同,通常含水量较
多的组织对冷冻相对比较敏感,而一些含水量较少的组织对冷冻的耐受性较好。

冷冻治疗本身无止血作用,治疗过程中可能出现肿瘤出血、术后发热、咳嗽、咯血、纵隔
气肿、吞咽不适等并发症,因冷冻治疗后继发的组织水肿可导致大气道堵塞,出现窒息或阻
塞性肺炎等并发症,故冷冻应避免在重度大气道狭窄的患者中单独使用。

所有并发症经相应处理后在 1 周左右消失或明显减轻,术中肿瘤出血经凝血酶及麻黄
碱镜下喷撒后均能成功止血。术中呼吸困难加重,经高流量吸氧、止血、清除气道血凝块及
坏死物后症状缓解。术后发热经物理降温和(或)应用解热镇痛药物后体温在 1~3 天恢复
正常。术后咳嗽应用止咳化痰药物及地塞米松雾化吸入 3 天后缓解。术后咯血多在术后当
天出现,为常见并发症之一。其原因主要是冷冻损伤肿瘤血管及局部气管和支气管黏膜毛
细血管,导致微小血管破裂而出血。因此,术中应谨慎操作,出现术中出血要充分止血后再
退镜,并尽量避免损伤正常气管和支气管黏膜。术后根据严重程度给予静脉止血药物或支
气管镜下止血治疗。术后胸腔积液多是冷冻时伤及胸膜或损伤气管和支气管壁全层所致。
如果胸腔积液大于 500 mL,患者出现胸闷、气急时,则需行胸腔穿刺引流术积极处理。若胸
腔积液较少,患者无明显不适,可不必处理,待其自行吸收。

经支气管镜冷冻冻切活检技术和喷射冷冻是近年来新兴的冷冻技术,但目前临床应用
经验有限,前者因采用向后拖拽冷冻组织的方法取得较大活检组织,活检后大咯血风险有所
提高,故采用冻切方法行 TBLB 推荐在硬镜支持下完成;喷射冷冻是在硬镜下完成的新的治
疗性操作方法,但气道内瞬间氮气含量增高及体积增大,极易导致术中低氧血症及气压伤的
并发症,故需在术中加强相关检测。

三、经支气管镜球囊扩张术并发症的处理和预防

经支气管镜球囊扩张术主要用于中心气道狭窄的治疗,其原理是将球囊置于狭窄的气

道,通过高压枪泵加压扩张球囊,使狭窄部位的气道周围产生多处纵向小裂伤,裂伤处被纤维组织填充,从而达到扩张狭窄部位的目的。球囊扩张治疗主张循序渐进,定期多次治疗,逐步扩大球囊直径,结合其他腔内治疗手段,逐步扩大气道的原则。对球囊加压扩张时,初始压力一般以较小的大气压(如0.3 MPa)开始,待确认初次扩张后无明显出血,方可逐步增加扩张的压力。常见的并发症如下。①出血:出血是最常见的并发症,尤其在远端气道及肺组织实变或不张时,有时会导致严重出血的并发症。故需在操作前仔细评估风险,不要硬性推送球囊,球囊扩张张力及直径不宜过大。所选球囊的直径不宜超过拟行扩张段气道的正常直径,并且要避免球囊远端加压后对远端气道的损伤,一旦出血应按照支气管镜操作并发咯血救治。②支气管破裂:往往是球囊误穿破支气管壁,或扩张压力及直径过大所致,可导致气道出血,治疗后患者可出现纵隔或颈部皮下气肿。大多数患者,经对症抗感染及支持治疗后可以治愈。③再狭窄:对于良性气道狭窄,需分析再狭窄的原因,如结核病患者,要区别是因结核感染未能控制引起的复发,还是因患者是瘢痕体质造成瘢痕增生、挛缩引起的再狭窄。第一种情况需局部治疗同时积极进行全身抗结核治疗。第二种情况需要结合其他腔内治疗手段共同治疗,切忌采用过大压力或过大直径的球囊,实施一次性扩张气道,这往往会导致气道壁撕裂的并发症,后期再狭窄发生会更严重。经支气管镜球囊扩张术操作注意事项及预防策略如下。

(一)麻醉

气管病变、狭窄严重不能耐受的患者、病变位于主支气管但对侧肺功能差,局麻下恐不能耐受扩张操作,建议进行静脉诱导的无痛麻醉或全麻。

(二)选择恰当的球囊导管

了解正常气管和支气管的直径和长度,根据治疗性支气管镜工作通道的内径以及球囊的直径和长度选择恰当的球囊导管。

(三)置入球囊导管并扩张

目前常用支气管镜引导下经工作通道置入球囊导管,直视下确定扩张位置,用压力枪向球囊内注水,压力可选择0.3~0.8 MPa以达到不同的扩张直径,压力需从低到高依次递增。

(四)对于气管上段狭窄的扩张

对于气管上段狭窄的扩张注意保护声带;操作中逐渐增加压力,以免造成气管壁撕裂伤;球囊必须完全进入气道,避免损伤支气管镜;对于支气管狭窄的扩张,注意勿插入过深,以免损伤远端的正常气道。如恶性病灶在腔内,不建议使用球囊扩张,以避免肿瘤组织损伤后的大出血。球囊扩张完毕,确认无明显出血后再将球囊撤出。

(五)球囊扩张结束撤出

球囊扩张结束撤出不宜过快。对主支气管及以下气道出血高风险患者执行球囊扩张治疗后,缓慢收球囊,若观察发现有较多出血时,即可将球囊再度充水进而对创面实施压迫止血(一般可持续5~10 min),以防止大出血(大出血容易导致窒息)。出血不止者,若持续压迫后将球囊放气,创面仍有较多出血时,可再度将球囊充水实施压迫止血,并可适当延长压迫止血的时间(一般可持续20~30 min),同时应考虑做好外科手术干预的准备。

四、气道异物移除并发症的处理和预防

为减少并发症的发生,异物摘除术(异物移除)应由经验丰富的内镜学专家来操作。根

据文献报道,一般支气管镜下异物摘除术并发症的发生率为 $1\%\sim5\%$,而硬镜检查并发症的发生率为 $5\%\sim10\%$,致死性并发症的发生率为 $0.5\%\sim1\%$ 。

(一)常见的并发症

1. 由于操作不当,在取异物过程中将异物推进远端支气管,导致异物摘除失败,需外科手术取出。

2. 异物摘除过程中损伤管壁及伴行血管,而引起大出血。

3. 支气管壁的损伤而引起支气管瘘、纵隔气肿和气胸。

4. 对于长期滞留在气道的异物,取出后气道发生瘢痕狭窄。

5. 手术操作所造成的喉痉挛、喉气管水肿以及较大异物在钳取过程中滑脱,落在声门下区域阻塞气管,或肺功能不佳,脱落异物堵塞气道,导致急性呼吸衰竭及窒息。

6. 操作时间长或异物脱落导致气道阻塞,缺氧诱发各种心律失常,严重者可出现致命性心律失常,甚至心搏骤停。

(二)气道异物取出的注意事项

1. 内镜操作者必须意识到,经支气管镜取气道异物是高风险的操作,通常情况下患者应行胸部增强 CT 评判异物结构、性质、位置及与血管的关系后,再行已定的异物取出方法。

2. 具备以下特点的患者取气道异物往往风险较高:①患者高龄及全身情况差;②异物滞留在气道的时间长;③锐利和/或大型气道异物;④透壁异物,包括透壁支气管结石;⑤合并一侧全肺不张的异物的取出。因此操作前必须有详细的操作预案,必须是在有麻醉及充分复苏设备的环境下进行。

3. 几乎 90% 以上的气道异物可以通过支气管镜操作取出,但仍有 $5\%\sim10\%$ 气道异物,尤其是那些大型气道异物、边缘锐利异物及出血高风险异物等,需在硬镜的通气及气道保护下,结合支气管镜取出,以减少操作并发症。

4. 对于长期滞留在气道的异物,往往伴随异物肉芽组织包绕导致异物取出困难及阻塞性肺炎导致肺部感染,可在积极抗感染基础上,采用分次支气管镜下操作取异物的策略,先行热治疗消除肉芽组织,再行气道清理及异物取出术。但需告知患者,因异物长期滞留致远端肺阻塞性肺炎、肺结构被破坏,异物取出可能对远端肺功能的改善帮助有限。

五、气道金属支架置入并发症的处理和预防

(一)气道金属支架置入的并发症

由于良好的设计和性能,气道金属支架置入是治疗恶性气道狭窄有效的方法之一,气道金属支架置入简便,操作安全,临床应用广泛,但气道金属支架置入也会存在多种并发症,总体发生率为 $10\%\sim20\%$ 。气道内置入支架短期内所出现的并发症多与操作过程中造成局部黏膜的一些轻微损伤有关,如喉痛,与器械通过喉部造成损伤有关,术后第 2 天症状明显减轻,如术后 6 天内症状消失,则无须特殊处理。胸痛可能与支架扩张气道后造成的不适有关,一般表现为轻微隐痛,定位欠准确,术后 $3\sim7$ 天可自行缓解。术后少数患者可出现咳嗽伴排痰困难、咯血。最值得注意的并发症是放置支架数天后出现支架移位,约占 4% ,多见于覆膜金属支架。

1. 支架发生移位的原因。

(1)支架型号选择不当。

（2）支架完全膨胀时间需数小时至 48 h，其间剧烈咳嗽等使支架移位。

2. 气道金属支架随着置入气道时间的延长，相关并发症也会增多。

（1）再狭窄。支架相关再狭窄是长期支架置入的最为常见的严重并发症。气道金属支架置入治疗良性气道狭窄并发症发生率较治疗恶性气道狭窄并发症至少高 1 倍。主要原因为良性气道狭窄生存期延长。良性气道狭窄金属支架置入一旦发生再狭窄，如果气道金属支架滞留在体内，患者几乎陷入终身需要频繁介入治疗的悲剧。故在 2005 年及 2009 年美国 FDA 给予金属支架治疗良性气道狭窄的警示，对于良性气道狭窄患者，只有在其他介入治疗都失败的情况下才可考虑使用。

（2）支架断裂。长期置入并发支架断裂的发生率：恶性气道狭窄发生率为 1.1%，而良性气道狭窄发生率为 16.4%。主要原因为良性气道狭窄生存期延长，覆膜金属支架和非覆膜金属支架置入支架断裂的发生率无统计学差异。必须牢记，即使对于恶性气道狭窄，随着肿瘤浸润和生长，支架压迫和侵蚀局部黏膜、血管，尤其是支架断裂后，也容易导致大咯血的并发症。

（3）狭窄段延长。良性气道狭窄（如插管或气管切开后）长期气道金属支架置入，可能导致狭窄段和/或软化段延长，使得约 30% 的患者最终失去外科手术切除机会。

（4）感染。分为狭窄段局部感染及继发肺部感染，长期支架置入导致狭窄段局部分泌物潴留，容易导致局部微生物定植及侵犯。对于全身免疫功能损害合并局部结构破坏者，容易发生狭窄段局部的肺部曲霉菌感染，治疗相对困难，疗程长，疗效和预后差。对于良性主支气管狭窄，金属支架置入后再狭窄患者，因反复发生的阻塞性肺炎，可导致频繁的肺部感染，长期可导致一侧肺部支气管扩张，严重时可导致一侧肺损毁（图 24-7）。

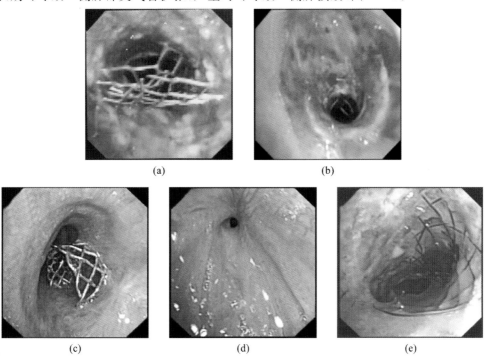

(a)　　　　　　　　　　(b)

(c)　　　　　　(d)　　　　　　(e)

图 24-7　气道金属支架置入并发症

注：(a)长期气道金属支架置入后发生断裂并突入管腔；(b)短期气道金属支架置入后发生移位，支架落入狭窄段下方；(c)右主支气管支架置入后发生移位，长期移位后形成瘢痕增生再狭窄；(d)支架远端发生再次瘢痕狭窄；(e)气管肿瘤性狭窄，金属支架置入后腔内真菌定植，继发细菌感染。

（二）预防气道金属支架置入并发症的方法

1. 尽量不放支架。

严格掌握金属支架置入适应证。采用激光、电凝、微波等热治疗方法解决气道狭窄，后续结合序贯的球囊扩张、冷冻等方法可以稳定及维持气道开放者，尽量不放支架。对于长期金属支架置入的良性气道狭窄患者，虽然理论上金属支架可通过支气管镜取出，但取长期金属支架的并发症高达 58%，46% 的患者取出后因气道撕裂或软化需再次置入硅酮支架。

2. 合理选择支架。

根据病情选择适用的支架。对于良性气道狭窄而言，如果需要置入气道支架，硅酮材质的气道支架（包括 Montgomery T 形管）乃是首选的支架。硅酮支架具备的两个特征：①优质的生物相容性（医用Ⅳ级置入物）；②相对于金属支架的低张性，提高了长期气道金属支架置入的安全性。

3. 灵活应用支架，暂时性气道金属支架置入术。

我国良性气道狭窄众多，对于那些气道狭窄段长，同时伴有气道挛缩的重度气道狭窄患者，在其他腔内介入治疗策略收效甚微的前提下，可以尝试用暂时性气道金属支架置入的方法持续扩张气道。但金属支架置入气道的时间不要长于 3 周，且患者需定期进行支气管镜检查评估气道情况，如发现肉芽组织增生需及时取出金属支架。暂时性气道金属支架为安全有效地扩张气道提供了一种新的选择。

不同丝径的李氏气道非覆膜金属支架（图 24-8）提供了稳定的、持续的、温和的气道扩张作用，逐步撑开良性气道瘢痕组织，也为气道恶性狭窄的后续治疗提供了保障。

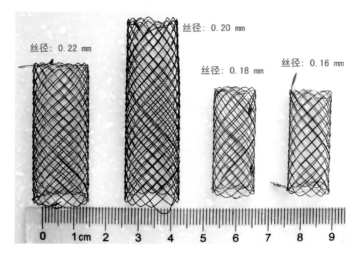

图 24-8　不同丝径的李氏气道非覆膜金属支架

六、硬镜操作相关并发症的处理和预防

硬镜是一项古老的技术，随着支气管镜时代的到来，使用率在逐年下降，但呼吸与危重症医学科的发展和介入呼吸病学治疗技术的快速更新，以及硬镜在操作安全性及有效性上的优势，使其在治疗性支气管镜领域中的优势逐渐体现出来。自 20 世纪 80 年代末，硬镜同时结合支气管镜操作已成为欧美一些国家治疗性支气管镜操作的标准，对于熟练掌握硬镜

技术的介入呼吸病学专家而言,硬镜操作非常安全,其总体并发症发生率仅为 0.4%~1%。与 EBUS-TBNA 相似,硬镜相关器械损害,在操作初期发生频繁。美国胸科医师协会规定新进医生至少在导师指导下操作 20 次硬镜,才有资质独立操作硬镜。常见的硬镜并发症的处理和预防方法如下。

(一)硬镜无法插入声门

多见于声门狭窄患者。硬镜无法插入声门的处理:可采用小号硬镜,或采用球囊在声门处引导硬镜的插入,但为非常规方法,不推荐初学者使用。

(二)气道壁结构破坏

气道壁结构破坏,往往导致纵隔气肿和/或气胸,各种气道瘘,气道壁结构破坏发生率约为 0.64%。

1. 气道壁结构破坏发生的原因。

(1)硬镜行进或硅酮支架置入路径与气道走向不一致所致。

(2)气道壁过薄,支架张力过大。

2. 气道壁结构破坏的处理和预防。

(1)处理方法:①如有气道狭窄,可采用临时性金属支架维持气道开放。②气道纵隔瘘,可对症处理纵隔气肿及气胸,有效抗感染治疗。③气管食管瘘,必要时行外科修补。

(2)预防方法:①保持硬镜行进与硅酮支架置入路径一致。②狭窄段支架置入前尽量扩大直径,利于硅酮支架释放。③硬镜通过狭窄段释放法。④选择合适直径的气道支架。

因硬镜下释放硅酮支架,支架推进方向与气道走向不一致,导致硅酮支架被推入纵隔,电子支气管镜下所见在气管右侧壁(图 24-9),形成通往纵隔的直径约 15 mm 的破裂口。

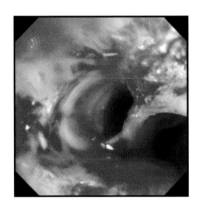

图 24-9　硬镜操作并发气管破裂

(三)硅酮支架置入困难

大气道狭窄段直径过小和/或左右主支气管夹角与现有的 Y 形硅酮支架夹角不一致。

处理方法:①对于狭窄段过小的气道,先行热治疗及球囊扩张扩大狭窄段,分次再行硅酮支架置入。②也可先行临时性气道金属支架置入撑开狭窄段,再行硅酮支架置入术。

(四)术中低氧血症和二氧化碳潴留

大多数国内患者采用硬镜下容量通气,口腔填塞纱布避免漏气过多,即可完成硬镜操作。但对于大体重、重度气道狭窄、肺弥散功能差和预计操作时间长的患者需首选高频通气的模式完成通气。术中加强二氧化碳浓度检测,及时复查血气分析。在容量通气下需热治疗时,可采用简易呼吸机手动按压给气的方法改善通气。对于大体重、重度气道狭窄、肺弥散功能差和预计操作时间长的患者也可采用手控高频通气机(图 24-10)改善供氧。

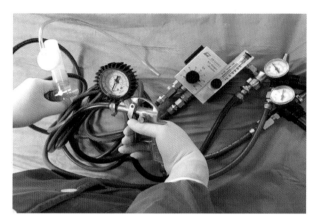

图 24-10　手控高频通气机

注:具有第二军医大学(附属长海医院)自主知识产权的实用新型专利。可以有效用于普通容量通气模式下硬镜操作时,因硬镜远端重度气道狭窄所导致的肺通气量下降,氧供不足(专利号:ZL201320018792.6;发明人:张伟、倪文、汪洪伟)。

(五)心律失常

术中心律失常往往因长时间低氧及二氧化碳潴留引起,严重时可出现室颤。处理的方法包括:①术前全面评估,高危患者需行心脏彩超及 24 h 动态心电图检查。②术中缩短低氧及二氧化碳潴留时间。③控制通气模式,需备高频喷射器。④提高硬镜技术,尽量缩短操作时间。

(六)喉和/或支气管痉挛、水肿

1. 喉和/或支气管痉挛、水肿与大尺寸硬镜和/或硬镜操作时间长可能相关。临床表现为患者在麻醉苏醒时出现重度的呼吸困难。喉和/或支气管痉挛、水肿的发生率约为 0.64%。

2. 喉和/或支气管痉挛、水肿的处理:①局部声门喷洒 2% 利多卡因 2~5 mL。②静脉应用甲强龙 40 mg。③声带痉挛无好转,及时让硬镜通过声门或气管插管实现有效通气(转 ICU)。

3. 喉和/或支气管痉挛、水肿的预防:①硬镜过声门时,减少对声门及周围组织的损伤。②采用相对细的硬镜,缩短操作时间。③患者苏醒、摘除喉罩前,需保持硬镜、支气管镜和气管插管相关设备处于工作状态。

(七)气道燃烧

发生率为 0.1%,详见气道燃烧相关章节。

(八)大出血

大出血多发生在腔内肿瘤消融治疗和/或硬镜行进中,破坏邻近大血管管壁而致大咯血发生。

1. 大出血的处理:①采用硬镜下异物钳钳夹纱布进行局部填塞和/或硬镜末端直接压迫止血。②按照支气管镜诊疗操作并发大出血抢救预案开展施救。

2. 大出血的预防策略:①术前凝血相关指标检查。②动脉期胸部增强 CT 评估瘤体及周围血供情况。

(九)暴露性角膜炎

暴露性角膜炎发生原因:全麻及肌松后,导致眼睑闭合不全,操作时间延长后角膜干燥致术后暴露性角膜炎发生。

暴露性角膜炎的防治:①全麻诱导后,需用胶布封闭两侧上下眼睑。②一旦发生暴露性角膜炎,可对症给予眼药水,闭眼休息后可好转。

(十) 牙齿、口唇及口腔软组织损伤

牙齿、口唇及口腔软组织损伤多由于不规范的硬镜插入手法所致。

预防措施:加强硬镜插入的规范化培训,硬镜插入时避免伤及周围软组织。

七、气道硅酮支架置入术并发症的处理和预防

(一) 气道硅酮支架置入术后并发症

1. 支架移位(9.5%~17%)。

2. 支架两端肉芽组织增生致再狭窄(6%~20%)。

3. 痰液堵塞(3.6%)。

4. 支架相关感染等。

气道 Montgomery T 形管作为一种特殊的气道硅酮支架,总体安全,围手术期并发症还包括切口出血、感染等,总体围手术期并发症发生率在 2%~5%。严格掌握硅酮支架置入适应证是避免相关并发症的关键举措,对于长期置入硅酮支架的患者,只要支架在人体内一天,支架相关并发症就有可能发生,相关内镜医生就必须负责到底。故严格系统地开展支架相关规范化管理,定期开展患者宣教和支气管镜下随访,了解支架情况,非常重要。

(二) 常见硅酮支架置入并发症的处理和预防策略

1. 硅酮支架移位。

移位是硅酮支架,尤其是管状硅酮支架最常见的并发症。临床表现为剧烈咳嗽,尤其对于气管重度软化患者。

处理和预防:可选用合适直径的支架,也可采用沙漏形硅酮支架(气道),CB 硅酮支架(左、右主支气管)、Y 形硅酮支架(气管)以及 Montgomery T 形管(气管)。

2. 肉芽组织增生致再狭窄。

硅酮支架两端易发生,多与支架直径过大,支架未完全跨越狭窄段,支架部分过于贴壁以及支架相关感染刺激有关。

处理和预防:选用和气道直径相当的硅酮支架,置入前精确测量狭窄软化段和加强支架置入后气道管理。采用冷冻治疗新鲜肉芽组织及化疗药物(如丝裂霉素)局部涂抹,可有助于减少肉芽组织增生。

3. 痰液堵塞。

痰液堵塞是最为常见的硅酮支架置入远期并发症,因气道缺乏纤毛系统,气道分泌物及痰液易黏附于硅酮支架内壁。如果不及时加强雾化,痰液易形成干痂,后续痰液层层堆积,最终形成黏稠痰痂,硅酮支架内腔堵塞。临床表现为咳痰不畅及呼吸困难,极端情况下可窒息,甚至死亡。

处理和预防:加强雾化吸入及化痰治疗,尤其在支架置入后 3 个月内,只要支架在人体内部,就必须每天行雾化吸入化痰治疗。每天雾化吸入痰液稀释剂,如乙酰半胱氨酸每次0.3 g,每天 2~3 次帮助排痰。建议患者通过适当运动来增强排痰能力。对于行动不便的

患者,可采用一些呼吸康复正压振动排痰设备促进痰液排出。硅酮支架置入患者,需开展支气管镜定期复查,及时将气道硅酮支架痰痂在镜下清除,对于稀薄痰液可吸出。黏稠痰痂致硅酮支架内腔堵塞时,通过支气管镜下活检钳清除不仅耗时、困难,有时清理过程中阻塞气道风险很大,此时采用冷冻冻切方法取出,往往极为有效。

病例 24-2

气管切开术后声门下重度狭窄患者,硅酮支架置入术后 1 年,咳嗽伴咳痰困难、呼吸困难。支气管镜下见气道硅酮支架管腔内大量痰痂附着伴阻塞(图 24-11(a)),采用冷冻冻切方法有效清除支架管腔内黏稠痰痂(图 24-11(b)、图 24-11(c)),气道硅酮支架管腔恢复通畅(图 24-11(d))。

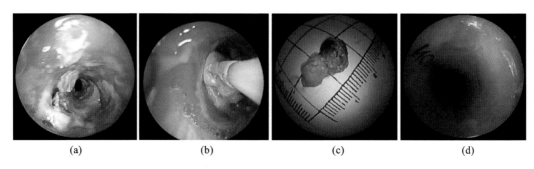

(a)   (b)   (c)   (d)

图 24-11　气管切开术后声门下重度狭窄

(a)气道硅酮支架管腔内大量痰痂;(b)冷冻冻切痰痂;(c)切除的痰痂;(d)治疗后管腔通畅

4. 硅酮支架置入相关感染。

硅酮支架管腔内及管壁外痰液潴留附着伴阻塞,临床表现为特殊恶臭的口气及反复的肺部感染。

处理和预防:加强雾化吸入及化痰治疗,必要时抗感染,对于支气管镜下明确的支架相关感染,需行支架置换术。此外,需重视气道 Y 形硅酮支架置入后的慢性肺部感染,患者往往因咳痰无力导致反复的肺部感染。尤其是 PS 评分差的患者,患者最终病情恶化,导致死亡的原因往往是反复的肺部感染导致呼吸衰竭,而非支架置入后的再狭窄。

第三节　呼吸介入并发症的预防

随着介入呼吸病学的快速发展,几乎在呼吸与危重症医学的各个领域的疾病都可能涉及支气管镜的使用,各种诊断和治疗性支气管镜操作的数量及种类也在快速增长,同时由于其复杂性和特殊性,支气管镜操作相关并发症不可避免地会发生。

首先,降低支气管镜操作并发症的关键因素,是落实相关制度。一套合理、翔实的呼吸介入操作规章制度,同时积极落实执行,可以从源头上降低呼吸介入并发症的发生概率。第二军医大学附属长海医院呼吸内镜介入诊疗中心有一整套完善的呼吸介入医疗教学制度和并发症防范体系,比如:①介入呼吸病病历制度,由进修医生们主体完成,收集来自门诊的呼吸介入诊疗患者的病史、常规检查及影像学资料,整理成简单的电子病历,并形成数据库。②术前讨论制度,每天下午所有内镜操作结束后,进修医生汇报第二天计划进行内镜检查患者的电子病历,由第二天呼吸介入操作主治医生主持,全体参与讨论,对每例患者制订内镜诊疗项目和细节化诊疗环节,记录后交护理团队,协助进行内镜操作术前患者及相关器械准备。③介入呼吸病查房制度,对于非本科室住院患者拟行支气管镜检查者,要求由专人负责赴相关科室巡视患者,完成预约患者资料收集以供术前讨论,对内镜治疗后住院患者,由专人负责对操作后患者的每天查房及与管床医生的沟通。这些制度及其落实,提升了临床内镜诊治效率,同时明显降低了并发症发生率。

其次,正确内镜诊疗习惯的养成,可以避免低级并发症发生。一切按照诊疗规范、养成良好、正确的内镜操作习惯,从而提高工作效率,减少低级错误。回顾支气管镜诊疗中的医疗纠纷及事故,不难发现,很多低级并发症,往往都是在所谓"熟人介绍"的前提下发生,因为是"熟人",所以常常使得内镜医生放松警惕,容易超越诊疗常规实施内镜操作。

再次,充分的支气管镜操作的术前准备,不仅可以提高内镜操作成功率,而且可以有效减少并发症的发生。这就要求从事呼吸介入操作的医生,在每一位患者进入呼吸介入诊疗操作前都需要进行充分的术前准备,从病史采集、体格检查、阅读影像学资料、审查实验室检查结果、气道虚拟导航或气道重建到与患者及家属充分沟通谈话等,这样才能做到知己知彼、百战不殆。在呼吸介入诊疗操作后进行翔实的术后经验总结,也可以不断扬长避短,积累丰富的经验,提高手术成功率,降低并发症发生率。

最后,我们必须清醒地认识到,各种并发症的发生,不仅仅是医生及患者共同面对的危机,同时也给从事呼吸介入操作的医生带来了技能水平提高的空间。换一个角度看,并发症的发生及处理为当事医生及其团队提供了一个最好的"练兵"机会,笔者曾经在美国 Henry Ford 医院从事一年的介入呼吸病学专科医生培训,一年的培训过程也遭遇了众多的操作并发症,时常感到懊恼。一次聚会,一位美国胸外科主任获悉后微笑着说:"在手术室里,有一句流传很广的谚语,叫作一个永远不闯祸的外科医生不会是一个好医生……"的确,呼吸介入操作和外科手术有很多类似之处,都会面临很多难以预料的术中及术后并发症,但关键在于并发症一旦发生,需及时采用正确的方法实施抢救及处理,沉着冷静。我们认为,对于长期从事支气管镜临床操作的医生及其团队,当并发症发生时,应具备以下"3C"素质,即①勇气(courage);②信心(confidence);③沟通(communication)。利用平时工作中不断演练的正确处理流程积极应对,使并发症在最短的时间内得到控制,从而将并发症给患者带来的负面效应降至最低,医生及其团队在处理这些并发症的过程中,无形中会逐步提升内镜介入操作的能力。介入操作后的经验总结,为今后避免类似并发症也提供了理论依据。

此外,鉴于呼吸介入操作的技能性,我们在对常见并发症进行经验总结和技术升华的同时,还应当以常见并发症为起点,积极开展医、护、技工作协作,实现相关并发症抢救器械的专利申请及技术转化,甚至以并发症为起点、临床问题为导向,开展多中心的临床研究,科研和临床工作互为促进,从而实现临床科研成果的转化。

具有第二军医大学(附属长海医院)自主知识产权的国家发明专利:适用于支气管镜操作咯血抢救和困难气道的气管插管装置(图 24-12),其设计理念来源于临床实际支气管镜操作并发大咯血紧急救治的经验和教训的总结。2014 年 6 月,该专利获得首届中国介入呼吸病相关优秀专利二等奖,作为设计参照已成为后续美国和国内一些资深介入呼吸病学专家继续发展及改进的模板,用于研发减少支气管镜操作相关严重并发症的抢救器械(专利号:ZL201110459435.9;发明人:李强、黄海东、王琴)。

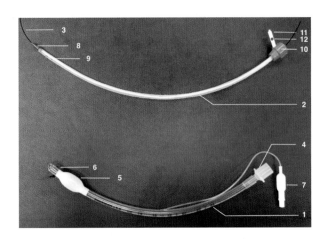

图 24-12　支气管镜操作咯血抢救和困难气道的气管插管装置实物图

1—气管插管；2—气管插管内芯；3—导丝；4—呼吸管路接口；5—气管插管气囊；
6—气管插管通气侧孔；7—气囊充气指示阀；8—锥形导丝头；9—内芯管通气侧孔；
10—内芯接口塞；11—通气指示管；12—浮动小球导丝管

参 考 文 献

［1］　李奕,姚小鹏,白冲,等.结核性主支气管重度狭窄合并单侧肺不张患者支气管镜介入治疗效果分析［J］.中华结核和呼吸杂志,2011,34(6):454-458.

［2］　黄海东,李强,黄怡,等.阻塞性气管、支气管曲菌病 34 例分析［J］.中国内镜杂志,2008,14(12):1308-1312.

［3］　Zhou G W,Huang H D,Sun Q Y,et al. Temporary placement of metallic stent could lead to long-term benefits for benign tracheobronchial stenosis［J］. J Thorac Dis,2015,7(S4):398-404.

［4］　Ratnovsky A,Regev N,Wald S,et al. Mechanical properties of different airway stents［J］. Med Eng Phys,2015,37(4):408-415.

［5］　黄海东,郑贵亮,王琴,等.治疗性介入呼吸病技术的新领域——气管 T 管的临床应用［J］.山东大学学报(医学版),2017,55(4):23-29.

［6］　中华医学会呼吸病学分会.支气管镜诊疗操作相关大出血的预防和救治专家共识［J］.中华结核和呼吸杂志,2016,39(8):588-591.

（路会玲　黄海东）

（校核:尚　进）

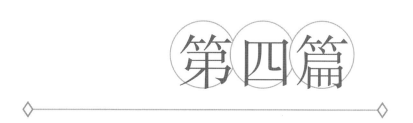

第四篇

协作篇
Xiezuopian

第二十五章 呼吸介入的麻醉协作

随着呼吸介入诊疗技术的发展,对呼吸介入诊疗的麻醉/镇痛镇静提出了新的要求。目前全国范围内,只有较少的医疗机构设立了内镜中心,安排了专职麻醉医师甚至麻醉医疗护理专业组,从事支气管镜及其他内镜诊疗的麻醉/镇痛镇静工作,配备设备、设施齐全的麻醉/镇痛镇静复苏室。然而呼吸介入诊疗并不局限于内镜诊疗,仍然有许多其他类型的介入诊疗需要镇痛镇静支持。大多数医疗机构因麻醉医师紧缺,手术室内手术量大,呼吸介入诊疗麻醉/镇痛镇静风险相对较高,为呼吸介入诊疗配置专职麻醉/镇痛镇静医师的医疗机构比较少见。本章从呼吸介入诊疗麻醉/镇痛镇静的目的和定义、实施条件、资质授权的获取、医疗质量管理、适应证、禁忌证、术前评估与准备、实施流程等方面,对呼吸介入诊疗的麻醉/镇痛镇静进行了探讨,各级医疗机构可根据呼吸介入相关学科发展状态、医疗资源配置、诊疗操作资质授权,制订适合自身的诊疗麻醉/镇痛镇静规范、流程,形成高效、安全、通畅的学科间的协作机制,促进各学科及亚专业的深入发展。

第一节 呼吸介入诊疗麻醉/镇痛镇静的目的和定义

呼吸介入诊疗主要可分为气道内介入诊疗及非气道内介入诊疗,大致可分为诊断性检查及治疗性操作,用于治疗呼吸系统各种良恶性疾病。呼吸介入诊疗,部分操作可在局麻下完成,但也有很多操作,因其导致的不良刺激,容易诱发各种呼吸、心血管不良事件甚至心搏骤停,或因患者无法耐受或配合,使诊疗操作无法实施,在监测、镇痛镇静或麻醉下实施才能保障安全。

呼吸介入诊疗麻醉/镇痛镇静就是通过使用麻醉性镇痛药和(或)镇静药以及相关技术,消除患者对诊疗操作的恐惧感,改善患者接受呼吸介入诊疗的体验,提高患者对呼吸介入诊疗的耐受性,结合全面监测(图 25-1)及完善的生命体征调控,降低呼吸介入诊疗的风险,为呼吸介入诊疗提供安全可靠的诊疗条件。

呼吸介入诊疗麻醉/镇痛镇静的相关核心定义如下。

镇痛:消除或减轻患者的疼痛及躯体不适感,阻断伤害性刺激引发的机体反应。

镇静:在镇痛的基础之上治疗焦虑,诱导睡眠和遗忘。

肌松:在镇痛镇静的基础上,阻断神经肌肉接头的传导,使肌肉松弛。

麻醉:通过药物或其他方法,使患者整体或者局部暂时失去知觉,使患者不感到疼痛,为诊疗提供条件。

全身麻醉:暂时性的中枢神经抑制,神志消失,全身痛觉消失,遗忘,反射抑制,骨骼肌松弛。

可以认为全身麻醉＝/≈镇痛＋镇静＋肌松＋反射抑制。深度镇痛镇静与全身麻醉本质上有相通之处但又有区别。

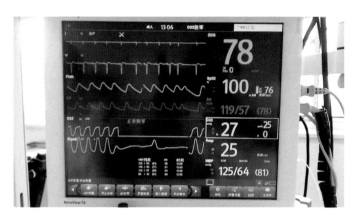

图 25-1　呼吸介入诊疗全面监测

第二节　呼吸介入诊疗麻醉/镇痛镇静的实施条件

开展呼吸介入诊疗的场所主要如下：手术室、支气管镜室、DSA 室、CT 室。诊疗单元应有足够的空间方便操作，并有各种必要的生命支持设备。如需开展呼吸介入诊疗麻醉/镇痛镇静，需配备呼吸机和麻醉机（需具备氧气浓度调节功能）（图 25-2、图 25-3）、供氧与吸氧装置、负压吸引装置、除颤仪、监护仪（监测心电图、脉搏、血氧饱和度、无创血压，具备可扩张的血管内测压模块、呼气末二氧化碳分压监测模块，对于危重患者，可考虑行 PICCO2 监测）、常规气道管理设备（简易呼吸机、气管插管喉镜以及支气管插管用品）、常用麻醉/镇痛镇静药物及抢救药物。

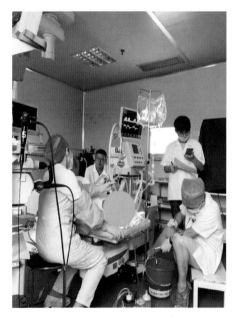

图 25-2　深度镇痛镇静下大容量全肺
灌洗（呼吸机）

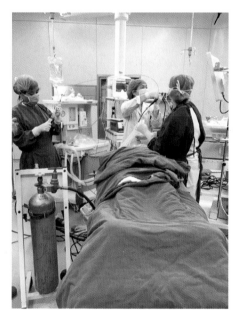

图 25-3　静脉全身麻醉下气道内介入
诊疗（麻醉机）

未配备上述设备的,建议采用可移动式设备,根据本医疗机构呼吸介入工作量以及场所设置麻醉/镇痛镇静恢复室,以保障安全并缩短周转时间。同样,恢复室也应配备一定的监测、抢救设备(如除颤仪,见图 25-4)。所有实施呼吸介入诊疗的场所,本医疗机构高级生命支持团队均能快速增援,且方便转运及疏散。

呼吸介入诊疗的麻醉/镇痛镇静,一般由经过专门培训的主治(含)以上资质的麻醉医师实施。轻度、中度镇痛镇静可由经培训考核及授权的呼吸重症专科医师实施。在麻醉科人力资源紧缺无法及时到场以及抢救性诊疗操作时,经培训考核及授权的呼吸重症专科医师实施深度镇痛镇静是合理的。

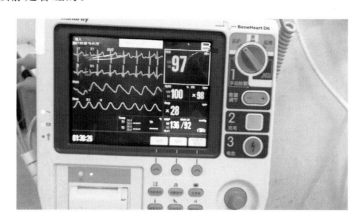

图 25-4　除颤仪

第三节　呼吸介入诊疗麻醉/镇痛镇静资质授权的获取

呼吸介入诊疗麻醉资质授权的获取,需要经过麻醉学相关的全面学习培训,并取得麻醉学主治医师资质。

目前在国内多数医疗机构,麻醉医师紧缺不是短期内可以解决的问题,如全部依赖麻醉医师实施呼吸介入诊疗麻醉/镇痛镇静,常不能满足临床需求。由非麻醉医师实施的镇痛镇静已经在国内及国外开始开展,在急诊与重症医学领域已经相当普遍,镇痛镇静以及生命体征调控已成为呼吸重症专科医师的必备技能。实施呼吸介入诊疗麻醉/镇痛镇静的呼吸重症专科医师,必须掌握以下技能。

1. 诊疗操作前综合评估的能力。

2. 快速建立高级气道及处理困难气道的能力(图 25-5、图 25-6、图 25-7)。

3. 使用镇痛镇静药物及镇痛镇静评分系统的能力。

4. 诊断和处理呼吸与血流动力学异常的能力。

5. 建立动静脉通道的能力(图 25-8)。

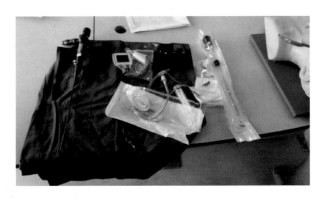

图 25-5　困难气道培训（支气管镜、硬质插管镜、可视喉镜、气管插管、喉罩）

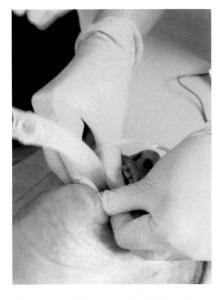

图 25-6　呼吸重症专科医师深度镇痛
镇静下置入喉罩

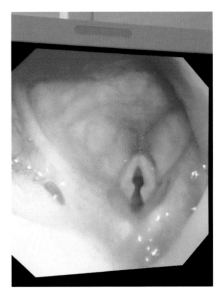

图 25-7　呼吸重症专科医师置入喉罩后
支气管镜下见喉罩对位良好

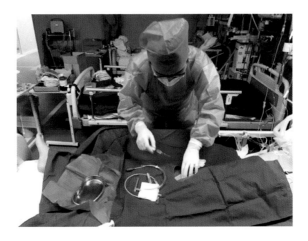

图 25-8　呼吸重症专科医师实施 PICCO2 监测股动脉穿刺置管

6. 全面解读监测数据的能力。

7. 基础与高级生命支持能力(图 25-9)。

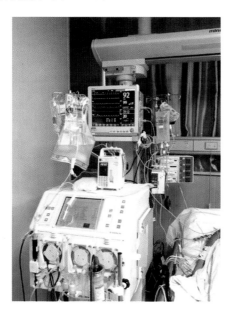

图 25-9 中心静脉压与动脉内持续测压下持续肾脏替代治疗

8. 迅速处理各种危重状态的能力。

9. 良好的非业务技能及心理素质。

10. 特殊情况下能够组织协调抢救工作。

呼吸重症专科医师实施呼吸介入诊疗麻醉/镇痛镇静或深度镇痛镇静者,需获取麻醉性镇痛药及一类精神药品处方资质,以及重症医学专科资质(含重症医学主治医师资格、中华医学会重症医学专科资质、重症医学高级职称),主治医师及以上,经过科内考核,方可由医务部门授权相应级别的镇痛镇静资质。由呼吸重症专科医师实施深度镇痛镇静时,须有专人负责给药、监测与进行生命体征调控,并做好记录(图25-10),根据诊疗操作刺激强度,调整镇痛镇静深度,随时发现和处理各种并发症,诊疗操作和镇痛镇静不可由同一人完成。

要实现呼吸介入诊疗麻醉/镇痛镇静以及生命体征调控,需要强大的学科支撑,这对整个呼吸与危重症医学科的建设有较高要求。同时,由呼吸内科医师实施的呼吸介入诊疗麻醉/镇痛镇静,使呼吸介入诊疗的实施更加及时,效率相对较高,在抢救性诊疗操作时优势尤为明显。

当然,由非麻醉医师实施诊疗麻醉/镇痛镇静尚在探索前行阶段,存在法律法规以及医疗质量安全等管理方面未能明确界定的范畴,有待进一步讨论。如果医疗机构麻醉科具备足够的人力资源配置,能够满足呼吸介入诊疗 24 h 随时开展,建议仍由麻醉医师实施呼吸介入诊疗麻醉/镇痛镇静。有足够资源时可发展呼吸介入诊疗麻醉亚专业。

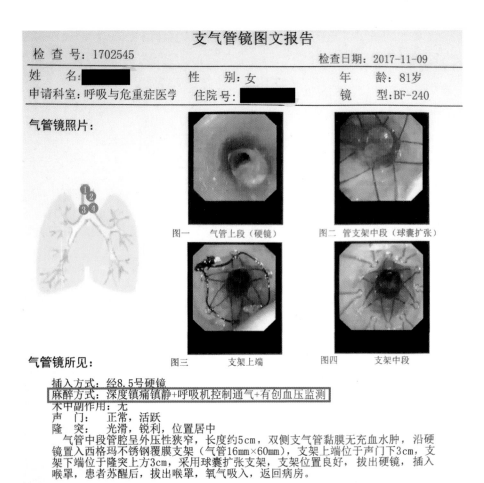

图 25-10 支气管镜图文报告中记录麻醉方式

第四节 呼吸介入诊疗麻醉/镇痛镇静的医疗质量管理

呼吸介入诊疗以及呼吸介入诊疗麻醉/镇痛镇静,需参照手术麻醉管理。实施麻醉/镇痛镇静医师资格分级授权管理,定期进行能力评价及再授权。实行麻醉/镇痛镇静前评估制度,风险评估结果记录在病历中,制订治疗计划和方案,对治疗目的、风险、优点及其他可能的选择进行充分的医患沟通后,由患方选择。执行手术安全核查与风险评估制度,实施麻醉/镇痛镇静的过程必须记录在麻醉记录单和病历中。科室建立呼吸介入诊疗麻醉/镇痛镇静质量与安全管理体系,对麻醉/镇痛镇静例数、严重麻醉/镇痛镇静并发症(死亡、误咽、误吸引发的梗阻)例数进行分析,并提出改进措施。

第五节 呼吸介入诊疗麻醉/镇痛镇静的适应证

呼吸介入诊疗适应证即为麻醉/镇痛镇静适应证,主要含常规支气管镜检、支气管刷检、支气管冲洗、支气管肺泡灌洗、支气管内活检、超声支气管镜活检等基本诊疗以及其他呼吸介入诊疗,如气管-支气管球囊扩张、气管-支气管支架置入、气道激光治疗、气道内电凝术、气道内冷冻治疗、气道瘘管治疗、各种入路穿刺活检、大容量全肺灌洗(图 25-2)、肺移植后气道瘘口修复、气道炎症性疾病的治疗、支气管镜下肺减容术(图 25-11)、腔内放疗、各种入路粒子植入、支气管热成形术、气道异物检查及取出、急性呼吸窘迫综合征(ARDS)肺复张。但有极少数需要麻醉/镇痛镇静的患者,可能存在禁忌证(见本章第六节),需根据情况进行调整。

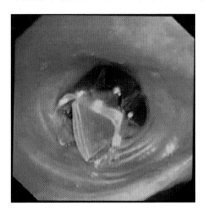

图 25-11　深度镇痛镇静单项活瓣肺减容术

第六节　呼吸介入诊疗麻醉/镇痛镇静的禁忌证

呼吸介入诊疗禁忌证:未控制的严重高血压、严重心律失常、不稳定型心绞痛、新发生的急性心肌梗死、哮喘急性发作、未经引流处理的气胸、美国麻醉医师协会 ASA 分级为 V 级的患者、严重凝血功能障碍、饱胃或胃肠道梗阻、镇静/麻醉药物过敏、其他严重麻醉风险、无陪同或监护人。对于某些禁忌证,因麻醉及监测技术改进或水平提高,已逐渐成为相对禁忌证;另外有些情况下,需权衡风险与获益情况,明确主要矛盾和急需解决的临床问题,并与家属充分沟通后取得一致意见,知情同意并选择治疗方案后方可实施。

第七节　呼吸介入诊疗麻醉/镇痛镇静术前评估与准备

呼吸介入诊疗患者常常具有以下特点:具有多种高危因素,同时合并其他器官系统异常,如肥胖、糖尿病、冠心病、肺心病等,患者能否耐受呼吸介入诊疗操作,麻醉/镇痛镇静前评估显得尤为重要。

麻醉/镇痛镇静前评估内容往往与手术前评估大致相同,但关注点略有差别。

1. 系统回顾常见相关疾病及伴发疾病(图 25-12),如大量吸烟、冠心病、慢性阻塞性/限制性肺疾病、长期酗酒、营养不良、吸入性肺炎。

2. 评估气道,回顾与疾病相关的气道症状,如声嘶、喘鸣、使用辅助呼吸机、吞咽困难、端坐呼吸等。

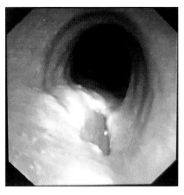

图 25-12　食管癌侵犯气道致气管食管瘘拟行气道内介入诊疗

3. 回顾术前检查结果,如心电图(图 25-13)、胸片、血气分析等,对已存在的问题进行风险评估,必要时进行会诊并采取相应的处理措施。

4. 明确病变大小、位置、侵犯范围及与重要结构的关系,必要时行颈部和胸部 CT 排除异常气道和纵隔肿块(图 25-14)。了解前期放化疗方案、疗程以及其对重要器官的影响,确定术式及范围。

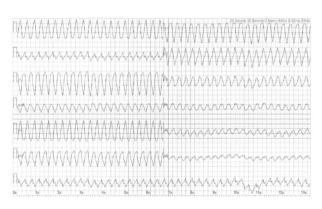

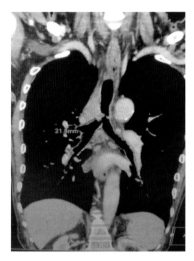

图 25-13　心电图:室性心动过速(后经 2 次电复律转复)　　图 25-14　气道内肿瘤侵犯致呼吸困难拟行气道内介入诊疗

5. 术前准备:戒烟、禁食、禁饮(禁食 4～6 h,禁饮 4 h)、控制呼吸道感染。

6. 其他特殊准备:比如使用电刀者需将身体上的金属物品移除。

7. 术前用药。①通常不使用镇静和抗焦虑药物(异常焦虑的患者除外),患者的呼吸储备功能差、术前用药可能导致呼吸抑制;②术前用药前必须给氧;③减少术前用药剂量,滴注给药;④术前用药后加强监测,避免患者独处;⑤多数情况下不推荐常规使用阿托品,可使用长托宁等药物替代。

第八节　呼吸介入诊疗麻醉/镇痛镇静的实施流程

根据患者的健康状况、病变大小、诊疗操作时间、患者耐受性和诊疗操作的安全性,可选择表面麻醉、清醒镇静、监护麻醉管理、深度镇痛镇静或全身麻醉。麻醉/镇痛镇静医师需与手术医师充分交流,以评估风险、决定麻醉/镇痛镇静方式、处理术中突发情况,诊疗操作可能出现生命体征指标剧烈波动,需要随时调整麻醉/镇痛镇静深度,保证患者呼吸平稳,减少诊疗操作对患者造成的不良刺激。

一、对麻醉/镇痛镇静的基本要求

1. 原则:呼吸循环抑制弱、镇静好、苏醒快。

2. 全身静脉麻醉优于吸入麻醉:可持续给药、避免手术间污染及手术人员吸入麻醉药物。

3. 简单的和常规支气管镜检查以及部分简单的支气管镜下治疗,可在表面麻醉或清醒镇静下完成。

4. 复杂病例、肺功能受损患者以及当患者不能耐受常规镇静的呼吸抑制作用时,通常需要通气支持,需在深度镇痛镇静、监护麻醉管理或全身麻醉下完成。

5. 因呼吸机气体回路无重复吸入,而呼吸介入诊疗特别是气道内介入诊疗时常因诊疗操作导致漏气,使用呼吸机较麻醉机更方便进行气道管理,且氧气浓度更容易控制。

二、主要麻醉/镇痛镇静与气道管理方法

1. 表面麻醉。

2. 表面麻醉＋清醒镇静。

3. 非气管插管静脉麻醉(或镇痛镇静)。

4. 气管插管全麻(或深度镇痛镇静)。

5. 高频通气全麻(或深度镇痛镇静)。

6. 喉罩置管全麻(或深度镇痛镇静)。

7. 硬镜全麻(或深度镇痛镇静)。

8. 体外膜肺氧合支持下呼吸介入治疗。

三、麻醉/镇痛镇静深度评估要点(表 25-1)

表 25-1　麻醉/镇痛镇静深度评估要点

意识水平	轻度镇静	中度镇静	深度镇静	浅麻醉	适度麻醉	过度麻醉
Ramsay 评分	2~3 分	4 分	5~6 分	6 分	6 分	6 分
意识反应	言语刺激反应正常	可有遵医嘱动作	非伤害性刺激无反应,伤害性刺激有反应	非伤害性刺激无反应,伤害性刺激有反应	非伤害性刺激无反应,伤害性刺激无反应	非伤害性刺激无反应,伤害性刺激无反应
通气功能	无影响	足够,无须干预	可能不足,常需干预	有呛咳反应可有自主呼吸,需支持	无呛咳反应可有自主呼吸,需支持	无呛咳反应无自主呼吸,需支持
心血管功能	无影响	通常可维持	通常可维持	心率加快血压增高	稳定在合适范围内	心率减慢血压下降

麻醉/镇痛镇静深度需与诊疗操作刺激强度匹配,在进行强刺激操作前,需预先加深麻醉/镇痛镇静深度。

四、麻醉/镇痛镇静方案

1. 根据诊疗操作刺激强度设定麻醉/镇痛镇静深度目标,在诊疗操作中随时调整。

2. 负荷量(静脉注射):咪达唑仑 0.05～0.1 mg/kg(老年人、短小操作减量或不用)＋丙泊酚 0.5～2 mg/kg 或依托咪酯 0.2～0.3 mg/kg＋芬太尼 0.5～3 μg/kg＋神经肌肉阻滞剂(维库溴铵或顺苯磺酸阿曲库铵适量)。

3. 维持量:丙泊酚 0.5～6 mg/(kg·h)静脉注射＋芬太尼 0.5～10 μg/(kg·h)静脉注射。

4. 非麻醉医师实施的"半无痛"呼吸介入诊疗,可使用尽可能简单的搭配,比如:咪达唑仑 0.05～0.1 mg/kg 静脉注射＋芬太尼 0.5～1 μg/kg 静脉注射。

5. 其他镇痛镇静药物均可考虑使用,但必须以麻醉/镇痛镇静深度目标为导向,而且需要兼顾血流动力学稳定;以剂量为目标使用镇痛镇静药物可能会导致致命的不良事件。对于非麻醉医师来说,用右美托咪定来镇痛镇静可能是一种非常好的选择。芬太尼 0.5～1 μg/kg静脉注射＋右美托咪定 0.5～1 μg/kg 分 10 min 静脉泵入或缓慢滴入。

6. 神经肌肉阻滞剂,在深度镇痛镇静或全身麻醉状态下方可给药,可根据诊疗操作需要给予适量,除硬镜诊疗操作需要相对较多的神经肌肉阻滞剂,其他呼吸介入诊疗操作均无须达到开放手术所需的肌肉松弛状态。

五、全面监测与目标性生命体征调控

1. 气道管理。

气道管理是呼吸介入诊疗最为关键的一个内容。实施麻醉/镇痛镇静的医师必须掌握多种模式的气道管理,包括:①面罩通气(图 25-15);②喉罩通气(图 25-16);③气管插管或支气管插管(双腔支气管插管或支气管封堵导管)(图 25-17);④硬镜通气(图 25-18);⑤高频通气;⑥经口、鼻导管吸氧。

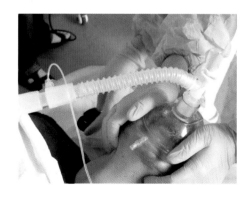

图 25-15　面罩通气

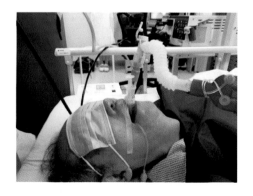

图 25-16　喉罩通气下支气管镜介入诊疗

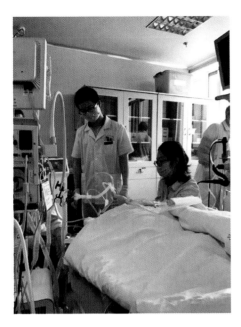
图 25-17　双腔支气管插管下大容量全肺灌洗

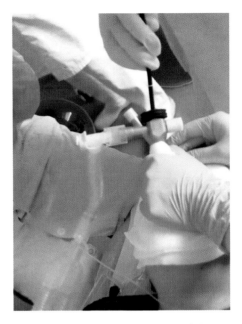
图 25-18　硬镜下气道内介入诊疗

2. 氧合监测。

①经皮血氧饱和度监测；②动脉血气分析；③中心静脉血氧饱和度监测。

3. 通气监测。

①以无创胸廓电阻抗呼吸波形监测为基础监测手段；②强烈建议安装呼气末二氧化碳分压监测模块，可持续监测、动态观察（图 25-19、图 25-20）；③如出现难以解释的苏醒延迟，应立即进行床边血气分析以排除可能存在的二氧化碳潴留；④呼吸力学监测，以评估气道阻力以及气道漏气比例并根据监测结果进行调整（图 25-21）。

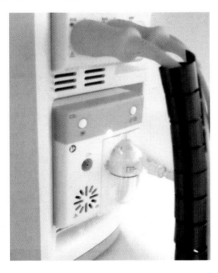
图 25-19　呼气末二氧化碳分压监测模块

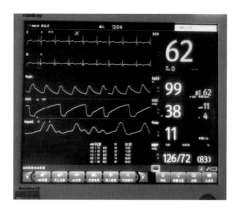 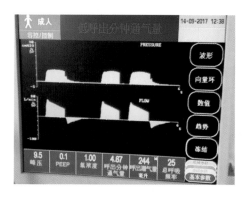

图 25-20　呼气末二氧化碳分压监测图形　　　图 25-21　呼吸力学监测

4. 循环监测。

①基本监测(图 25-22)：心电图监测，血压监测，经皮脉搏监测；②风险较高的患者采用有创动脉内持续测压及中心静脉持续测压(图 25-23)，保障麻醉/镇痛镇静更为稳定；③对于处于危重状态或者血流动力学不稳定的患者，可进行 PICCO2 监测(图 25-24)，对前负荷、后负荷、心排出量、血管外肺水含量等进行评估，根据结果调整麻醉/镇痛镇静药物及使用其他药物。

5. 目标性麻醉/镇痛镇静。

诊疗操作中的麻醉/镇痛镇静深度主要根据以下生命体征进行评估：心率、血压、呼吸幅度和节律、肌肉松弛程度、瞳孔大小、眼部活动等。

6. 体温监测。

多数患者并不需要进行体温监测。如果诊疗操作在全身麻醉/深度镇痛镇静下实施，且时间较长，则可考虑持续进行体温监测，可避免出现低体温并及时发现体温升高。

7. 肌肉松弛监测。

呼吸介入诊疗的麻醉/镇痛镇静对肌肉松弛的要求不高，一般远小于开放手术所需剂量。因呼吸介入诊疗多数在手术室外进行，一般很少配备肌松监测仪，所以呼吸介入诊疗的肌松监测主要以观察患者肢体活动、肌肉张力为主。

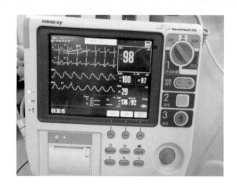 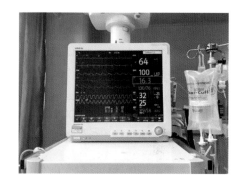

图 25-22　基本监测　　　图 25-23　有创动脉内持续测压及中心静脉持续测压

8. 内环境监测。

对于诊疗操作时间较长者，建议每小时复查床边血气分析、电解质、乳酸，以便及时

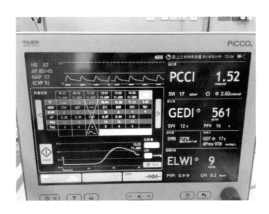

图 25-24　PICCO2 监测血流动力学参数

调整。

9. 术中知晓的预防及随访。

在诊疗麻醉/镇痛镇静甚至全身麻醉实施过程中,可能有部分患者对操作者或者周边人员说话有记忆,需要进行防范,加强麻醉/镇痛镇静深度评估,防范术中知晓发生。

六、呼吸介入诊疗麻醉/镇痛镇静恢复期的管理

1. 呼吸介入诊疗完成后,如预期患者可以在短时间苏醒并脱离呼吸机、去除人工气道,可在操作区域恢复后转运患者回病房。

2. 呼吸介入诊疗完成后,如预期需要较长时间苏醒,可暂不去除人工气道,送往恢复室或监护室等待麻醉/镇痛镇静恢复(图 25-25)。

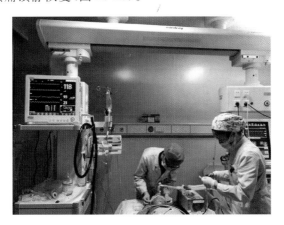

图 25-25　气道内介入诊疗后送入呼吸重症病房监护

3. 部分情况下,肌力恢复慢于意识恢复,可继续镇痛镇静,适时适量给予肌松药拮抗剂或待肌松药残余作用消失。

4. 等待麻醉/镇痛镇静恢复的场所,必须具备全面监测、各种抢救的设备,并由专人管理并做好交接及记录。

（程　林）

（校核：尚　进）

第二十六章　呼吸介入的护理协作

第一节　常规支气管镜检查的护理协作

一、用物准备

基础：电子支气管镜、2%利多卡因、0.1%肾上腺素等。

留痰灌洗：痰液收集器、20 mL注射器、无菌生理盐水等。

活检：一次性活检钳、病理标本瓶、镊子、滤纸片等。

刷检：一次性细胞刷、载玻片等。

二、术前准备

1. 患者雾化吸入2%利多卡因5 mL。

2. 患者取平卧位，吸氧，监测生命体征，建立静脉通道，遵医嘱经静脉应用镇痛镇静药物。

三、操作过程（图26-1）

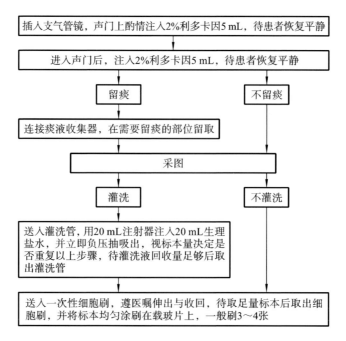

图 26-1　常规支气管镜操作过程

第二节　经支气管镜肺活检术的护理协作

一、用物准备

支气管镜、痰液收集器、2%利多卡因、0.1%肾上腺素、无菌生理盐水、20 mL 注射器、一次性活检钳、病理标本瓶、滤纸片、抢救药品及物品(图 26-2)等。

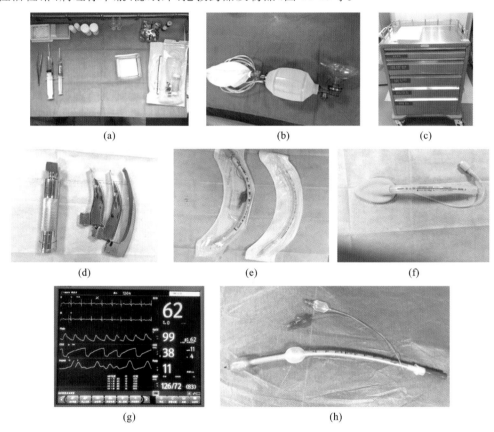

图 26-2　用物准备

(a)基础用物；(b)呼吸气囊；(c)抢救车；(d)喉镜；(e)气管导管；(f)喉罩；(g)心电监护仪；(h)安全导管

二、术前准备

1. 患者雾化吸入 2%利多卡因 5 mL。

2. 患者取平卧位，吸氧，监测生命体征，建立静脉通道，遵医嘱经静脉应用镇痛镇静药物。

三、术中配合

1. 医生插入支气管镜，按一般检查流程注入利多卡因，检查气管腔情况并留取图像及影像资料。

2. 送入活检钳,遵医嘱张开、闭合钳取肺组织,退出活检钳,用镊子夹取滤纸挑出肺组织放入病理标本瓶中,重复以上操作至标本量足够或患者不能耐受,一般钳取 4～6 块组织。

3. 钳取组织过程中若发生出血,遵医嘱及时在腔内应用 0.1% 肾上腺素,冰无菌生理盐水喷注或静脉应用止血药。

四、术后护理及宣教

1. 嘱患者术后禁食、禁饮 2 h,待喝水无呛咳后方可进食。

2. 告知主管医生、护士及家属,待患者麻醉药药效完全过后再自主活动,注意保护患者安全。

3. 活检术后一般会出现痰中带血或血痰,嘱患者无须紧张,若有不适应及时告知主管医生。

第三节　经支气管镜针吸活检术的护理协作

一、用物准备

电子支气管镜、穿刺针(图 26-3)、20 mL 注射器、痰液收集器、无菌生理盐水、纱布、2%利多卡因、病理标本瓶、载玻片、石蜡油等。

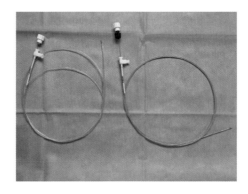

图 26-3　穿刺针

二、术前准备

1. 评估患者心电图、血常规、出凝血时间、血压、胸部增强 CT,若发现异常应及时报告医生。

2. 术前告知禁食、禁饮 6～8 h,穿刺的必要性、风险性,术前停服抗凝药物 7 天。

3. 签署知情同意书。

4. 建立静脉通道,遵医嘱应用镇痛镇静药物。

三、术中配合

1. 协助医生送镜穿刺,当看见穿刺针金属环方可推出针头锁住,协助固定穿刺针,穿刺成功后,注射器与穿刺针紧密连接,保持负压持续 40 s 以上,抽吸完后解除负压,缩回针头并迅速退出支气管镜活检孔,穿刺过程中注意避免穿刺针在支气管镜活检通道内弹出针头,损伤支气管镜,推出针头时避免直接刺向黏膜损伤气道壁(图 26-4(a)、图 26-4(b)、图 26-4(c))。

2. 病理涂片配合:穿刺完毕,退出穿刺针,在穿刺针末端连接注射器,用力快速地推针栓将 TBNA 吸出物推至载玻片上(图 26-4(d)),立即涂片。使其尽可能薄而均匀,并迅速放入 95%酒精中固定,送病理科行 HE 染色和显微镜观察。

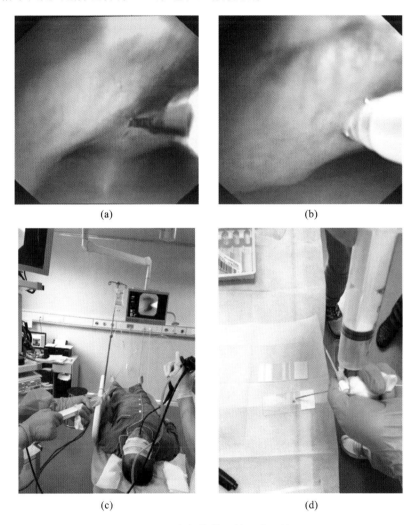

(a)　　　　　　　　　　　　(b)

(c)　　　　　　　　　　　　(d)

图 26-4　支气管镜下针吸淋巴结

(a)出针;(b)穿刺;(c)注射器负压抽吸;(d)推针栓

3. 每次取完标本均需对穿刺针的外套使用 75%酒精纱布进行消毒,重复穿刺数针,手术时需严格遵循无菌原则。

4. 回抽时若见鞘管内有血立即停止针吸并退针。

5. 密切观察患者生命体征。

四、术后处理

1. 术后需对电子支气管镜镜体常规检查,明确是否存在漏水,若发现问题,应及时处理。

2. 与助手双人核对标本及患者信息,做好登记。

3. 做好术后宣教,嘱患者术后勿剧烈咳嗽,术后禁食、禁饮 2 h,待饮水无呛咳后方可进食,待麻醉药药效过后再自主活动,术后可能会出现痰中带血或血痰,嘱患者无须紧张,若有不适应及时告知主管医生。

第四节　经支气管镜冷冻治疗的护理协作

一、用物准备

电子支气管镜、冷冻治疗仪(图 26-5)、冷冻探针、2％利多卡因、0.1％肾上腺素、20 mL注射器、纱布、石蜡油、无菌生理盐水等。

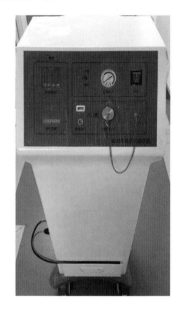

图 26-5　冷冻治疗仪

二、术前准备

1.冷冻治疗仪的准备:冷冻治疗仪在使用前应放置在室温 18～26 ℃的环境中不少于5 h,检查制冷剂是否充足,检测冷冻探针是否正常工作。

2. 做好心理护理,消除患者的紧张、恐惧心理。

3. 签署知情同意书。

4. 建立静脉通道,遵医嘱应用镇痛镇静药物。

三、术中配合

1. 同常规支气管镜检查。

2. 严密监测患者的反应及生命体征。

3．医生进镜，冷冻探头经支气管镜的工作通道插入，冷冻探头的金属末端必须离支气管镜远端 5 mm 以上，冷冻探头的金属末端要尽可能置于病灶上或深入病灶内，踩下脚踏选择开关，金属末端结冰变白，松开开关后让其自然融化，30～60 s 后重复以上过程数次。

4．采用冻融方法时需待复温以后再拨动冷冻探针，冻切时连同支气管镜一起拨动，若阻力太大，勿强行操作，应松开脚踏选择开关，待自然复温。

5．若有出血立即给予冰无菌生理盐水或冰 0.1％肾上腺素行支气管镜下止血。

6．及时清除冷冻探针上的污物。

冷冻治疗见图 26-6。

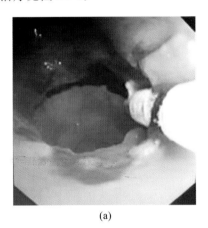 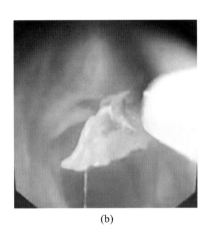

(a)　　　　　　　　　(b)

图 26-6　冷冻治疗

(a)冻融；(b)冻切

四、术后处理

1．做好术后宣教，告知家属及患者术后禁食、禁饮 2 h，待喝水无呛咳后方可进食，待麻醉药药效过后再自主活动，注意保护患者安全。术后可能会出现痰中带血或血痰，嘱患者无须紧张，若有不适应及时告知主管医生。

2．冷冻治疗仪及其附件的处理。用 75％酒精擦拭冷冻治疗仪及连接导管，冷冻探针清洗后送去消毒。

第五节　支气管镜下热治疗的护理协作

一、用物准备

电子支气管镜、激光治疗仪及光纤导管(图 26-7)、高频电治疗仪及附件(圈套器、电刀、氩气喷管等)(图 26-8)、2％利多卡因、20 mL 注射器、纱布、无菌生理盐水等。

二、术前准备

1．了解病情及评估患者(术前检查资料是否完善，了解患者的病情，确定需要进行的手

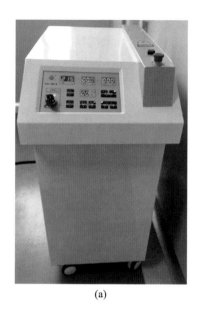
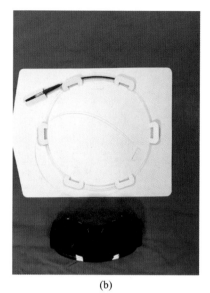

(a)   (b)

图 26-7　激光治疗仪及光纤导管

（a）激光治疗仪；（b）光纤导管

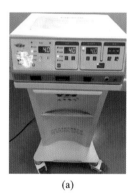
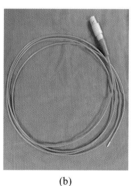
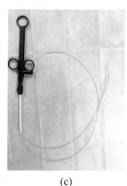
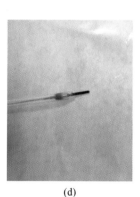

(a)   (b)   (c)   (d)

图 26-8　高频电治疗仪及附件

（a）高频电治疗仪；（b）氩气喷管；（c）圈套器；（d）电刀

术项目，选择治疗仪），禁食、禁饮 6 h。

2. 做好心理护理，缓解患者的紧张、焦虑情绪，取得患者的配合。

3. 签署知情同意书。

4. 高频电治疗仪的准备：贴电极贴，打开气源，调节参数，连接附件。

5. 激光治疗仪准备：选择体外测试器械，并选择合适的功率。

6. 建立静脉通道，遵医嘱应用镇痛镇静药物。

三、术中配合

1. 一般在全麻下进行。

2. 严密监测患者的反应及生命体征，所有患者术中均应通过鼻、口或人工气道给予吸氧,并通过吸氧使患者的血氧饱和度维持在90％以上。

3. 操作时调节氧气浓度,控制在40％以下,各种热疗器械至少伸出支气管镜操作通道外1～2 cm,保证手术视野清晰,防止气道内失火或支气管镜损伤。

4. 圈套器伸出的大小要根据肿物的大小不断调节,当完全置于病灶的基底部或遇有阻力时告知操作者,操作者开启脚踏选择开关,启动电切割,缓慢回收,力度要均匀,切记勿太用力,当有落空感时告知操作者,松开脚踏选择开关,将切割下来的病变组织用异物钳取出。

5. 及时清理氩气磁头上的污物,避免堵塞管道,观察氩气磁头是否缺损,若发现缺损应立即更换。

6. 光导纤维经支气管镜工作通道插入,动作轻柔,防止光导纤维折断。

7. 操作结束后氧气浓度调为100％。

相关手术图片见图26-9至图26-12。

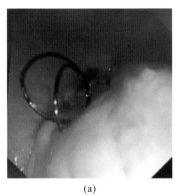 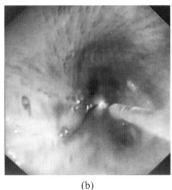 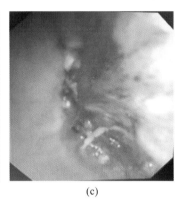

(a)　　　　　　　　　　(b)　　　　　　　　　　(c)

图 26-9　激光烧灼缝线

(a)治疗前;(b)治疗中;(c)治疗后

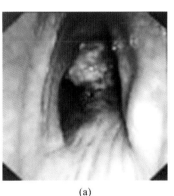 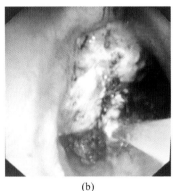 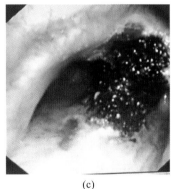

(a)　　　　　　　　　　(b)　　　　　　　　　　(c)

图 26-10　电凝治疗隆突肿瘤

(a)治疗前;(b)治疗中;(c)治疗后

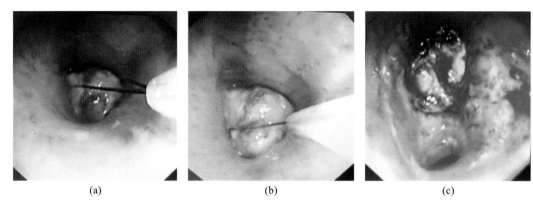

(a)　　　　　　　　　　(b)　　　　　　　　　　(c)

图 26-11　高频电圈套治疗左侧支气管肿物

(a)治疗前;(b)治疗中;(c)治疗后

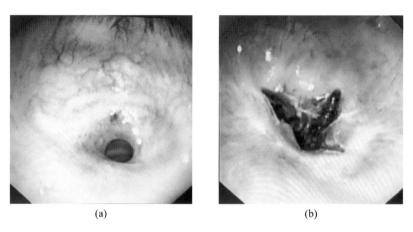

(a)　　　　　　　　　　　　(b)

图 26-12　电刀电切治疗气管狭窄

(a)治疗前;(b)治疗后

四、术后处理

1. 做好术后宣教,告知家属,患者术后禁食、禁饮 2 h,待喝水无呛咳后方可进食,待麻醉药药效过后再自主活动,术后可能会出现痰中带血或血痰,嘱患者无须紧张,若有不适应及时告知主管医生。

2. 治疗仪及其附件的处理:使用完毕关开关,释放余气,及时清理器械上的污物,清洗消毒。

第六节　经支气管镜球囊扩张操作的护理协作

一、用物准备

电子支气管镜(内径≥2.8 mm)、扩张用压力泵(图 26-13)、三通接头、高压球囊

（图 26-14）、2％利多卡因、0.1％肾上腺素、20 mL 注射器、纱布、石蜡油、无菌生理盐水等。

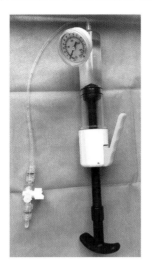

图 26-13　压力泵

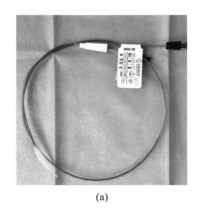

(a)

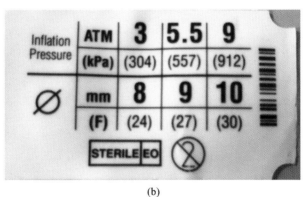

(b)

图 26-14　高压球囊

二、术前准备

1．同常规支气管镜检查。

2．严密监测患者的反应及生命体征。

3．选择合适的球囊，连接压力泵，用压力泵注入无菌生理盐水排气，并检查球囊有无破损。

4．建立静脉通道，遵医嘱应用镇痛镇静药物。

5．术前宣教（如何表达疼痛、憋闷感）。

三、术中配合

1．医生进镜，到达需要扩张的部位。

2．送入充分润滑的球囊，待球囊进入狭窄部位（图 26-15），开始旋转压力泵旋钮到达要求的压力，扩张 30 s 左右，听医生指令收球囊，观察患者及病变部位情况，若无异常及出血，可重复以上过程,扩张动作应迅速,扩张压力应由小到大,首次扩张时间≤1 min,无撕裂、出血可逐渐增加扩张的压力,压力不要超过球囊可承受的最大压力,压力大不等于效果好。

3. 退出球囊时动作应轻柔,球囊回抽彻底,及时清除污物。

4. 有出血立即给予冰无菌生理盐水或冰 0.1% 肾上腺素行支气管镜下止血。

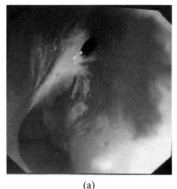 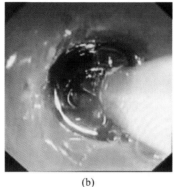 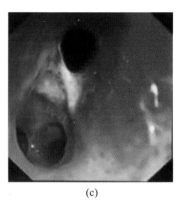

(a)   (b)   (c)

图 26-15 左上叶支气管狭窄球囊扩张治疗

(a)治疗前;(b)球囊扩张中;(c)治疗后

四、术后宣教及处理

1. 做好术后宣教,告知家属,患者术后禁食、禁饮 2 h,待喝水无呛咳后方可进食,待麻醉药药效过后再自主活动,术后可能会出现痰中带血或血痰,嘱患者无须紧张,若有不适应及时告知主管医生。

2. 扩张用压力泵的处理:排水,擦拭(75%酒精)。

第七节 经支气管镜肺减容术的护理协作

一、用物准备

电子支气管镜(工作通道内径为 2.8 mm)、Chartis 系统(肺评估系统)、喉罩、2%利多卡因、20 mL 注射器、纱布、石蜡油、无菌生理盐水、抢救药品及物品等。

二、术前准备

1. 完善胸片、胸部 CT、肺功能、心电图、出凝血时间等检查。

2. 详细告知患者治疗相关风险和可能的获益情况。

3. 请患者或家属签署知情同意书。

4. 加强心理护理,做好宣教工作,术前禁食、禁饮 4~6 h。

5. 建立静脉通道。

三、术中配合

1. 同常规支气管镜检查。

2. 严密监测患者的反应及生命体征。

3. 连接好 Chartis 系统。

4. 医生进镜，导管经支气管镜的工作通道插入，将导管推进至目标治疗部位，球囊充气（图 26-16(a)），通过对靶区域内气流和压力的测量，计算出阻力（图 26-16(b)），选择是否放置单向活瓣，并记录肺段位置。

5. 选择合适的活瓣，将活瓣装载到与之大小匹配的释放导管内后（图 26-16(c)），通过支气管镜工作通道，置入靶肺叶段支气管开口位置即可（图 26-16(d)至图 26-16(f)）。

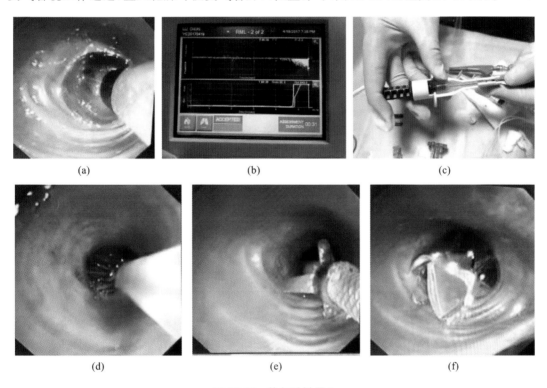

(a)　　　　　　　　　　(b)　　　　　　　　　　(c)

(d)　　　　　　　　　　(e)　　　　　　　　　　(f)

图 26-16　单向活瓣置入

(a)球囊充气；(b)旁路通气检测；(c)装载活瓣；(d)活瓣置入；(e)退置入器；(f)活瓣置入后

四、术后护理

1. 做好术后宣教，告知家属，患者术后禁食、禁饮 2 h，待喝水无呛咳后方可进食，待麻醉药药效过后再自主活动。术后可能会出现痰中带血或血痰，嘱患者无须紧张，若有不适应及时告知主管医生。

2. 并发症的处理：如患者出现气促，剧烈咳嗽后呼吸困难，考虑为活瓣移位，应尽快通知医生，配合医生处理，取出活瓣。

第八节　支气管热成形术的护理协作

一、用物准备

电子支气管镜(工作通道内径为 2 mm、外径小于 5 mm)、美国波科公司研发的 ALAIR 支气管热成形系统(支气管热成形射频控制器见图 26-17(a)、支气管热成形导管)、2%利多卡因、20 mL 注射器、纱布、石蜡油、无菌生理盐水、灭菌用水、喉罩、抢救药品及物品等。

二、术前准备

1. 完善胸片、胸部 CT、肺功能、心电图、出凝血时间等检查。
2. 详细告知患者支气管热成形术治疗相关风险和可能的获益情况。
3. 请患者或家属签署知情同意书。
4. 加强心理护理,做好宣教工作,术前禁食、禁饮 4~6 h。
5. 建立静脉通道。
6. 连接电极及导管,开机处于备用状态。

三、术中配合

1. 同喉罩通气,呼吸机辅助呼吸,进行支气管镜检查。
2. 严密监测患者的反应及生命体征。
3. 制订治疗计划(图 26-17(b))。
4. 医生进镜,导管经支气管镜的工作通道插入,将导管推进至治疗部位,在目标范围内,遵医嘱张开网篮直至 4 个电极接触气道(图 26-17(d)),踩一下脚踏选择开关激活射频,四声短音后长音表示激活结束,关闭网篮,向近端移动 5 mm 后定位,重复动作直至完成整段需要治疗的部位。张开网篮,不要过度扩张,过度扩张网篮可能导致网篮反转。
5. 网篮反转或者网篮痰液过多将影响电极与气道壁接触,射频失败。将导管从支气管镜中取出,将网篮张开,将其在装灭菌用水的容器中用力转动,清洗网篮(图 26-17(e)),若网篮反转可用针头拨正。
6. 正确记录治疗部位,每个激活部位仅可接受一次治疗。必须确保记得哪些地方已治疗过,不要治疗右中肺叶。

四、术后护理

做好术后宣教,嘱患者术后禁食、禁饮 6 h,待喝水无呛咳后方可进食,待麻醉药药效过后再自主活动,术后可能会出现气短、喘息、痰中带血或血痰,嘱患者无须紧张,若有不适应及时告知主管医生。

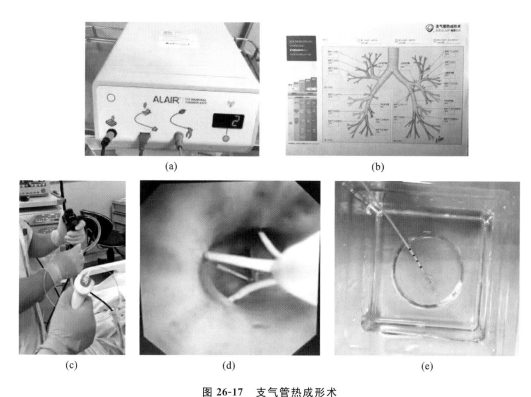

图 26-17　支气管热成形术

（a）支气管热成形射频控制器；（b）治疗计划；（c）治疗中；（d）张开网篮；（e）清洗网篮

第九节　大容量全肺灌洗术的护理协作

一、用物准备（图 26-18）

电子支气管镜（直径 2.8 mm）、双腔管、喉镜、一次性插管包、胶布、灌洗管、三叉管、2%利多卡因、20 mL 注射器、纱布、石蜡油、无菌生理盐水、抢救药品及物品等。

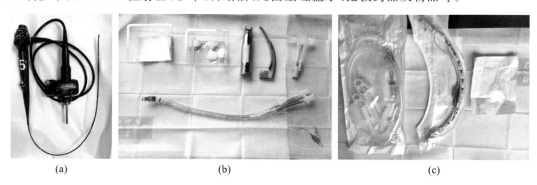

图 26-18　大容量全肺灌洗用物

（a）超细支气管镜；（b）双腔管、喉镜；（c）灌洗管、三叉管、气管插管导管

二、术前准备

1. 了解病情及评估患者,术前检查患者资料是否完善,术前禁食、禁饮 4～6 h,摘除义齿,有活动义齿的用线拴好并固定。

2. 做好心理护理:缓解患者的焦虑情绪,取得患者的配合。

3. 建立静脉通道,留置导尿管。

4. 无菌生理盐水加热到 37 ℃。

三、术中配合

1. 在全麻下进行,严密监测患者的反应及生命体征变化。

2. 检查双腔管气囊,充分润滑双腔管,协助医生插管,双腔管过声门则拔除导丝,插管成功后充气囊,连接呼吸机管道,呼吸机辅助通气,用超细支气管镜通过双腔管上通道观察及调整双腔管位置(图 26-19(a)),位置合适(图 26-19(b))后给予妥善固定。

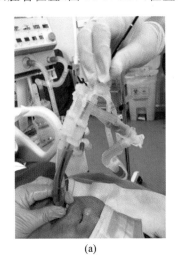 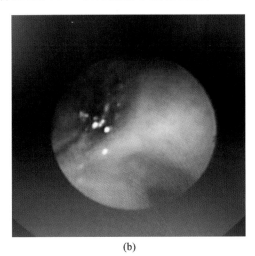

(a)   (b)

图 26-19 双腔管在气管内位置

(a)用超细支气管镜调整双腔管位置;(b)双腔管位置合适

3. 正确连接灌洗管路(图 26-20(b)),调整呼吸机参数(图 26-20(c)),改为单肺通气(左或右)(图 26-20(d)),每次灌洗液量不超过 1000 mL,压力高度 50～60 cm,灌洗中观察灌洗引流液的浑浊度、颜色,并注意观察灌洗液流速是否均匀,出入量是否相符,一般情况总出量少于总灌入量,不超过 1000 mL,若超过 1000 mL 则停止灌洗,进支气管镜观察双腔管是否移位,调整位置并将患者肺内液体快速吸出。

4. 每灌注 3000 mL 需行灌洗侧肺纯氧通气(图 26-20(e)),灌入量达到总灌洗量 1/2 时,遵医嘱给予脱水、激素等相应治疗,灌洗全过程血氧饱和度在 90% 以上。

5. 在灌洗过程中适当震动、叩击灌洗侧胸壁,以保证灌洗效果。

6. 灌洗完毕,拔除双腔管,更换气管插管(图 26-20(f)),呼吸机辅助通气 4～6 h 后,再拔除气管插管。

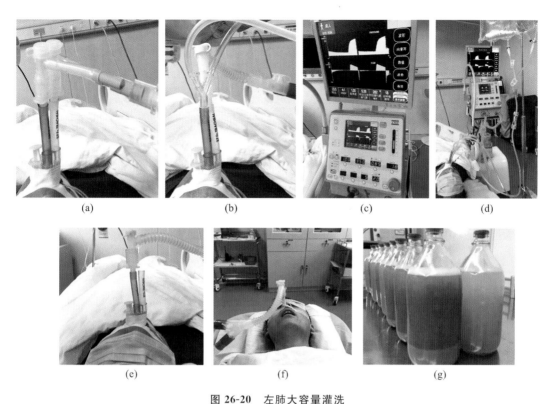

图 26-20　左肺大容量灌洗

(a)双肺通气;(b)右肺通气、左肺接灌洗管路;(c)调整呼吸机参数;(d)灌洗中;

(e)左肺通气;(f)更换气管插管;(g)灌洗引流液

四、术后护理

1. 做好术后宣教,嘱患者术后禁食、禁饮 6 h,床头抬高 $30°\sim40°$,鼓励患者咳痰,保持呼吸道通畅。

2. 注意保暖。

3. 给予氧气吸入及心电监护。

第十节　EBUS-TBNA 的护理协作

一、用物准备

超声支气管镜(图 26-21)、水囊、专用镊子、20 mL 注射器、输液连接管、穿刺针(图 26-22)、痰液收集器、无菌生理盐水、纱布、滤纸、2%利多卡因、病理标本瓶、载玻片、石蜡油等。

二、术前准备

1. 连接好输液连接管和装满盐水的 20 mL 注射器,排气,接到超声支气管镜上(图 26-23(a))。

2. 用专用镊子将水囊装到超声支气管镜前端超声探头上,排气(图 26-23(b))。

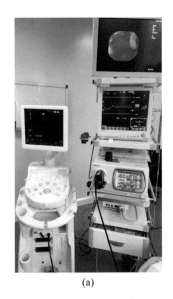
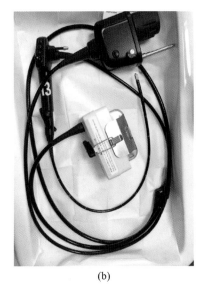

(a)   (b)

图 26-21　超声支气管镜

(a)超声支气管镜主机；(b)超声支气管镜

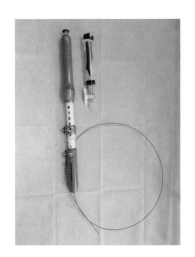

图 26-22　穿刺针

3. 开启电源、超声主机、光源，在超声支气管镜上涂抹石蜡油润滑。

三、术中配合

1. 先行常规支气管镜检查，再连接超声处理器。

2. 医生进镜，根据需要穿刺部位的位置选择是否需要水囊以及水囊的大小。

3. 转换超声图像，医生寻找到病灶后，送入穿刺针(图 26-23(c)和图 26-23(d))，待医生调节外鞘管后，协助医生送镜穿刺，穿刺成功后，退出穿刺针，连接注射器施加负压(图 26-23(e))，固定镜身，医生在超声图像引导下在目标病灶内反复移动针芯滑动把手 10~20 次，卸下注射器，退出穿刺针。

4. 将穿刺针尖端递给助手悬于载玻片上，送入穿刺针，将第一滴液体滴在载玻片上以制备细胞学标本,继续插入穿刺针直至其到达远端,以便将组织物推至病理标本瓶中(图 26-23(f)),回撤穿刺针,利用气压将吸引穿刺针内残留的组织物推至载玻片以制备细胞学标本。

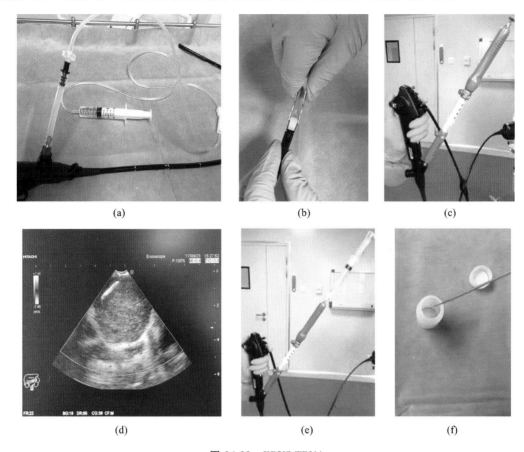

(a)　　　　　　　　　　(b)　　　　　　　　　　(c)

(d)　　　　　　　　　　(e)　　　　　　　　　　(f)

图 26-23　EBUS-TBNA

(a)连接管路和注射器;(b)安装水囊;(c)进针;(d)超声显示进针位置;
(e)连接注射器负压抽吸;(f)将组织物推至病理标本瓶中

5. 用 20 mL 注射器抽取 1～2 mL 无菌生理盐水及空气冲洗穿刺针,冲洗完毕插回穿刺针,每次取完标本均需对穿刺针的外套使用 75% 酒精纱布进行消毒,重复穿刺数针,手术时需严格遵循无菌原则。

6. 穿刺时如发现血液被吸入注射器,应立即停止针吸并退针。

四、术后处理

1. 切换至镜下图像,关闭超声主机、光源、电源,协助医生拔出超声支气管镜送去清洗。

2. 术者与助手两人核对标本及患者信息,做好登记。

3. 做好术后宣教,嘱患者术后勿剧烈咳嗽,术后禁食、禁饮 2 h,待喝水无呛咳后方可进食,待麻醉药药效过后再自主活动,术后可能会出现痰中带血或血痰,嘱患者无须紧张,若有不适应及时告知主管医生。

4. 操作结束后,及时对超声支气管镜进行测漏。

第十一节　经支气管镜气管、支气管金属支架置入的护理协作

一、用物准备

电子支气管镜、扩张用压力泵、三通接头、高压球囊、高频电治疗仪及附件、鳄鱼嘴异物钳、斑马导丝、2%利多卡因、20 mL 注射器、纱布、石蜡油、无菌生理盐水、0.1%肾上腺素、抢救药品及物品等。

二、术前准备

1. 了解病情及评估患者,术前禁食、禁饮 4～6 h,摘除义齿,有活动义齿的用线拴好并固定。

2. 用压力泵注入无菌生理盐水排气,进行高频电治疗仪的准备(贴电极贴,打开气源,调节参数,连接附件)。

3. 建立静脉通道。

三、术中配合

1. 同常规支气管镜检查。

2. 严密监测患者的反应及生命体征,所有患者术中均应通过口、鼻或人工气道给予吸氧,并通过吸氧使患者的血氧饱和度维持在 90%以上,用一次性口罩或治疗巾遮盖患者双眼,避免损伤眼睛。

3. 测量气管、支气管狭窄的长度,选择合适的支架。

4. 充分润滑斑马导丝,将导丝从支气管镜活检孔插入,越过气管狭窄或瘘口部位(图 26-24(b)),退出支气管镜时,应固定导丝,勿使导丝移位。润滑后的支架及专用置入器经导丝引入到狭窄气管远端 1 cm 时(图 26-24(c)),退出导丝,释放支架,待支架释放后退出置入器(图 26-24(d)),如支架放置位置不合适,用鳄鱼嘴异物钳钳住支架金属丝,配合医生同支气管镜一起轻轻推送至合适的位置。

5. 有出血时立即给予冰无菌生理盐水或冰 0.1%肾上腺素行支气管镜下止血。

6. 支架未完全膨胀开给予球囊扩张:球囊扩张的压力应由小到大,首次扩张时间在 1 min 以内,观察支架膨胀情况,球囊退出时动作应轻柔,球囊回抽彻底,及时清除污物。

四、术后宣教及处理

1. 做好术后宣教,嘱患者术后禁食、禁饮 2 h,待喝水无呛咳后方可进食,待麻醉药药效过后再自主活动,术后可能会出现痰中带血或血痰,嘱患者无须紧张,若有不适应及时告知主管医生。

2. 剧烈咳嗽时遵医嘱给予镇咳剂,避免引起支架移位。

3. 并发症的处理:支架移位是支架置入术后最严重的并发症,如患者出现气促,剧烈咳

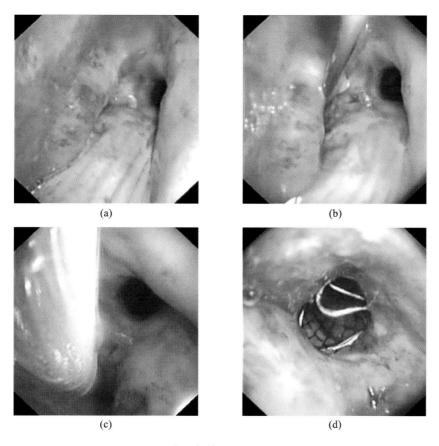

(a)

(b)

(c)

(d)

图 26-24　左主支气管狭窄给予金属支架置入

(a)隆突;(b)导丝放入左主支气管;(c)导丝引导支架专用置入器到左主支气管狭窄远端;(d)金属支架置入后

嗽后呼吸困难,考虑为支架移位,应尽快通知医生,配合医生处理。可取出支架重新放置或更换新支架。

4. 扩张用压力泵的处理:排水,擦拭(75%酒精)。

第十二节　硬质支气管镜的护理协作

一、用物准备

1. 设备、器材的准备:硬质支气管镜(简称硬镜)主机(图 26-25(a))、套管(图 26-25(b))、套管密封盖子、各类钳子(图 26-25(c))、直视式内镜(图 26-25(d))、电子支气管镜等。

2. 操作台的准备:碘伏纱布、温开水、无菌生理盐水等。

3. 药品及物品:凝血酶冻干粉、0.1%肾上腺素、各种型号的气管插管、喉镜、安全导管、球囊扩张导管、2%利多卡因、斑马导丝、压力泵等。

二、术前准备

1. 了解病情及评估患者(了解患者的病情,确定需要进行的手术项目,术前检查资料是

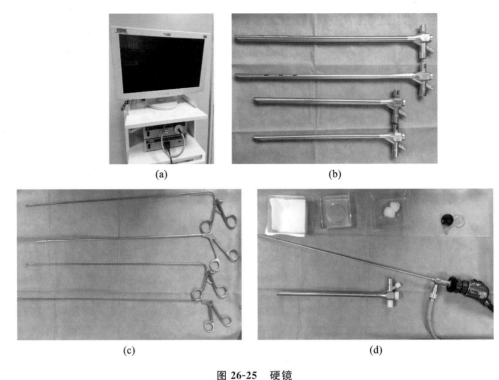

图 26-25　硬镜

(a)硬镜主机；(b)套管；(c)钳子；(d)操作台及直视式内镜

否完善），禁食、禁饮 6 h，摘除义齿，有活动义齿的用线拴好并固定，头颈不能后仰和上下颌张开困难应列为禁忌证。

2. 做好心理护理，缓解患者的焦虑情绪，取得患者的配合。

3. 请患者或家属签署知情同意书。

4. 建立静脉通道。

三、术中配合

1. 在全麻下进行，严密监测患者的反应及生命体征变化。

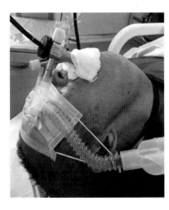

图 26-26　硬镜接呼吸机接口

2. 硬镜准备：选择合适的套管，连接光源、摄像头，调整白平衡和焦距，保持镜头清晰（可用碘伏纱布擦拭）。

3. 协助医生插入硬镜。患者肩下垫软枕，头后仰，使头、颈、肩成一条直线，硬镜插入时，注意牙齿与硬镜之间做好保护，垫纱布，插入过程中调整患者头部体位，插入成功后口腔用湿纱布填塞，侧孔密封好，连接呼吸机管道，呼吸机辅助通气，用一次性口罩或治疗巾遮盖患者双眼，避免损伤眼睛，通过密封孔进镜，电子支气管镜与硬镜结合使用（图 26-26）。

4. 硬镜下各种介入诊疗的护理协作与局麻下操作一样。

5. 手术结束后,清理口腔内填塞的纱布,吸净口腔内的分泌物,在旋转移动中退出硬镜,更换为喉罩通气,声门处给予 2% 利多卡因 5 mL 注入,以减轻声门水肿。

6. 麻醉终止,待患者呼吸吞咽反射恢复,呼之能睁眼和开口能配合时拔除喉罩,鼓励患者咳嗽、咳痰,吸引分泌物,保持呼吸道通畅。

四、术后宣教及处理

1. 做好术后宣教,嘱患者术后禁食、禁饮 6 h,待喝水无呛咳后方可进食,待麻醉药药效过后再自主活动,术后可能会出现痰中带血或血痰,嘱患者无须紧张,若有不适应及时告知主管医生。

2. 饮食护理:术后多数患者有咽部不适,鼓励患者进食温凉流质、半流质饮食。

3. 硬镜:清洗及消毒。

第十三节　经硬质支气管镜硅酮支架置入的护理协作

一、用物准备

电子支气管镜、硬质支气管镜(简称硬镜)、各种镜管、钳子、专用推送器(图 26-27)、扩张用压力泵、三通接头、高压球囊、高频电治疗仪及附件、喉罩、2% 利多卡因、20 mL 注射器、纱布、石蜡油、无菌生理盐水、0.1% 肾上腺素等。

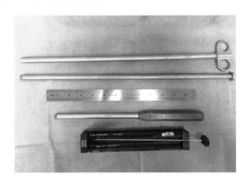

图 26-27　推送器

二、术前准备

1. 了解病情及评估患者,术前禁食、禁饮 4～6 h,摘除义齿,有活动义齿的用线拴好并固定,头颈不能后仰和上下颌张开困难的应列为禁忌证。

2. 用压力泵注入无菌生理盐水排气,准备好高频电治疗仪(贴电极贴,打开气源,调节参数,连接附件)。

3. 硬镜准备:选择合适的套管,连接光源、摄像头,调整白平衡和焦距,保持镜头清晰(可用碘伏纱布擦拭)。

4. 建立静脉通道。

三、术中配合

1. 严密监测患者的反应及生命体征变化。

2. 建立人工气道的配合:协助医生插入硬镜,患者肩下垫软枕,头后仰,使头、颈、肩成一条直线。用一次性口罩或治疗巾遮盖患者双眼,避免损伤眼睛。硬镜插入时,注意牙齿与硬镜之间做好保护,防止损伤,插入成功后口腔用湿纱布填塞,侧孔密封好,连接呼吸机管道,呼吸机辅助通气,通过密封孔进镜,电子支气管镜与硬镜结合使用。观察硬镜位置,确定置入位置正确后,给予妥善固定。

3. 测量气管、支气管狭窄的长度及瘘口大小,选择合适的支架。

4. 将支架安置于专用推送器内,协助医生通过硬镜将载有支架的推送器送入病变段支气管,用推送杆将支架推出并置入病变段支气管,退出推送器及推送杆,通过电子支气管镜观察支架位置并调整。如支架未充分膨胀开,给予球囊扩张,使支架完全膨胀紧贴支气管镜壁,以达到治疗目的。

5. 有出血者立即给予冰无菌生理盐水或冰 0.1% 肾上腺素行支气管镜下止血。

6. 手术结束后,清理口腔内填塞的纱布,吸净口腔内的分泌物,在旋转移动中退出硬镜,更换为喉罩通气,并妥善固定喉罩。

7. 麻醉终止,待患者呼吸吞咽反射恢复,呼之能睁眼和开口能配合时拔除喉罩,鼓励患者咳嗽、咳痰,吸引分泌物,保持呼吸道通畅。

四、术后宣教及处理

1. 做好术后宣教,床头抬高 30°～40°,告知家属,患者术后禁食、禁饮 6 h,待喝水无呛咳后方可进食,待麻醉药药效过后再自主活动,术后可能会出现痰中带血或血痰,嘱患者无须紧张,若有不适应及时告知主管医生。

2. 饮食护理:术后多数患者有咽部不适,鼓励患者进食温凉流质、半流质饮食。

3. 并发症的处理:支架移位是支架置入术后最严重的并发症,如患者出现气促,剧烈咳嗽后呼吸困难,应考虑为支架移位,需要尽快通知医生,配合医生处理。取出支架重新放置或更换新支架。

4. 扩张用压力泵的处理:排水,擦拭(75% 酒精)。

5. 硬镜:清洗及消毒。

第十四节　支气管镜引导下粒子植入的护理协作

一、评估病情

1. 了解患者的血常规,出凝血时间,常规心电图,胸部 CT,以明确病变形态特点、血供及病变与心脏大血管的关系等。

2. 做好心理护理,消除患者的紧张、恐惧心理。

二、术前准备

1. 根据治疗计划确定粒子种类、活度、数量后,提前申请,以确定手术日期。

2. 粒子领回后应在带有屏蔽功能的粒子装置内,认真核对粒子数目及活度后装入专用粒子消毒装置中,贴上标签,登记,送供应室行高压消毒。

3. 电子支气管镜、穿刺针(王氏穿刺针(MW-319)、COOK 针(19G))(图 24-28),2%利多卡因、20 mL 注射器、纱布、石蜡油、无菌生理盐水、0.1%肾上腺素等。

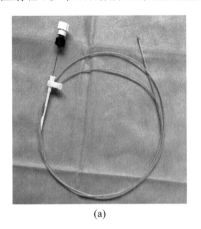 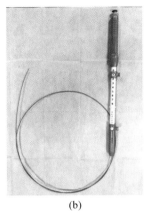

(a)　　　　　　　　　(b)

图 26-28　穿刺针

(a)王氏穿刺针(MW-319);(b)COOK 针(19G)

4. 请患者或家属签署知情同意书。

5. 建立静脉通道。

^{125}I 粒子如图 26-29 所示,粒子植入枪、推送杆如图 26-30 所示。

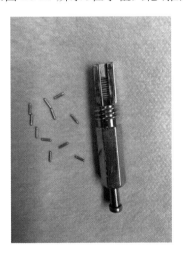 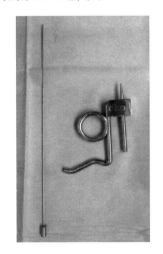

图 26-29　^{125}I 粒子　　　　　图 26-30　粒子植入枪、推送杆

三、术中配合

1. 同常规支气管镜检查。

2. 严密监测患者的反应及生命体征,所有患者术中均应通过鼻、口或人工气道给予吸氧,血氧饱和度维持在 90%以上。

3. 穿戴防护用品(图 26-31),术中严格执行无菌操作。巡检仪如图 26-32 所示。

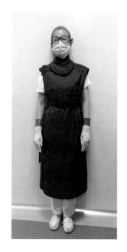

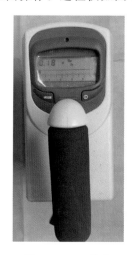

图 26-31　穿戴防护用品　　　　　图 26-32　巡检仪

4. 将粒子装入王氏穿刺针内,以防粒子遗失(图 26-33)。

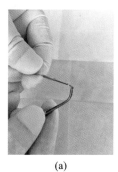

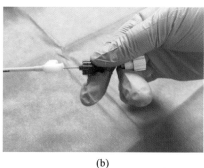

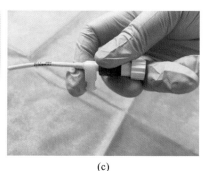

(a)　　　　　　　　　　　　　(b)　　　　　　　　　　　　　(c)

图 26-33　王氏穿刺针粒子植入示意图

(a)装入粒子;(b)进针手示意图;(c)推粒子手示意图

5. 协助医生送镜穿刺,到达病变部位,看见穿刺针金属环方可推出大针头锁住,固定穿刺针,穿刺成功后,推小针,将粒子推出,反复数次,缩回针头并迅速退出支气管镜活检孔。穿刺过程中注意避免穿刺针在支气管镜活检通道内弹出针头,损伤支气管镜,推出针头时避免直接刺向黏膜损伤气道壁。

6. 协助医生送镜穿刺,到达病变部位,送入 COOK 针(图 26-34),待医生调节外鞘管后,协助医生送镜穿刺,穿刺成功后,退出穿刺针,接粒子植入枪,通过推送杆将粒子推进针内,再送入穿刺针,将粒子推出,收针回外鞘管后退出支气管镜活检孔,其余与王氏穿刺针操作相同。

7. 每次穿刺需使用 75% 酒精纱布对穿刺针进行消毒。

8. 若有出血应立即给予冰无菌生理盐水或冰 0.1% 肾上腺素行支气管镜下止血。

9. 治疗结束后,要仔细核对粒子植入数量,检测工作场所辐射水平,以免粒子遗失造成环境污染。

10. 仔细清点未植入的粒子数,放在屏蔽的容器内,暂存于保险柜中,并通知核医学科及时回收。

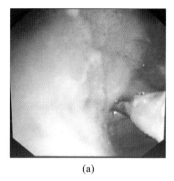
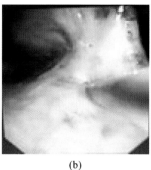
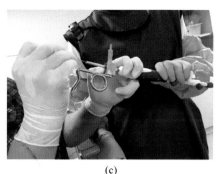

（a）　　　　　　　　　　　　（b）　　　　　　　　　　　　（c）

图 26-34　COOK 针植入粒子

（a）出针；（b）穿刺；（c）装入粒子

四、术后宣教及处理

1. 做好术后宣教，告知患者术后禁食、禁饮 2 h，待喝水无呛咳后方可进食，待麻醉药药效过后再自主活动，术后可能会出现痰中带血或血痰，嘱患者无须紧张，若有不适应及时告知主管医生。

2. 患者穿防护服，在 ^{125}I 粒子植入半年内，患者家属应控制与患者接触的时间、距离，尽量避免与患者密切接触，儿童、孕妇与患者尽量保持大于 2 m 的距离，回病房后将患者安置在单人房间或者防护隔离病房，或床与床之间距离大于 1 m。嘱患者将痰液吐在一个加盖的固定容器内，观察有无粒子咳出，若发现粒子咳出，请交给医务人员或放在屏蔽的容器内。

3. 术后需对支气管镜进行常规检查，明确是否存在漏水。

第十五节　西格玛粒子支架置入的护理协作

一、用物准备

电子支气管镜、硬镜、各种镜管、钳子、扩张用压力泵、高压球囊、高频电治疗仪及附件、喉罩、钢尺、2% 利多卡因、20 mL 注射器、纱布、石蜡油、无菌生理盐水、0.1% 肾上腺素等。

二、粒子的准备

1. 根据治疗计划确定粒子种类、活度、数量后，提前申请，以确定手术日期。

2. 粒子领回后应放在带有屏蔽功能的粒子装置内，认真核对粒子数目及活度后装入专用粒子消毒装置中，贴上标签，登记，送供应室行高压消毒。

三、术前准备

1. 了解病情及评估患者，术前禁食、禁饮 4～6 h，摘除义齿，有活动义齿的用线拴好并固定，头颈不能后仰和上下颌张开困难的应列为禁忌证。

2. 扩张用压力泵注入无菌生理盐水排气，准备好高频电治疗仪（贴电极贴，打开气源，调节参数，连接附件）。

3. 请患者或家属签署知情同意书。

4. 建立静脉通道。

四、术中配合

1. 在全麻下进行,严密监测患者的反应及生命体征。

2. 硬镜准备:选择合适的镜管,连接光源、摄像头,调整白平衡和焦距,保持镜头清晰(可用碘伏纱布擦拭)。

3. 建立人工气道的配合:协助医生插入硬镜,患者肩下垫软枕,头后仰,使头、颈、肩成一条直线。用一次性口罩或治疗巾遮盖患者双眼,避免损伤眼睛。硬镜插入时,注意牙齿与硬镜之间做好保护,垫一纱布,插入过程中调整体位,插入成功后口腔用湿纱布填塞,侧孔密封好,连接呼吸机管道,呼吸机辅助通气,电子支气管镜通过密封孔进镜。观察硬镜位置,确定置入位置正确后,给予妥善固定。

4. 对病变部位行热治疗或冷治疗。

5. 测量气管、支气管狭窄的长度,选择合适的支架。

6. 穿戴好防护用具,在屏蔽箱(图 26-35)内将粒子装入支架的粒子兜内。

7. 将支架安置于专用的置入器内,协助医生通过硬镜将载有支架的置入器送入病变段支气管,用推送杆将支架推出并置入病变段支气管,退出置入器及推送杆,通过电子支气管镜观察支架位置并调整。若支架放置位置不合适,可用鳄鱼嘴异物钳钳住支架金属丝,配合医生同支气管镜一起轻轻推送至合适位置。若支架未充分张开,可给予球囊扩张使支架完全膨胀紧贴支气管壁,以达到治疗目的。西格玛 Y 形粒子支架见图 26-36。

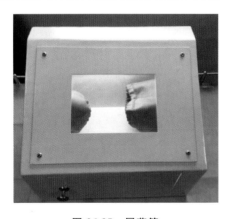

图 26-35　屏蔽箱

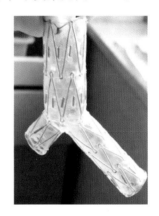

图 26-36　西格玛 Y 形粒子支架

8. 有出血者应立即给予冰无菌生理盐水或冰 0.1% 肾上腺素行支气管镜下止血。

9. 手术结束后,清理口腔内填塞的纱布,吸净口腔内的分泌物,在旋转移动中退出硬镜套管,更换为喉罩通气,并妥善固定喉罩。

10. 麻醉终止,待患者呼吸吞咽反射恢复,呼之能睁眼和开口能配合时拔除喉罩,鼓励患者咳嗽、咳痰,吸引分泌物,保持呼吸道通畅。

11. 治疗结束后,要仔细核对粒子植入数量,检测工作场所辐射水平,以免粒子遗失造成环境污染。

12. 仔细清点未植入的粒子数量,放在屏蔽的容器内,暂存于保险柜中,并通知核医学科及时回收。

五、术后宣教及处理

1. 做好术后宣教,告知家属,患者术后禁食、禁饮 6 h,待喝水无呛咳后方可进食,待麻醉药药效过后再自主活动,术后可能会出现痰中带血或血痰,嘱患者无须紧张,若有不适应及时告知主管医生。

2. 剧烈咳嗽时遵医嘱给予镇咳剂,避免引起支架移位。

3. 饮食护理:术后多数患者有咽部不适,鼓励患者进食温凉流质、半流质饮食。

4. 并发症的处理:支架移位是支架置入术后最严重的并发症,如患者出现气促,剧烈咳嗽后呼吸困难,考虑为支架移位或痰液堵塞,应尽快通知医生,配合医生处理,进行痰液冲洗、取出支架重新放置或更换新支架。

5. 患者穿防护服,在粒子植入半年内,患者家属应控制与患者接触的时间、距离,尽量避免与患者密切接触,儿童、孕妇与患者尽量保持大于 2 m 的距离,回病房后将患者安置在单人房间或者防护隔离病房,或床与床之间距离大于 1 m。嘱患者将痰液吐在一个加盖的固定容器内,观察有无粒子咳出。

6. 治疗仪及其附件的处理:及时清理器械上的污物,使用完毕释放余气。

7. 扩张用压力泵的处理:排水,擦拭(75%酒精)。

8. 硬镜:清洗及消毒。

(张彩云　杨婷婷)

(校核:王美佳)

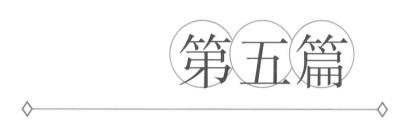

第五篇

联合篇
Lianhepian

第二十七章 呼吸介入技术的联合应用

病例 27-1 全麻下经支气管镜电刀联合冷冻术介入治疗气道肿瘤

患者,邓××,男,30 岁。咳嗽、咳痰、喘息 1 周。以"呼吸困难查因"于 2016 年 10 月 10 日入院。既往"肺不张"病史。门诊胸部 DR 示:胸部未见明显异常。入院时体格检查:体温 37.3 ℃,呼吸 20 次/分,脉搏 94 次/分,血压 105/80 mmHg,神志清楚,步入病房,浅表淋巴结未触及肿大,颈软,气管居中,胸廓对称,双肺呼吸音粗,深呼吸时可闻及少许哮鸣音,心率 94 次/分,律齐,各瓣膜听诊区未闻及病理性杂音。2016 年 10 月 13 日增强 CT(图 27-1)示:左主支气管占位性病变,左上叶舌段感染性病变。支气管镜(图 27-2)示左主支气管球形新生物堵塞管腔。于 2016 年 10 月 13 日在手术室行全麻下,喉罩接 Y 形导管,呼吸机辅助呼吸,经喉罩插入电子支气管镜,在不停止呼吸机的情况下通过电子支气管镜操作孔行电圈套器套扎左主支气管新生物内镜下切除术(图 27-3),用异物钳取出离断瘤体(图 27-4),然后用 CO_2 冷冻处理创面(图 27-5)。经以上处理后支气管镜下可见创面基本光滑平整,瘤体完全清除,管腔通畅(图 27-6)。病理检查结果:支气管平滑肌瘤。术后胸部 CT(图 27-7)检查提示:左主支气管通畅,左上叶舌段感染性病变完全吸收。

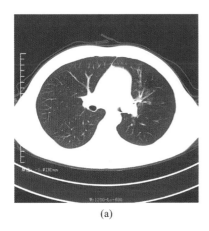
(a)

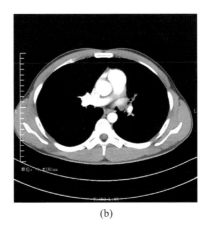
(b)

图 27-1 术前胸部增强 CT

(a)肺窗;(b)纵隔窗

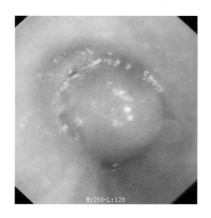

图 27-2　支气管镜下左主支气管球形新生物

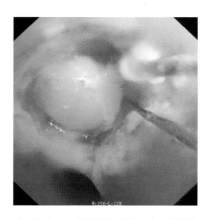

图 27-3　电圈套器套扎左主支气管新生物内镜下切除术

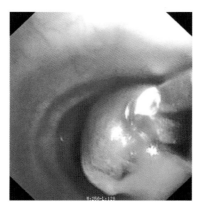

图 27-4　异物钳取出离断瘤体

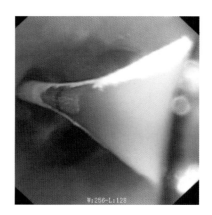

图 27-5　CO_2 冷冻处理创面

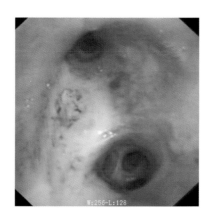

图 27-6　瘤体完全清除,管腔通畅

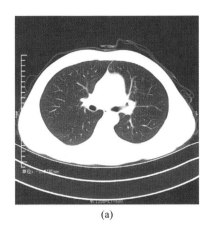
(a)

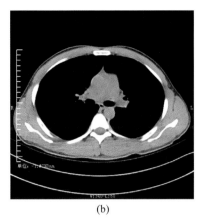
(b)

图 27-7　术后胸部 CT

(a)肺窗；(b)纵隔窗

（杨　华　向　薇）

（校核：王美佳）

病例 27-2　硬镜联合电子支气管镜及电刀术介入治疗气道肿瘤

患者,胡××,54 岁。反复咳嗽、咯血伴呼吸困难 1 年余。病后在当地卫生院及外院行止血等对症支持治疗,患者症状反复,院外行胸部 CT(图 27-8)提示“气管内软组织影”,于 2016 年 6 月 19 日入院。入院体格检查:体温 37 ℃,呼吸 21 次/分,脉搏 91 次/分,血压 110/74 mmHg;气管居中,双肺呼吸音低,桶状胸,两侧肺可闻及哮鸣音,心率 91 次/分,律尚齐,各瓣膜听诊区未闻及明显病理性杂音。2016 年 6 月 21 日 1 时 45 分,予以 2％利多卡因局部麻醉加静脉麻醉加呼吸机辅助控制通气,经口腔插入 14 号硬镜,接麻醉呼吸机,维持患者血氧饱和度在 100％。在不停止呼吸机的情况下通过硬镜后端的操作孔插入电子支气管镜,声门下 5 cm 可见新生物(图 27-9),直径约 1.5 cm,长度约 2 cm,宽基底新生物,隆突锐利,活动良好,居中;双侧支气管管腔通畅,未见新生物。经硬镜操作孔采用圈套器分次圈套

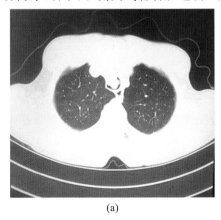
(a)

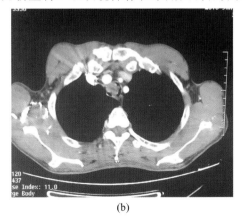
(b)

图 27-8　术前胸部 CT

(a)肺窗；(b)纵隔窗

切除新生物,以冰0.01%去甲肾上腺素盐水反复灌洗止血,用热活检钳及硬镜异物钳反复清理新生物,完全切除新生物后对基底部进行冷冻处理,术毕,拔除硬镜,插入喉罩转入ICU进行麻醉苏醒。经以上处理后支气管镜下可见创面基本光滑平整,瘤体完全清除,管腔通畅(图27-10)。术后病理诊断:(气管)腺样囊性癌,以小管和筛状结构为主。免疫变化:瘤细胞波形蛋白(+),S-100(+),P63(+),CEA(+),EMA(+),CD117(+),PAS(+),NF(−)。

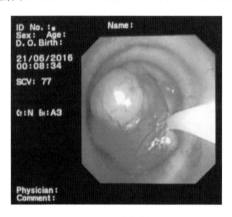

图 27-9　术前气管肿瘤

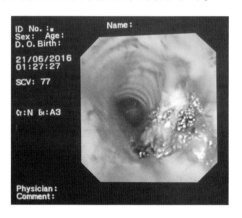

图 27-10　全麻下硬镜联合电子支气管镜
切除气管肿瘤后

(杨　华　向　薇)

(校核:王美佳)

病例 27-3　血管介入联合电刀及氩气刀术治疗气管肿瘤

患者,男,14岁,学生。因"咳嗽、咯血2个月,发现气道内肿瘤1个月"收入院。入院前2个月无明显诱因出现咳嗽,以干咳为主,伴有咯血,每天3~5口,量不多。外院行抗感染及止血对症处理,1个月前胸部CT及支气管镜检查发现气道内近右主支气管开口新生物(图27-11(a))。

入院后胸部CT示:

1. 气管下段(近分叉处)右侧壁占位性病变,CT值126 Hu,考虑为肿瘤性病变。

2. 右下肺感染,建议治疗后复查。予以先经皮血管介入栓塞治疗,再行内镜下切除肿瘤。

支气管镜术中可见,气管远端靠近右主支气管开口处菜花样新生物。应用高频电圈套器切除肿瘤组织(功率35 W)(图27-11(b)),再用氩气刀清理基底部残余肿瘤组织(功率35 W,流量1.5 L/min)。病理检查结果提示(右主支气管开口)中分化黏液表皮样癌(肿块直径1 cm),切缘处可见癌细胞。免疫组化结果显示:CK7(+),CEA(+),CK18(+),CK5/6(+),P63局部(+),Ki-67(LI<10%)。术后未行放化疗,随访至今,未见肿瘤复发(图27-11(c))。

(叶胜兰　尹　雯　胡　轶)

(校核:王美佳)

病例 27-4　经支气管镜电刀术联合球囊扩张术治疗气管狭窄1

患者,朱××,男,57岁。因"发现胸腺瘤7个月,呼吸困难1个月余"入院。患者入院前7个月发现胸腺瘤,行胸腺瘤及上腔静脉置换手术,术后患者反复肺部感染,行气管切开

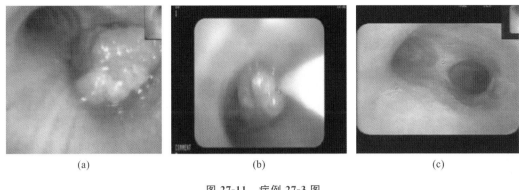

(a) (b) (c)

图 27-11　病例 27-3 图

(a)术前；(b)术中；(c)术后

及持续呼吸机辅助通气治疗，予以抗感染治疗，好转后拔管，1 个月前开始感呼吸困难，饮水呛咳。在当地医院支气管镜检查发现"声门下气管狭窄"。入院后支气管镜检查提示：气管距声门 3 cm 处可见明显狭窄(图 27-12(a))，局部肉芽组织增生，超细支气管镜可以通过，中下段管腔通畅。胸部 CT 提示气管高位局限性缩窄。遂在全麻喉罩通气下行气道内镜下治疗。术中窥及气管上段狭窄，距离声门约 3 cm，应用高频电刀清理狭窄段肉芽组织(功率 35 W)(图 27-12(b))，再应用球囊扩张气道(压力 3～7 atm(1 atm＝101.325 kPa)，每次 60 s，间隔 120 s，共 4 次)。术后窥及气管狭窄较前明显改善。前后共治疗 3 次，患者恢复良好(图 27-12(c))。

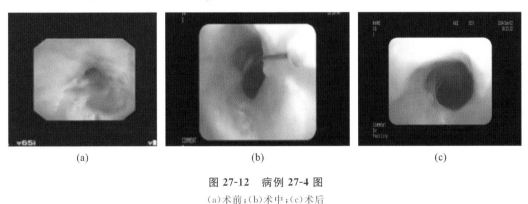

(a) (b) (c)

图 27-12　病例 27-4 图

(a)术前；(b)术中；(c)术后

(叶胜兰　尹　雯　胡　轶)

(校核：王美佳)

病例 27-5　经支气管镜电刀术联合球囊扩张术治疗气管狭窄 2

患者，男，60 岁。因"发现心肌梗死 4 个月，间断喘息 2 个月余"入院。患者于入院前 4 个月因突发心肌梗死，在外院抢救处理(气管插管)后缓解，2 个月前因"喘息"到多家医院就诊，怀疑"心衰、哮喘"，行支气管镜检查发现气管上段明显狭窄，肉芽组织增生。入院后支气管镜检查提示气管上段距离声门 2 cm 处蹼样狭窄，狭窄段直径约 4 mm，周围肉芽组织增生明显(图 27-13(a))；颈部-胸部 CT 提示气管上段声门下 2～3 cm 狭窄，累计长度 1.5 cm，管腔横径 1.1 cm。遂在全麻喉罩通气下治疗，术中先应用高频电刀在狭窄处 12 点、3 点、9 点处切开 5 mm 左右(图 27-13(b))，再应用球囊扩张气道(压力 4～6 atm，每次 30～60 s，间隔 120 s，共3次)。术后窥及气道较前明显扩张。前后共治疗6次,患者恢复良好(图27-13(c))。

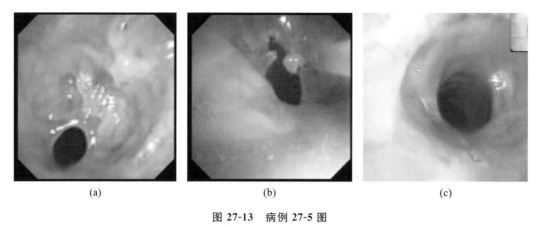

(a)   (b)   (c)

图 27-13 病例 27-5 图
(a)术前;(b)术中;(c)术后

(叶胜兰 尹 雯 胡 轶)
(校核:王美佳)

病例 27-6 经支气管镜电刀术联合氩气刀术治疗气管肿瘤

患者,陈××,男,67岁。因"肺癌术后2年余,发现声门下新生物20天"入院。患者2年前在外院因左下肺肿块行左下叶切除＋系统淋巴结清扫术,术后病理检查示:左肺高中分化鳞状细胞癌,术后恢复良好,后未行辅助放化疗及相关治疗。20天前出现呼吸困难,在当地行支气管镜检查提示声门下新生物,胸部CT示:左主支气管内占位性病变。入院后支气管镜检查示:气管接近声带处可见肿块不完全堵塞管腔,气管黏膜充血水肿;由声带至隆突开口,可见5处生长肿块,部分呈菜花样(图27-14(a))。遂在全麻喉罩通气下治疗,术中窥及声门处,可见肿块堵塞管腔,应用高频电圈套器切除肿瘤组织(功率35 W)。再用氩气刀清理残余肉芽组织(功率35 W,流量1.5 L/min)(图27-14(b))。后进入气管见气管管腔内多处有肿块,多次应用圈套器及氩气刀清理残余肉芽组织,治疗后狭窄较前改善(图27-14(c))。

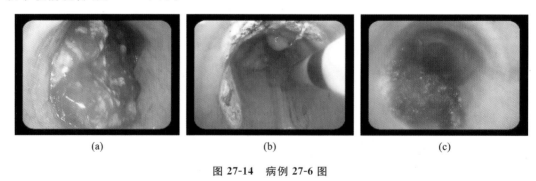

(a)   (b)   (c)

图 27-14 病例 27-6 图
(a)术前;(b)术中;(c)术后

(肖 阳 尹 雯 胡 轶)
(校核:王美佳)

病例 27-7　经支气管镜电刀术联合冷冻术治疗气管肿瘤 1

患者,男,67 岁。体检发现气管新生物。

胸部 CT 如下(图 27-15 至图 27-18)。

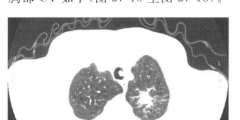

图 27-15　病例 27-7 图 1

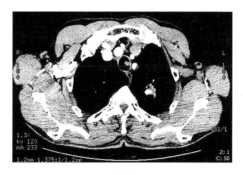

图 27-16　病例 27-7 图 2

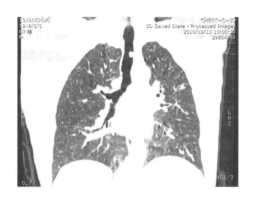

图 27-17　病例 27-7 图 3

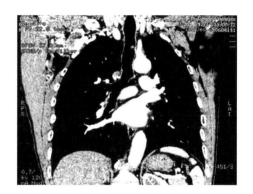

图 27-18　病例 27-7 图 4

常规支气管镜检查:气管中段左侧壁 9 点方向可见新生物突入管腔内。双侧支气管可见范围(段及亚段)内未见明显异常(图 27-19)。

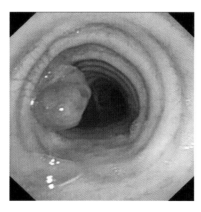

图 27-19　常规支气管镜检查

操作过程如下。

1. 先行 DSA＋栓塞治疗以减少病变处的出血。

2. 镜下介入治疗:先予以高频电圈套治疗(图 27-20),切割下大部分肿瘤组织

（图 27-21），气管壁上残留少许较宽基底的新生物组织，于此再行冷冻治疗（冻切＋冻融，冻融 3 次，每次持续 1 min 左右）（图 27-22 至图 27-24）。

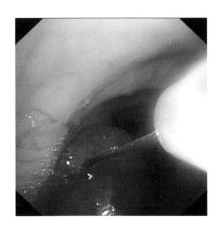

图 27-20　高频电圈套治疗

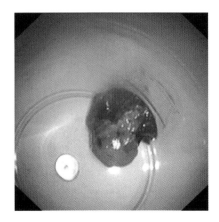

图 27-21　切割的肿瘤组织

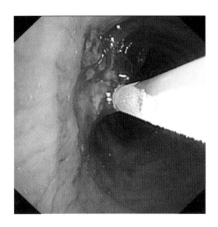

图 27-22　冻切残留肿瘤组织

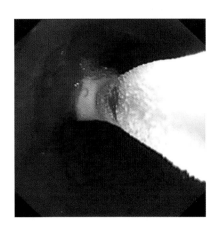

图 27-23　冻融残留肿瘤组织

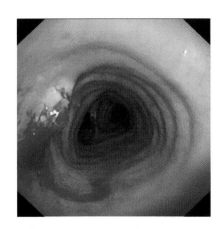

图 27-24　综合介入治疗后（高频电圈套＋冷冻治疗）

根据组织病理学(图 27-25)检查结果,患者后续于综合肿瘤科随访治疗。

病理检查报告单

病理号:▮▮▮▮▮

姓　名: ▮▮▮	性别:男　年龄:67岁	送检医院: 本院
门 诊 号:	住 院 号: ▮▮▮▮	床　号: 356

送检科室: 呼吸与危重症医学 内 镜 号:　　　　送检日期: 2016-12-20

送检材料: 气管中段左侧壁

临床诊断: 气管新生物

肉眼所见: 小瓶: 直径0.1cm组织2块
大瓶: 灰白灰红不整形组织两块1cm×1cm×0.5cm

镜下所见:

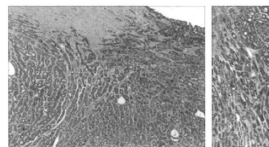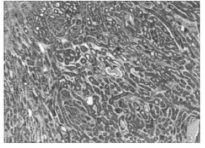

病理诊断:

(气管中段左侧壁)考虑为涎腺源性肿瘤,建议做免疫组化明确诊断。

图 27-25　气管新生物组织病理学

（左　　鹏）

（校核:尚　　进）

病例 27-8　经支气管镜电刀术联合冷冻术治疗气管肿瘤 2

患者,男,58 岁。因咽喉部有异物感行体检,发现气管内新生物。

常规支气管镜检查:气管距离声门 6 个气管环位置处可见一带蒂的新生物(基底较宽),表面见血供,支气管镜能窥见远端,隆突及双侧支气管可见范围(段及亚段)内未见明显异常(图 27-26、图 27-27)。

操作过程:

1. 先行 DSA＋栓塞治疗以减少病变处的血供,避免后续治疗中大出血。

2. 第一次介入治疗:高频电圈套＋异物钳钳取＋冷冻治疗(冻切＋冻融,冻融治疗 3 处,每处冷冻 3 次,每次持续 1 min 左右)(图 27-28 至图 27-32)。

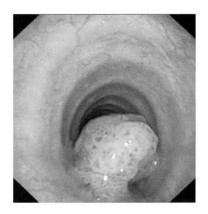

图 27-26　气管上段常规支气管镜检查

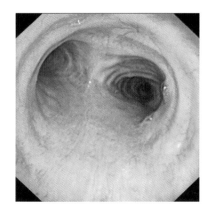

图 27-27　隆突及双侧支气管常规
支气管镜检查

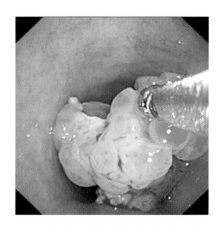

图 27-28　高频电圈套切割肿瘤组织＋异物钳钳取

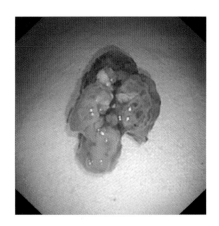

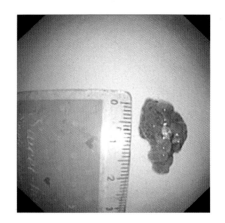

图 27-29　切割的气管新生物

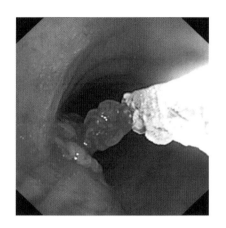

图 27-30　冻切残留的肿瘤组织

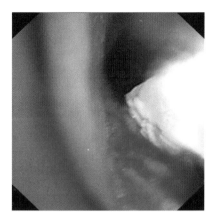

图 27-31　冻融残留的肿瘤组织

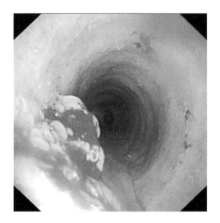

图 27-32　第一次综合介入治疗后残留较宽基底的肿瘤组织

3. 第二次介入治疗：以冷冻治疗为主，冻切＋冻融（图 27-33 至图 27-36）。

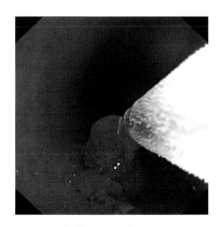

图 27-33　气管处残留肿瘤组织冻切治疗

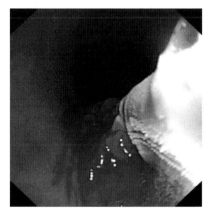

图 27-34　气管处残留肿瘤组织冻融治疗

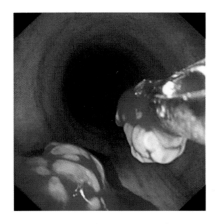

图 27-35　活检清理冻融后的肿瘤组织

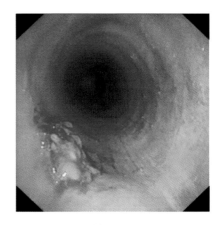

图 27-36　第二次冷冻治疗后

4. 第三次及第四次介入治疗：均以冷冻（冻融）治疗为主（图 27-37 至图 27-39）。

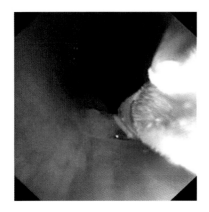

图 27-37　第三次冷冻（冻融）治疗

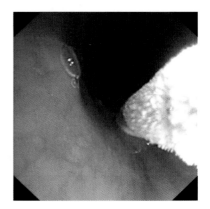

图 27-38　第四次冷冻（冻融）治疗

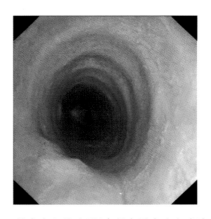

图 27-39　综合介入治疗后（高频电圈套＋多次冷冻治疗）

因组织病理学（图 27-40）检查结果为良性病变，患者后续于呼吸科随访，定期复查。

病 理 检 查 报 告 单

病理号：███████

姓　名：███	性　别：男　年　龄：58岁	送检医院：本院
门 诊 号：███	住 院 号：███	床　　号：320
送检科室：呼吸与危重症医学	内 镜 号：	送检日期：2017-08-30

送检材料：主气道新生物

临床诊断：咳嗽

镜下所见：

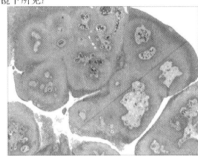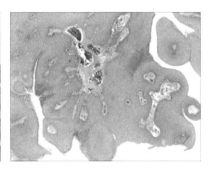

病理诊断：

（主气道）鳞状上皮乳头状瘤

图 27-40　气管新生物组织病理学

（左　鹏）

（校核：尚　进）

病例 27-9　采用双介入（肺血管介入＋呼吸内镜介入）治疗大咯血

患者，李××，男，64 岁。

间断咯血 1 周。

既往：2010 年因患"左上肺鳞状细胞癌"于 2010 年 8 月行手术治疗，术后化疗 4 次，放疗 5 个疗程至 2011 年初结束。2014 年 3 月诊断为肺结核，予以抗结核（FDC-3HREZ/10HR）治疗 1 年。

查体：体温 37 ℃，脉搏 115 次/分，呼吸 20 次/分，血压 110/75 mmHg，神志清楚，全身皮肤及巩膜无黄染及出血点，颈软，左肺呼吸音低，左肺可闻及少许湿啰音，右肺呼吸音粗，心率 115 次/分，律齐，未闻及病理性杂音，腹平软，无压痛及反跳痛，肝脾肋下未及，双下肢无水肿。

2017 年 6 月 13 日行支气管动脉 CTA 检查（图 27-41 至图 27-44）。

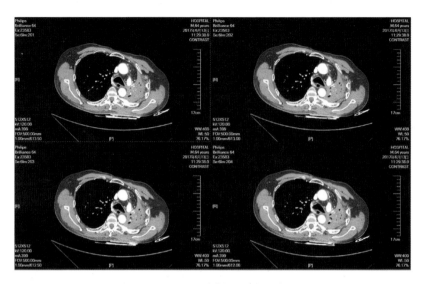

图 27-41　病例 27-9 图 1

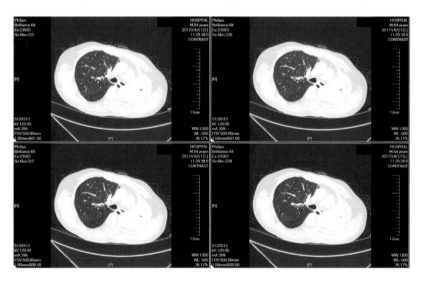

图 27-42　病例 27-9 图 2

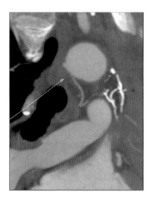

图 27-43　病例 27-9 图 3

2017 年 6 月 14 日患者突发大咯血，立即行气管插管，支气管镜下可见气管内有较多血凝块；左主支气管被血凝块部分堵塞，有血液涌出；右主支气管内有少量血凝块。清理气管及右侧支气管，维持气管、右侧支气管通畅（图 27-45，视频 27-1）。

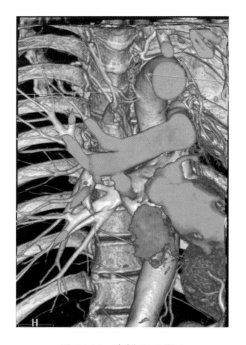

图 27-44　病例 27-9 图 4

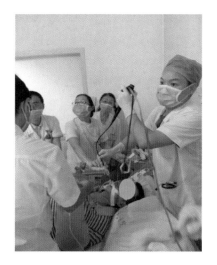

图 27-45　病例 27-9 图 5

病情稍稳定后，送导管介入室，肺血管介入止血和支气管镜清理气道同时进行（图 27-46）。术中根据 CTA 图像，首先行支气管动脉造影＋栓塞术，穿刺右侧股动脉行改良 Seldinger 技术置入 5F 血管鞘。用直径 0.035 in、150 cm 长导丝引入 5F C2、5F MIK、5F RLG、5F VERT 导管行双侧支气管动脉、双侧锁骨下动脉、右侧肋间动脉造影。行 DSA 可见 1 支右侧支气管动脉、1 支左侧支气管动脉、2 支左侧肋间动脉异常，主干增粗、扭曲，末梢紊乱，并可见造影剂外渗，肋间动脉造影可见肺动脉假性动脉瘤。应用 500 μm GS 颗粒＋300 μm PVA 颗粒栓塞病理血管，复造影，末梢消失，主干保留（视频 27-2 至视频 27-4）。

然后行肺动脉造影＋栓塞术。穿刺右侧、股静脉行改良 Seldinger 技术置入 5F 血管鞘。用直径 0.035 in、150 cm 长导丝引入 5F C2、PIG 导管行双肺动脉造影。行 DSA 可见左肺动脉大部分缺如，体动脉造影提示左肺假性动脉瘤，遂使用微导管超选择性插管至瘤体附近，应用 1 个 14 mm×6 mm、3 个 14 mm×4 mm 的微 Nester 弹簧圈进行栓塞，复造影，瘤体消失（视频 27-5 至视频 27-8）。栓塞责任血管及肺动脉假性动脉瘤后，迅速止血，再次经支气管镜清理气道，镜下无活动性出血（图 27-47，视频 27-9）。

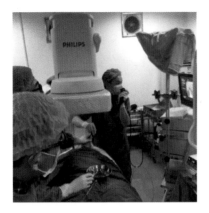

图 27-46　病例 27-9 图 6

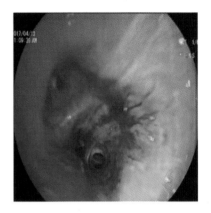

图 27-47　病例 27-9 图 7

（王小江）

（校核：尚　进）

数字资源

视频 27-1　　　　　视频 27-2　　　　　视频 27-3

视频 27-4　　　　　视频 27-5　　　　　视频 27-6

视频 27-7　　　　　视频 27-8　　　　　视频 27-9

病例 27-10　采用双介入(肺血管介入＋呼吸内镜介入)治疗大咯血

患者,柯××,男,26 岁。

间断咯血 5 天,加重伴呼吸困难 1 天。

既往:10 年前有咯血病史,具体诊治不详。否认高血压、心脏病、糖尿病、乙肝、结核病史。

查体:血压 110/70 mmHg,体温 36.6 ℃,脉搏 83 次/分,呼吸 20 次/分。神清,双侧瞳孔等大等圆,对光反射存在,颈软,咽红充血,右肺呼吸音粗,左肺呼吸音低,双肺可闻及湿啰音,心率 83 次/分,心律齐,未闻及明显杂音,腹软,肝脾未及,全腹无压痛及反跳痛,双下肢不肿。

入院后行支气管动脉 CTA 检查(图 27-48 至图 27-51)。

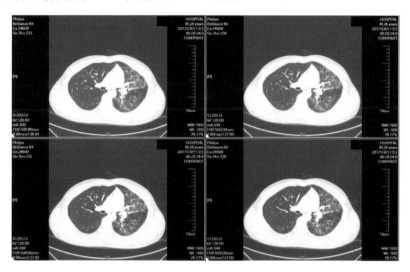

图 27-48　病例 27-10 图 1

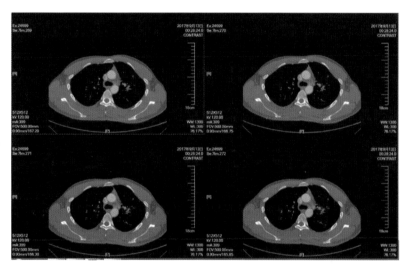

图 27-49　病例 27-10 图 2

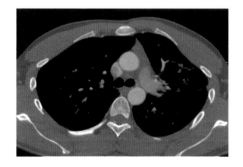

图 27-50　病例 27-10 图 3

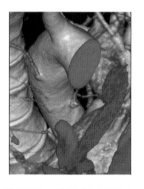

图 27-51　病例 27-10 图 4

　　急诊行肺血管介入,穿刺右侧股动脉行改良 Seldinger 技术置入 5F 血管鞘。根据 CTA 图像,用直径 0.035 in、150 cm 长导丝引入 5F C3、5F RH 导管行双侧支气管动脉以及膈下动脉造影,行 DSA 可见 2 支左侧支气管动脉异常,主干增粗,末梢紊乱,并可见造影剂外渗,应用微导管超选择性插管至异常血管中段,应用 500 μm GS 颗粒＋300 μm PVA 颗粒栓塞异常动脉,复造影,末梢消失,主干保留(视频 27-10、视频 27-11)。肺动脉造影未见异常。

　　血管介入栓塞支气管动脉后,患者未再咯鲜血,但仍有呼吸困难,行支气管镜探查示血凝块堵塞左主支气管(图 27-52、图 27-53),需通畅气道。因患者已经行肺血管介入术栓塞责任血管,故可以"放心大胆"清理血凝块,尽早通畅气道,这也是双介入的优势之一。遂通过钳夹、冷冻等方法清除血凝块,通畅气道(图 27-54 至图 27-58)。

数字资源

视频 27-10　　　　　视频 27-11

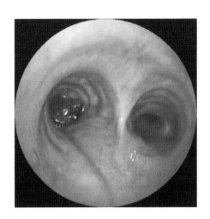

图 27-52　病例 27-10 图 5

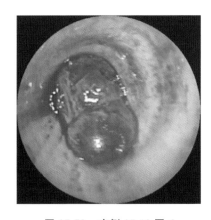

图 27-53　病例 27-10 图 6

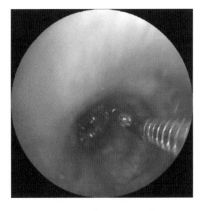

图 27-54　病例 27-10 图 7

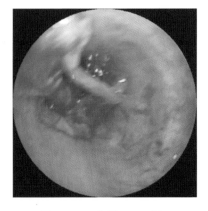

图 27-55　病例 27-10 图 8

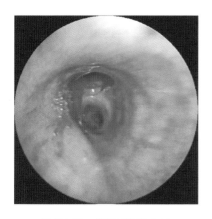

图 27-56　病例 27-10 图 9

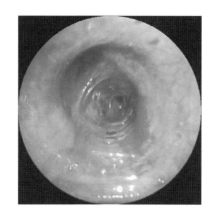

图 27-57　病例 27-10 图 10

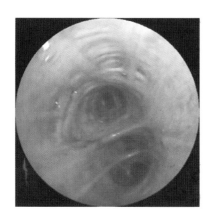

图 27-58　病例 27-10 图 11

（王小江）

（校核：尚　进）

病例 27-11　双介入法在切除气道新生物中的应用

患者,女,72 岁。

因"间断咳嗽伴活动后呼吸困难 1 个月余"入院,咳白痰,偶有痰中带血,左侧卧位时呼吸困难加重。

既往:因胆囊结石行胆囊切除术史 3 年;因左肾肿瘤行左肾切除术史 10 年,病理类型不详。

查体:体温 36.0 ℃,脉搏 74 次/分,呼吸 22 次/分,血压 150/86 mmHg;全身浅表淋巴结未扪及,咽红,气管居中,左肺呼吸音低,双肺未闻及干、湿啰音,心律齐,听诊无杂音。

实验室检查:血常规、肝肾功能未见异常;血气分析 pH7.36,$PaCO_2$ 48 mmHg,PaO_2 71 mmHg;血沉、凝血功能、D-二聚体在正常范围;肿瘤标志物全套未见异常。

因患者偶有痰中带血,有左肾肿瘤行左肾切除术史 10 年,入院遂行胸部 CT 增强检查:左主支气管内可见新生物堵塞管腔,且新生物呈长条状,轻度强化(图 27-59 至图 27-61)。

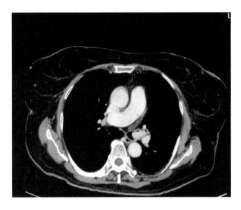

图 27-59　病例 27-11 图 1

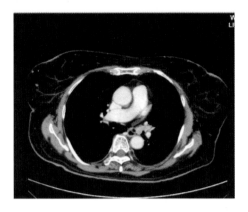

图 27-60　病例 27-11 图 2

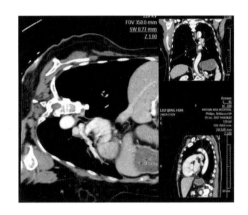

图 27-61　病例 27-11 图 3

　　然后局麻下行常规支气管镜检查,镜下所见:左主支气管下端可见新生物堵塞管腔,新生物表面光滑,明显充血,形如"红色小番茄",随着呼吸上下浮动(图 27-62 至图 27-64)。因考虑瘤体血供可能非常丰富,且患者高龄不能耐受进一步检查,故未行进一步探查,也未行超声支气管镜检查。

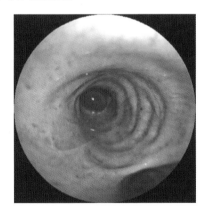

图 27-62　病例 27-11 图 4

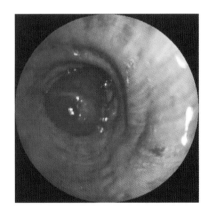

图 27-63　病例 27-11 图 5

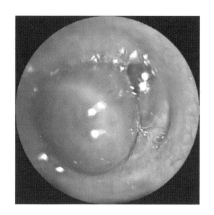

图 27-64　病例 27-11 图 6

对于此种情况,在确定下一步治疗方案前,首先要进一步明确瘤体的血供情况及血供来源,遂行肺动脉 CTA、支气管动脉 CTA 检查。肺动脉 CTA 检查提示瘤体无强化,基本排除肺动脉来源(图 27-65 至图 27-67)。支气管动脉 CTA 检查提示一支左侧支气管动脉给瘤体供血(图 27-68 至图 27-70)。

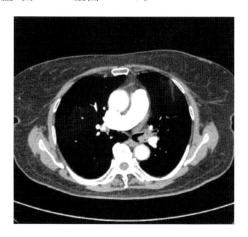

图 27-65　病例 27-11 图 7

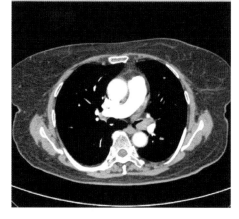

图 27-66　病例 27-11 图 8

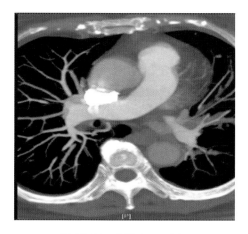

图 27-67　病例 27-11 图 9

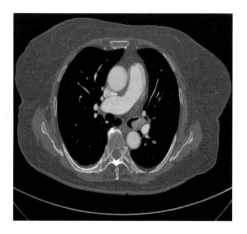

图 27-68　病例 27-11 图 10

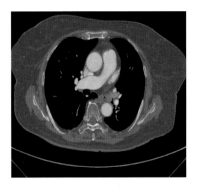

图 27-69　病例 27-11 图 11

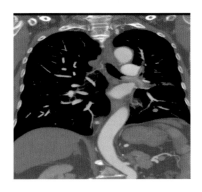

图 27-70　病例 27-11 图 12

　　为减少切除瘤体时的出血风险,准备行瘤体供血血管栓塞术。因瘤体呈长条状,尾部邻近心包膜,有冠状动脉供血可能(图 27-71),首先行冠状动脉造影提示冠状动脉正常,排除冠状动脉供血可能(图 27-72、图 27-73、视频 27-12、视频 27-13);然后行肺动脉造影,未见异常,进一步排除肺动脉来源(图 27-74、视频 27-14);最后行支气管动脉造影,穿刺右侧股动脉行改良 Seldinger 技术置入 5F 血管鞘。根据 CTA 图像,用直径 0.035 in、150 cm 长导丝引入 5F C3 导管行双侧支气管动脉造影,行 DSA 可见 1 支左右共干支气管动脉异常,主干增粗、扭曲,参与左肺团块状肿瘤供血。结合 SP 导管选择性插管后,应用 300 μm PVA 颗粒栓塞病理血管,复造影,末梢消失,主干保留(图 27-75、图 27-76、视频 27-15、视频 27-16)。

数字资源

视频 27-12

视频 27-13

视频 27-14

视频 27-15

视频 27-16

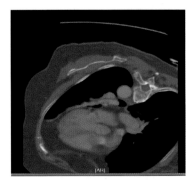

图 27-71　病例 27-11 图 13

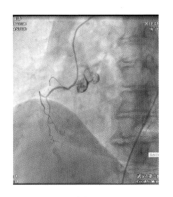

图 27-72　病例 27-11 图 14

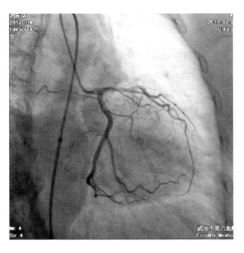

图 27-73　病例 27-11 图 15

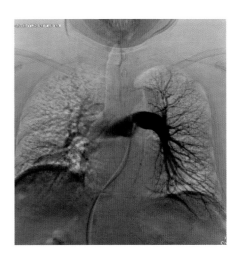

图 27-74　病例 27-11 图 16

　　供血血管栓塞 2 天后,准备在静脉麻醉联合局麻下,留置喉罩,经支气管镜切除瘤体。行支气管镜探查提示瘤体颜色由鲜红色变为暗红色,并且有轻度萎缩(图 27-77、图 27-78);超声支气管镜探查提示瘤体无明显血流信号(图 27-79),进一步证实血管栓塞的效果,同时也进一步排除其他来源的供血;最后经电圈套器分 3 次切除瘤体,镜下可见瘤体来源于左舌叶,左固有上叶,左下叶支气管管腔通畅;经电凝刀、活检钳、冷冻、氩气刀等进一步处理残端,充分暴露左肺舌叶,整个切除过程出血很少(图 27-80 至图 27-83,视频 27-17)。最后病理检查结果证实为血管瘤(图 27-84)。

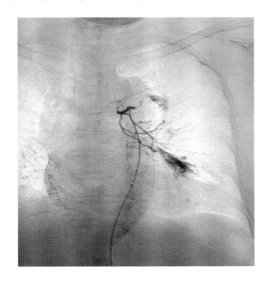

图 27-75　病例 27-11 图 17

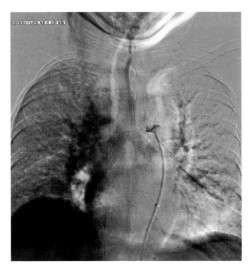

图 27-76　病例 27-11 图 18

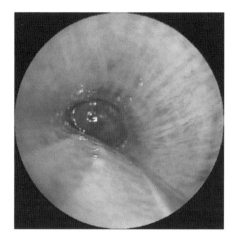

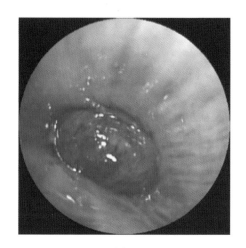

图 27-77　病例 27-11 图 19　　　　　　　　　　　图 27-78　病例 27-11 图 20

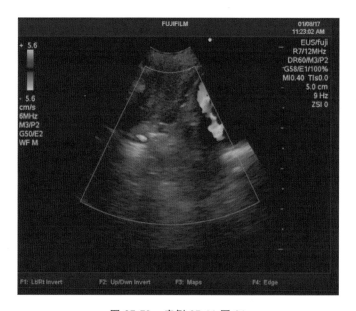

图 27-79　病例 27-11 图 21

数字资源

视频 27-17

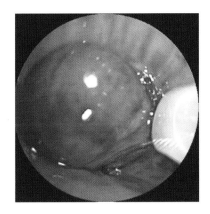

图 27-80　病例 27-11 图 22

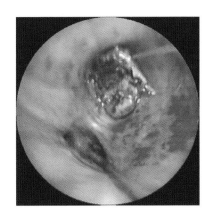

图 27-81　病例 27-11 图 23

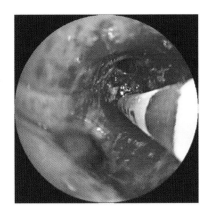

图 27-82　病例 27-11 图 24

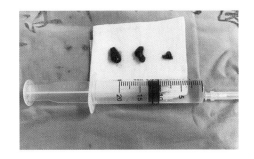

图 27-83　病例 27-11 图 25

病理诊断报告单

条形码：　　　　　　　　　　　　　　　　　　　　　　　病理号：

姓名：	送检医院：	门诊号：
性别：	送检科室：呼吸	送检医师：
年龄：72岁	住院号：　床位号：41	接收日期：2017/8/4
临床诊断：		报告日期：2017/8/5

肉眼所见：　1. 送检组织1.6cm×0.8cm×0.5cm，切面实性，质软，暗红色。2. 送检组织2枚，共
　　　　　　1.5cm×1.0cm×0.5cm，其一切面实性，暗红质软，另一切面实性，暗红质软。

镜下所见：

见下图：

病理诊断：
　　　（左主支气管下段）符合血管瘤。

图 27-84　病例 27-11 图 26

　　术后患者呼吸困难明显缓解,未咯血。1个月后复查支气管镜,左侧各支气管开口通畅(图 27-85、图 27-86)。

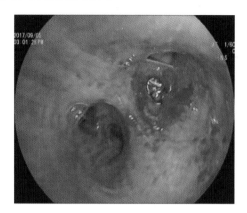

图 27-85　病例 27-11 图 27

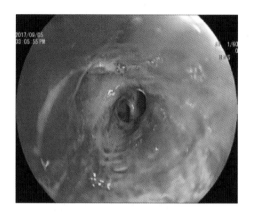

图 27-86　病例 27-11 图 28

（王小江）

（校核:尚　进）